Krebs vorbeugen und therapieren: Wie Ernährung helfen kann

Bild am Sonntag

MARIANNE BOTTA

KREBS VORBEUGEN UND THERAPIEREN: WIE ERNÄHRUNG HELFEN KANN

So essen Sie, was Körper und Seele gut tut

Ein BILD am SONNTAG-Ratgeber – kompetent, umfassend, topaktuell

Die Autorin

Marianne Botta ist diplomierte Ernährungswissenschaftlerin und medizinische Nordic Walking-Trainerin. Sie berät im Auftrag eines Onkologen am Lindenhofspital in Bern (Schweiz) Menschen mit Krebs. Daneben arbeitet sie als Fachdozentin an der Pädagogischen Hochschule in Bern sowie als freie Fachjournalistin.

Im Gedenken an meinen Lieblingscousin Patrick, der mit gerade mal 36 Jahren an Krebs verstarb.

Dank

Ich bedanke mich herzlich beim Verlagsleiter Urs Gysling und meiner wunderbaren Lektorin Christine Klingler für ihre Unterstützung und für den Glauben an dieses Projekt. Ebenso dem Onkologen Dr. med. Adrian Casty, der das Buch fachlich begleitet hat.

Ebenfalls wichtig für dieses Buch waren: Frau Theres Hofer, Leiterin der Psychoonkologie des Berner Lindenhofspitals, Heidi Corletto, Viviane Gruber und Birgit Schirmer, die mich von ihrer persönlichen Erfahrung profitieren liessen, Josef Haab (Anhang), Christian Schwarz (Kapitel 4), Alain Denzer (Kapitel Umgang mit Studien).

Ich danke zudem meinem Mann und meinen Kindern, die mich immer wieder motiviert und zur Erholung unzählige Kilometer weit beim Joggen begleitet haben. Danke für Euren grandiosen Einsatz!

Ratgeber Edition der BILD am SONNTAG
1. Auflage 2013

Titel der in der Beobachter-Edition erschienenen Originalausgabe:
Bewusste Ernährung – was hilft gegen Krebs?

Lektorat: Christine Klingler Lüthi
Redaktion der BILD am SONNTAG Ratgeber Edition: Stephanie Quandt
Umschlaggestaltung: Wunderhaus
Foto Umschlag: gettyimages
Fotos Inhalt: iStockphoto
Satz: polyesther.ch
Druck und Weiterverarbeitung: CPI Books GmbH, Ulm

ISBN 978-3-906185-03-3

Inhaltsverzeichnis

Vorwort

In meinem Alltag als Onkologe werde ich von meinen Patientinnen und Patienten häufig auf das Thema Krebs und Ernährung angesprochen. Mir ist deshalb über die Jahre bewusst geworden, wie wichtig eine angepasste, aber auch geschmackvolle, ideenreiche und individuelle Ernährung für die Betroffenen ist. Das gilt für die Vorbeugung und auch für jede Phase der Krankheit – nach einer Operation, während der Behandlung und danach. Die richtige Ernährung kann tumor- beziehungsweise therapiebedingte Beschwerden lindern. Sie trägt dazu bei, dass Patientinnen und Patienten mit den wichtigen Nährstoffen gut versorgt sind und dass sich die Überlebenszeit signifikant verlängert. Vor allem aber verbessert eine bewusste Ernährung die Lebensqualität.

Weil die einzelne Patientin, der einzelne Patient oft nicht entscheiden kann, welche Informationen von Belang sind, herrscht häufig massive Verunsicherung. In einer solchen Situation ist nicht noch mehr Information gefragt, sondern mehr Orientierung. Diese Orientierung verschafft die Ernährungswissenschaftlerin Marianne Botta den Leserinnen und Lesern mit diesem Buch. Es gelingt der erfahrenen Fachlehrerin und Verfasserin verschiedener Ernährungsratgeber hervorragend, Ordnung und Klarheit in die riesige Vielfalt von Ernährungstheorien und wissenschaftlichen Erkenntnissen zu bringen und sie in verständliche Empfehlungen und praktisch anwendbare Rezepte umzuwandeln.

Ich danke Frau Botta ganz herzlich, dass sie für viele Rat suchende Patientinnen und Patienten, Angehörige und Interessierte ein so hilfreiches, spannendes Buch geschaffen hat.

Dr. med. Adrian Casty, Onkologe

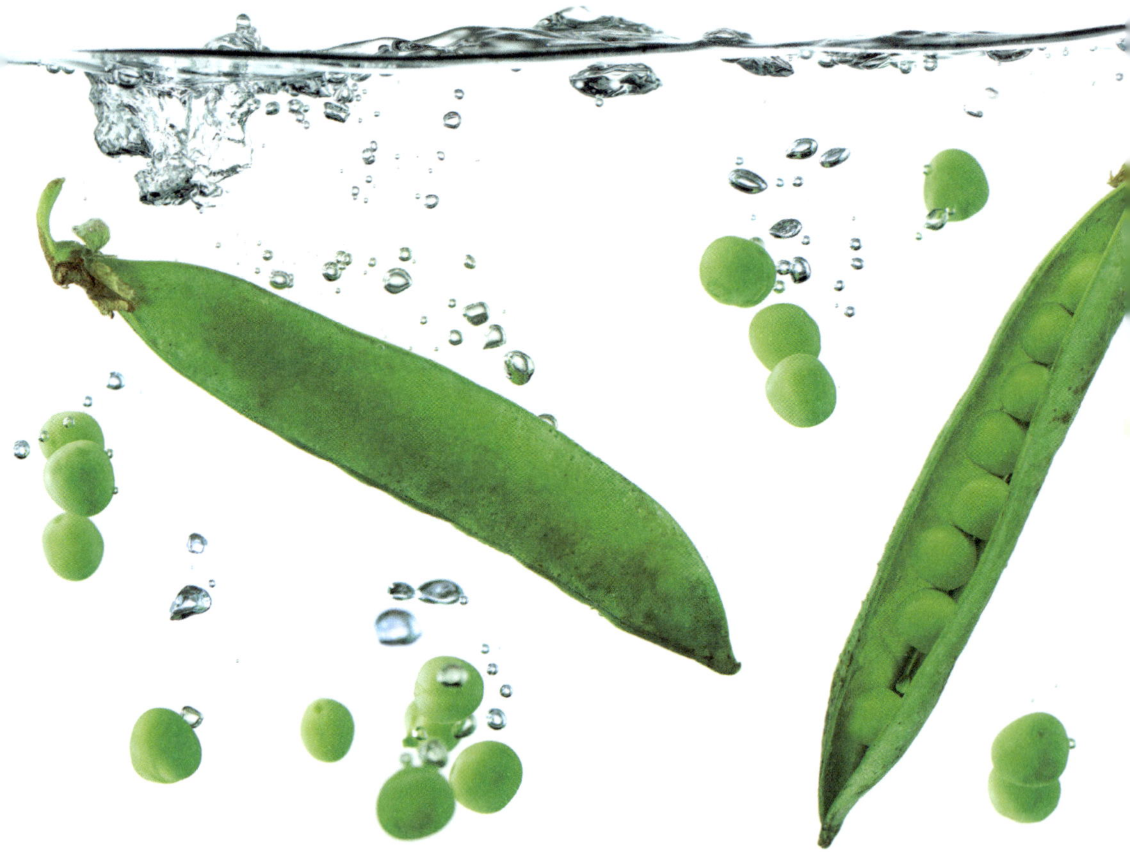

Einleitung

1

Krebs ist ein Thema, mit dem man sich nicht gern befasst. Aber: Mit der Ernährung haben Sie die Möglichkeit, aktiv etwas zu tun und Ihren Körper zu unterstützen. Das tut auch der Seele gut.

Wie hilft die Ernährung?

Krebs ist eine komplexe Krankheit. Ernährung ist dabei *ein* Faktor – jedoch nicht der einzige und auch nicht der wichtigste. Aber es ist der Faktor, bei dem Sie es in der Hand haben, etwas zu tun.

Ein Buch über Ernährung und Krebs? Mit vielen hilfreichen Tipps, aber ohne unhaltbare Heilungsversprechen? Ein großes Projekt, bei dem erschwerend hinzukommt, dass Krebs eine Krankheit ist, bei der viele Faktoren eine Rolle spielen. Doch Tatsache ist: Ernährung kann vorbeugend wirken. Sie kann helfen, Nebenwirkungen der Therapie zu lindern. Und eine wesentliche Rolle spielen, wenn es um die Regeneration nach der Krebstherapie geht. Sie kann aber auch während der Erkrankung Beschwerden verursachen.

Was essen – gegen den Krebs?

Eine wichtige Frage, die wohlgemerkt auch viele Ärzte nicht ausgiebig beantworten können – weil ihnen schlicht und einfach die Zeit fehlt, um sich intensiv mit diesen Zusammenhängen zu beschäftigen. Deshalb dieses Buch, das alle Ernährungsaspekte der Krankheit – von der Vorbeugung über die Therapie bis hin zur Vorbeugung eines Rückfalls – sorgfältig und entsprechend der neusten wissenschaftlichen Daten behandelt.

Niemand will an Krebs erkranken. Deshalb widmet sich das ganze erste Kapitel der Vorbeugung. Es gibt viele Nahrungsinhaltsstoffe, die im Labor- oder Tierversuch Krebszellen am Wachstum hindern, sie in die Selbstzerstörung treiben oder abtöten können. Aber auch für bereits erkrankte Menschen ist dieses Kapitel wichtig. Sie möchten ihre Angehörigen, zum Beispiel die eigenen Kinder, möglichst vor dem gleichen Schicksal bewahren. Es gibt dazu einige interessante Studien und Ansätze. Und es gibt wissenschaftlich gesicherte Daten zu Lebensmitteln, die das Potenzial haben, vor Krebs zu schützen. Hier geht es auch darum, aufzuzeigen, welche ungünstigen Ernährungsgewohnheiten das Krebsrisiko erhöhen: zum Beispiel der regelmäßige Genuss von reichlich Alkohol oder zu stark gebräunte Speisen. Auch Übergewicht erhöht das Krebsrisiko und sollte vermieden werden. Spannend sind darüber hinaus neue Erkenntnisse zum Zusammenhang zwischen Krebsentstehung und Vitamin-D-Mangel.

Dann gibt es Fragen zu Ernährung und Krebs allgemein. Was füttert den Tumor? Was nicht? Ein Beispiel: Tofu. Darf eine Frau mit Brustkrebs oder ein Mann mit Prostatakrebs noch Tofu essen – oder lieber nicht? Und welche Rolle spielen die Kohlenhydrate? Welche die Fette und Proteine?

Nach der Operation

Für eine an Krebs erkrankte Person werden folgende Themen brandaktuell: Wie kann beispielsweise die richtige Ernährung die Wundheilung nach der Operation fördern? Welche Regeln sollten berücksichtigt werden, damit auch nach einer Operation am Magen-Darm-Trakt mit Genuss gegessen werden kann? Es gibt wissenschaftliche Erkenntnisse, die Menschen in einer solchen Situation helfen können, sich richtig zu ernähren.

Nebenwirkungen der Behandlung lindern

Im Anschluss an eine Operation folgt oft eine Chemotherapie oder eine Bestrahlung. Wie soll man sich jetzt ernähren? Sind zusätzliche Präparate wie Enzyme, Multivitamin-Mineralstoffpillen, Coenzym Q 10, L-Carnitin etc. zu empfehlen, um die Nebenwirkungen der Chemotherapie zu lindern und etwaige Folgeschäden wie Herz- oder Nierenschäden zu minimieren? Was soll man essen, damit einem möglichst nicht übel wird? Welche Lebensmittel könnten die Wirkung einer Chemotherapie schmälern und sollten deshalb gemieden werden? Was kann man tun, damit man vom Cortison nicht aufgedunsen und übergewichtig wird? Was hilft gegen den üblen Geschmack im Mund, der alles gleich schmecken lässt? Ein weiteres Problem sind Verstopfung, Durchfall und Schleimhautentzündungen im Mund. Auch da kann man mit der richtigen Ernährung gegensteuern. Deshalb ist gerade während der Therapien eine bewusste, ausgewogene und passende Ernährung so wichtig.

Essen während der Antihormontherapie

Danach folgt für manche Betroffene die Antihormontherapie, die zu einer Gewichtszunahme, aber auch zu Hitzewallungen und anderen Nebenwirkungen führen kann. Dadurch kann das Herzinfarkt- und Osteoporoserisiko steigen. Hier sind Tipps gefragt, wie man diese unangenehmen Begleiterscheinungen mit einer sinnvollen Ernährung mindern kann.

Einem Rückfall vorbeugen
Nach den ganzen Behandlungen des Tumors möchten die Betroffenen sich möglichst schnell erholen und wieder normal leben können. Aber sie möchten auch alles tun, um zu verhindern, dass der Krebs wiederkommt. Wo kann hier die Ernährung ansetzen? Sicher ist: Nicht alle Lebensmittel, die dem Krebs vorbeugen, sind auch zur Vorbeugung eines Rezidivs, d.h. eines erneuten Auftretens der Krankheit, geeignet. Viele Menschen beschäftigt in dieser Situation außerdem die Frage, ob Nahrungsergänzungsmittel zum Schutz beitragen können oder eher nicht sinnvoll sind.

Die Anliegen dieses Buches

Eins vorneweg: Niemand bekommt Krebs, nur weil er oder sie falsch gegessen hat. Umgekehrt kann die gesündeste Ernährung keine Sicherheit bieten. Krebs ist dafür einfach eine zu komplexe Krankheit. Deshalb soll dieses Buch Informationen und Anregungen geben, aber auf keinen Fall Schuldgefühle verursachen. Denn Ernährung spielt eine Rolle. Aber viele andere Faktoren wie die Umwelt, die Gene, die psychische Verfassung oder die Bewegung tun das auch.

HINWEIS *Die in diesem Buch vorgestellten Erkenntnisse basieren auf seriösen Quellen und Studien sowie auf den Ergebnissen unzähliger Gespräche mit Betroffenen. Die einzelnen Kapitel wurden von Menschen, die selbst an Krebs erkrankt sind, sowie von erfahrenen Onkologen sorgfältig durchgesehen und überprüft.*

Sie halten ein Buch in den Händen, das von der Prävention über die Ernährung während der Therapie bis hin zur Vorbeugung eines möglichen Rückfalls alle Aspekte rund um Ernährung und Krebs wissenschaftlich fundiert abhandelt. Vieles wird Ihr Arzt möglicherweise noch gar nicht wissen, denn: Ärzte behandeln vielleicht erfolgreich den Krebs, sind aber keine Ernährungswissenschaftler.

Der Austausch mit dem Arzt
Ärzte müssen enorm viel Zeit investieren, um fachlich immer am Ball zu bleiben. Sie können sich deshalb kaum noch mit verschiedensten anderen

Themen beschäftigen, die zudem im Medizinstudium keine große Rolle spielen. Deshalb kann es vorkommen, dass Sie bezüglich Ihrer Ernährung von Ihrem Arzt nicht sehr unterstützt werden (können). Oder dass Sie Antworten auf Ihre Ernährungsfragen erhalten, die Sie nicht befriedigen. Weil die Hinweise und Tipps in diesem Buch seriös und wissenschaftlich abgesichert sind, können Sie sich in einem solchen Fall überlegen, ob Sie trotzdem das eine oder andere ausprobieren.

Grundsätzlich gilt: Sie müssen sich mit all Ihren Anliegen und Fragen bei Ihrem Arzt gut aufgehoben fühlen. Stimmt die Chemie nicht – das kann es immer mal geben –, können Sie sich überlegen, den Arzt zu wechseln. Vielleicht ist Ihr Arzt aber einfach auch froh, wenn Sie ihm Ihre Überlegungen und vor allem auch Erfahrungen zur Ernährung mitteilen, weil er davon für die Behandlung anderer Krebspatienten profitieren kann. Da die Zeit beim Arzt oft knapp ist, ist es sinnvoll, schon beim Abmachen des Termins zu fragen, ob für Sie etwas mehr Zeit eingeplant werden kann.

Praxisbezogen und einfach umzusetzen

Wichtig bei einem solchen Ratgeber ist auch die Anwendung in der Praxis. Deshalb finden Sie in jedem Kapitel einfache Rezepte, mit denen sich die Theorie praktisch umsetzen lässt. Und: Es muss möglich sein, sich vor, während und nach einer Krebserkrankung mit ganz normalen Lebensmitteln aus dem Supermarkt oder dem Reformhaus ernähren zu können.

Erkenntnisse der Wissenschaft

Wie bei allen Forschungsgebieten ist auch beim Thema Krebs und Ernährung vieles im Fluss. Wie Sie mit den aktuellen wissenschaftlichen Informationen in diesem Buch umgehen können, erfahren Sie in diesem Kapitel.

Niemals an Krebs erkranken? Genügend Kurkuma oder Pilze essen, um dauerhaft gesund zu bleiben? Eine schöne Vorstellung. Leider schützt die beste Ernährung nicht sicher vor Krebs. Umgekehrt sind Menschen, die an Krebs erkranken, auch nicht selbst schuld, nur weil sie vielleicht zu ungesund gegessen haben.

Krebs ist eine Krankheit mit vielen Faktoren. Und mit vielen verschiedenen, zum Teil noch nicht ausreichend erforschten Ursachen. Obwohl Wissenschaftler seit langem in diesem Bereich arbeiten, sind noch längst nicht alle Zusammenhänge zwischen unserer Ernährung und der Entstehung von Krebs geklärt. Aus Labor- und Tierversuchen kennt man Pflanzeninhaltsstoffe, die einen gewissen Schutz gegen Krebs bieten. So vermutet man zum Beispiel, dass sich allein durch den täglichen Verzehr von mehr als 400 Gramm Obst und Gemüse die Zahl der Krebserkrankungen um etwa 20% senken ließe. Aber: Die Effekte einzelner Nahrungsmittel auf eine Krankheit wie Krebs, die sich über Jahre oder Jahrzehnte entwickelt, sind am Menschen nur schwer zu ermitteln. Viele Daten sind deshalb heute noch nicht eindeutig und müssen mit weiteren Studien gesichert werden.

Wie sind Studienresultate zu interpretieren?

Zum Thema Krebs gibt es enorm viele Studien. Durch immer neue Forschungsresultate scheint es manchmal schwierig, den ganz persönlichen Weg zu wählen. Sicher sind Tierstudien nicht 1:1 auf Menschen übertragbar. Ebenso ist bei Experimenten an Zellkulturen fraglich, ob sie auch beim Menschen etwas nützen. Andererseits hängt es von Ihrer persönlichen Experimentierfreude ab, ob sie trotzdem das eine oder andere Lebensmittel, das möglicherweise nützlich ist, in Ihren Menüplan aufnehmen oder nicht.

Statistiken und Individuen
Alle Studien enden mit statistischen Auswertungen. Sie können in Ihrem persönlichen Fall zutreffen, müssen aber nicht. Ob Sie von den Ergebnissen profitieren, lässt sich nie im Voraus sagen. Jeder Mensch ist ein Individuum und muss für sich selbst entscheiden, wie er handeln will. Vielleicht möchten Sie jede Chance nutzen, die sich Ihnen bietet – dann sind für Sie auch Zellkulturexperimente und Tierversuche wichtig und wegweisend. Oder aber Sie verlassen sich auf wissenschaftlich abgesicherte Empfehlungen – dann sollten Sie die Vorschläge befolgen, die sich aus großen Kohortenstudien (Erläuterung siehe Seite 21) ergeben.

Kleine Übersicht über Studientypen

Hier einige Erläuterungen zu den verschiedenen Arten von Studien, denen Sie in diesem Buch immer wieder begegnen werden.

Zellkulturexperiment
Die Haltung von isolierten tierischen oder pflanzlichen Zellen außerhalb des Organismus in einem Nährmedium und unter kontrollierten physiologischen Bedingungen im Labor wird Zellkultur genannt. Vorwiegend werden unsterbliche Zelllinien (Zellen, die sich in einer Zellkultur fortpflanzen) verwendet, weil sie sich unbegrenzt oft teilen können.

In der Biologie, der Medizin und der Pharmaindustrie kann man auf Zellkulturen längst nicht mehr verzichten. Sie dienen als Modellsysteme in der Grundlagenforschung, helfen als Testsysteme bei der Entwicklung von Medikamenten und können zur Produktion von eiweiß- oder kohlenhydrathaltigen Arzneistoffen verwendet werden.

Anhand des Stoffwechsels, der Zellteilung, der Zelldifferenzierung und anderer Vorgänge der Zellen kann mit diesen Experimenten auf molekularer Ebene die Wirkungsweise einer chemischen Substanz oder eines Arzneistoffes untersucht werden. Zellkulturexperimente helfen zwar, die Zahl der Tierversuche zu reduzieren. Sie können sie aber nicht immer ersetzen, weil sie in der Regel aus einem einzigen Zelltyp bestehen. Im lebenden Tier oder im menschlichen Organismus ist die Situation aber sehr viel komplexer. Eine riesige Anzahl verschiedenster Zelltypen bilden mehrere ganze Organe, die wiederum miteinander in Wechselwirkung stehen.

Tierversuch
In der Biologie, der Medizin und der Pharmaindustrie wird mit oder an lebenden Tieren geforscht. Der Grund dafür ist meistens, dadurch neue Erkenntnisse in der Grundlagenforschung gewinnen zu wollen oder neue Arzneien oder Therapien in der Medizin zu entwickeln und zu erproben. In der Regel sind es Wirbeltiere wie Zebrafische, Mäuse, Ratten, Kaninchen, Hunde und Affen, die extra für die Versuche gezüchtet werden. Oft sterben sie noch während des Experiments, oder sie werden danach getötet. Doch leider ist die Grundlagenforschung heute ohne Tierversuche nicht denkbar. Und auch die Entwicklung und Produktion von Arzneimitteln und Medizinprodukten (medizinische Geräte, Implantate) sowie deren Sicherheitsüberprüfung auf Giftigkeit sind darauf angewiesen.

Klinische Studie
Eine wissenschaftliche Untersuchung von Wirksamkeit und Sicherheit eines Medikaments oder einer Behandlung an Menschen bezeichnet man als klinische Studie. Oft sind die Teilnehmer Patienten, manchmal aber auch gesunde Probanden.

Das Ziel einer klinischen Studie besteht darin, anhand der wissenschaftlichen Erkenntnisse eine medizinische Behandlung zu verbessern. Bevor eine klinische Studie durchgeführt werden darf, müssen genügend Daten zur Sicherheit des Medikaments oder der Behandlung vorliegen. Außerdem muss die Studie von einer Ethikkommission bewilligt werden. Die erforderlichen Sicherheitsdaten werden vorher mit Zellkulturexperimenten und Tierversuchen erhoben.

Eine kontrollierte klinische Studie wird mit mindestens zwei Patientengruppen, einer Kontroll- und einer Testgruppe, durchgeführt. Die Testgruppe bekommt das zu erforschende Medikament oder die Behandlung. Die Kontrollgruppe zum Beispiel ein Placebo (Scheinpräparat) oder eine alternative Behandlung. Durch den Vergleich der beiden Gruppen kann die Wirksamkeit des Medikaments oder der Behandlung festgestellt werden.

Von einer kontrollierten randomisierten klinischen Studie wird gesprochen, wenn Patienten zufällig in Test- und Kontrollgruppen verteilt werden (randomisieren = zufällig verteilen). Die Randomisierung verhindert, dass der Untersucher durch die Gruppeneinteilung der Studienunternehmer befangen ist und diese Befangenheit dann einen Einfluss auf das Ergebnis hat. Denn durch die zufällige Teilnehmerzuordnung verteilen sich bekannte, aber auch unbekannte Einflussfaktoren gleichmäßig auf Test- und Kontrollgruppe und werden somit als mögliche Einflussfaktoren neutralisiert.

Bei einer kontrollierten randomisierten doppelblinden klinischen Studie kennen beide, Studienteilnehmer und behandelnder Arzt, die Gruppenzuordnung nicht. Genauso wie Randomisierung ist Verblindung eine Möglichkeit, die Studienergebnisse von unbewussten Einflussfaktoren wie zum Beispiel dem Placeboeffekt* oder der Befangenheit des behandelnden Arztes zu befreien. Je weniger solche Faktoren die Studienergebnisse beeinflussen, desto eindeutiger ist die Aussagekraft über Wirksamkeit und Sicherheit eines Medikaments oder einer Behandlung.

Beobachtungsstudie

Im Gegensatz zur kontrollierten klinischen Studie werden hier nur zugelassene, handelsübliche Medikamente gegeben oder Routinebehandlungen angewendet. Diagnose- und Beobachtungsverfahren sind ebenfalls praxisüblich.

Im Vergleich zu einer klinischen Studie hat die Beobachtungsstudie eine geringere Aussagekraft. Oft schon deswegen, weil Behandlungseffekte ohne eine Vergleichsgruppe untersucht werden.

Kohortenstudie

Mit einer Kohortenstudie in der Medizin wird untersucht, inwieweit Risikofaktoren das Auftreten einer bestimmten Erkrankung beeinflussen. Die Studie ist üblicherweise prospektiv, beginnt also in der Gegenwart. Bei Studienbeginn liegt bei den Probanden die betreffende Erkrankung nicht vor, sie kann aber im Verlauf der Studie möglicherweise auftreten.

Die Kohorte ist die zu beobachtende Personengruppe. Sie besteht aus exponierten Probanden, also solchen, bei denen der zu prüfende Risikofaktor vorliegt. Und auch aus nichtexponierten Probanden – das sind die, bei denen dieser Risikofaktor fehlt. Nach längerer Beobachtungszeit wird die Erkrankungsrate von exponierten und nichtexponierten Probanden miteinander verglichen, um mögliche Zusammenhänge zwischen Risikofaktor und Krankheitsereignis festzustellen.

* Therapeutische Wirkungen nach Scheinbehandlungen, zum Beispiel nach der Abgabe eines Scheinpräparats (Placebo)

BEACHTEN SIE *Eine oder wenige klinische Studien mit einem Wirkstoff oder Lebensmittel gewährleisten nicht dessen Wirksamkeit bei Menschen, die bereits krebskrank sind! Je nachdem, was für eine Erkrankung und Situation vorliegt – ob Leberkrebs, Brustkrebs, Prostatakrebs, Metastasen oder nicht –, könnte ein und derselbe Wirkstoff nützlich, schädlich oder ohne Effekt sein. Man kann also nicht aus wenigen Studien die Auswirkungen für andere Situationen vorausberechnen.*

Die EPIC-Studie – was ist das?

Woher kennt man überhaupt all diese Zusammenhänge zwischen Krebsentstehung und Ernährung? Wichtig dafür ist EPIC *(European Investigation into Cancer and Nutrition)*. Es handelt sich um eine Studie, im Rahmen derer rund eine halbe Million Studienteilnehmer und -teilnehmerinnen aus zehn europäischen Ländern Auskunft über ihre Ernährungsgewohnheiten und Lebensumstände geben. Diese Daten werden auf ihren Zusammenhang mit dem Auftreten neuer Krebsfälle bei den Teilnehmerinnen und Teilnehmern untersucht. Die Studie läuft bereits seit 1992.

Empfehlungen der Deutschen Krebshilfe

Gesundheit ist ein hohes Gut. Ein Gut, für das es sich lohnt aktiv etwas zu tun. Auch wenn es nicht möglich ist, alle gesundheitlichen Risiken auszuschalten, so können wir dennoch vieles selbst beeinflussen.

Fast 490 000 Menschen erkranken derzeit jedes Jahr in Deutschland neu an Krebs. Experten schätzen, dass etwa die Hälfte von ihnen diese Diagnose erspart bleiben könnte, wenn sie gesünder leben würden. Eine gesunde Lebensweise ist die beste Möglichkeit, einer Krebserkrankung aktiv vorzubeugen. Dazu gehört ein vernünftiger Umgang mit UV-Strahlen der Sonne, ein rauchfreies Leben, wenig Alkohol, eine vitamin- und ballaststoffreiche Ernährung, ein normales Körpergewicht und ausreichend Bewegung.

HINWEIS *Wer sich beispielsweise vielseitig und ausgewogen ernährt und zudem regelmäßig bewegt, vermeidet Übergewicht, verbessert den Stoffwechsel und stärkt sein Immunsystem. Langfristig kann so vielen Krankheiten vorgebeugt werden. Dies gilt insbesondere* *für Stoffwechsel- und Herz-Kreislauferkrankungen sowie für bestimmte Krebsarten.*

Die Deutsche Krebshilfe empfiehlt zur Vorbeugung gegen Krebs folgende Punkte, die auch durch den *World Cancer Research Fund* (WCRF) abgestützt sind:

- Essen Sie **vielseitig und abwechslungsreich.**
- Essen Sie **täglich viel frisches Gemüse und Obst.** Am besten der Saison entsprechend.
- Essen Sie **wenig Fett und fettreiche Lebensmittel.** Bevorzugen Sie pflanzliche Fette. Achten Sie auch auf »versteckte Fette« beispielsweise in Schokolade, Kuchen oder Fertiggerichten.
- Essen Sie reichlich **Vollkornprodukte.** Zum Beispiel Vollkornbrot und -nudeln, Naturreis und Kartoffeln.
- Decken Sie Ihren täglichen Flüssigkeitsbedarf von mindestens 1,5 Litern zum Beispiel mit **Wasser und kalorienarmen Getränken.**
- **Trinken Sie selten Alkohol.** Und wenn, dann nur in geringen Mengen.
- **Rauchen Sie nicht!** Die Kombination von Rauchen und Alkohol vervielfacht das Risiko einer Krebserkranung.
- **Vermeiden Sie Übergewicht.** Bestimmte Krebsarten wie Brust-, Gebärmutter-, Darm- und Nierenkrebs werden nachweislich durch Übergewicht begünstigt.
- **Bewegen Sie sich viel und regelmäßig.** Bei körperlich aktiven Menschen, die sich 30 bis 60 Minuten an mindestens fünf Tagen pro Woche bewegen, sinkt das Risiko für Darm- und Brustkrebs um bis zu 25 Prozent. Reduziert ist auch das Risiko für Gebärmutterkrebs.
- **Verzichten Sie auf Vitamin- und Nahrungsergänzungsmittel.** Sie sind kein Ersatz für eine ausgewogene Ernährung.
- Verwenden Sie **keine verdorbenen oder verschimmelten Lebensmittel.**
- Achten Sie auf **schonende und schmackhafte Zubereitung.**
- Nehmen Sie sich **Zeit zum Essen.**

DARMKREBS, PROSTATAKREBS, BRUSTKREBS: DIE FÜNF BESTEN TIPPS ZUR VORBEUGUNG

DARMKREBS:

- Vermeiden Sie Übergewicht, vor allem am Bauch.
- Essen Sie wenig rotes Fleisch, Wurst und Zucker.
- Trinken Sie Alkohol nur in Maßen.
- Essen Sie viel Joghurt und milchsaure Lebensmittel.
- Genießen Sie reichlich Gemüse, Salat und Fisch.

PROSTATAKREBS:

- Essen Sie reichlich Lebensmittel wie rosa Grapefruits, Blutorangen, Aprikosen, Tomaten und Wassermelonen. Sie enthalten Lykopen (siehe Seite 60).
- Genießen Sie zweimal pro Woche Fisch.
- Übertreiben Sie es nicht mit dem Milchkonsum: Eine hohe Kalziumaufnahme könnte die Entstehung von Prostatakrebs fördern.
- Essen Sie Vitamin-E- und selenreich: Weizenkeime, pflanzliche Öle, Eigelb, Nüsse.
- Bleiben Sie normalgewichtig und vermeiden Sie möglichst die Entstehung eines dicken Bauches.

BRUSTKREBS:

- Stillen Sie möglichst lange, wenn Sie ein Kind geboren haben. Das schützt Mutter und Kind.
- Bleiben Sie normalgewichtig.
- Trinken Sie maßvoll, sprich möglichst wenig Alkohol.
- Verzichten Sie auf süße Getränke und meiden Sie starke Blutzuckerschwankungen.
- Essen Sie Vollkorngetreide, z.B. Roggenbrot, und reichlich Leinsamen und Sojaprodukte.

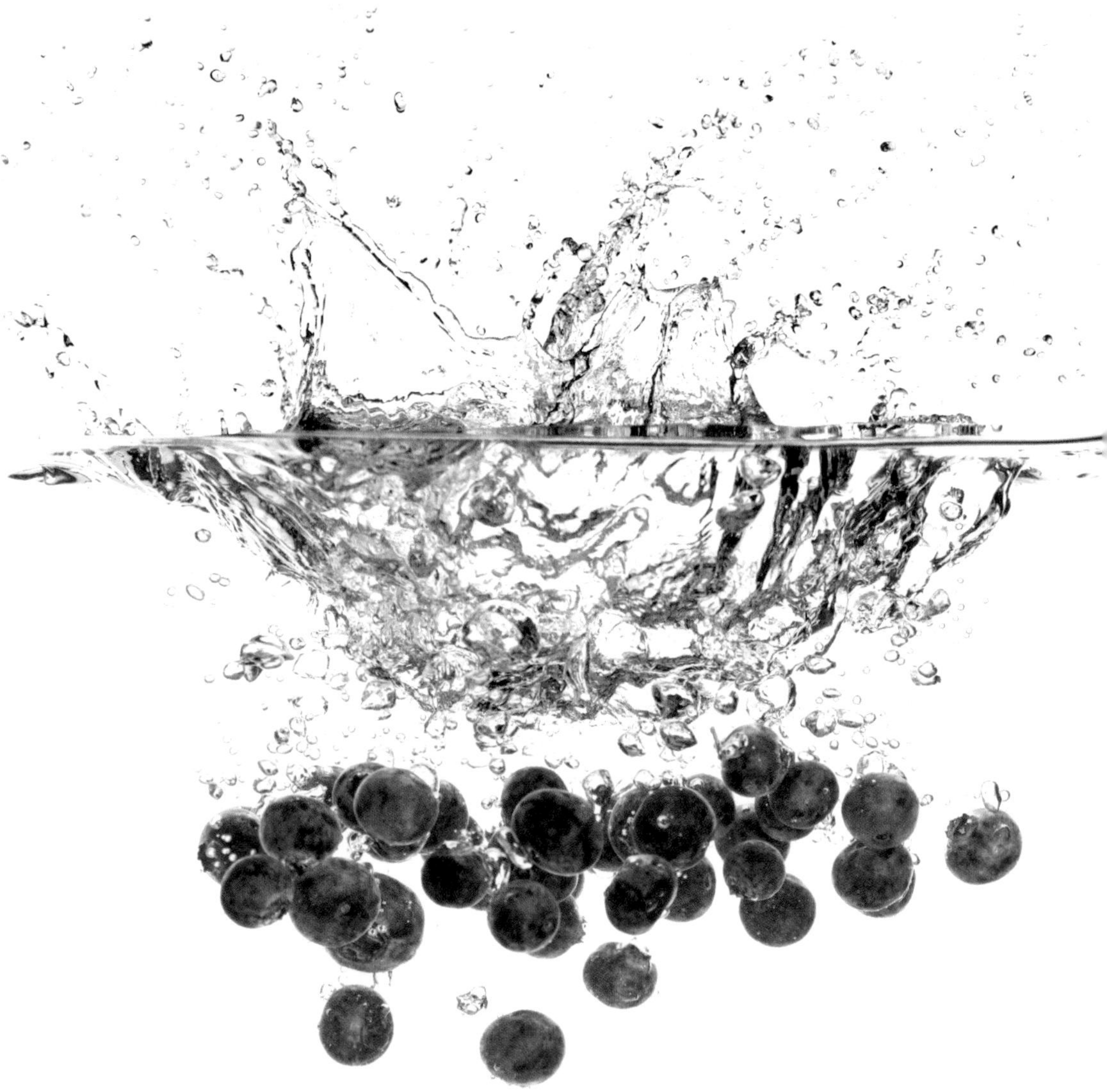

Krebsprävention durch gesunde Ernährung

2

Fette und Öle, Fisch und Fleisch, Gemüse, Früchte und Gewürze – in all diesen Dingen steckt Gutes. Lesen Sie in diesem Kapitel, welche Erkenntnisse bei den verschiedenen Nahrungsmittelgruppen für die Vorbeugung vor Krebs aktuell sind.

Fette und Öle

Kaum ein Gebiet in der Ernährungswissenschaft hat so viele Änderungen erfahren wie das der Fette und Öle. Sie sind Geschmacksträger, liefern fettlösliche Vitamine wie A, D oder E und lebensnotwendige Fettsäuren, die der Körper nicht selbst herstellen kann. Lesen Sie in diesem Kapitel, worauf Sie achten sollten.

Öl ist nicht gleich Öl. Es gibt große Unterschiede, was die Qualität, die Zusammensetzung und sogar die Auswirkung auf die Gesundheit betrifft. In Bezug auf die Ernährung unterscheiden sich kalt gepresste Öle übrigens nur unwesentlich von solchen, die beim Pressen erhitzt werden. Sie sind aber teurer, anders gefärbt und intensiver im Geschmack.

TIPP *Es lohnt sich, einmal einen Sinnestest durchzuführen, um herauszufinden, welches Öl Ihnen persönlich am besten gefällt. Kaufen Sie zwei, drei verschiedene Produkte, gießen Sie einige Tropfen auf einen Teelöffel, beurteilen Sie den Geruch und die Farbe der Öle, und probieren Sie, welches Ihnen am besten schmeckt. Der Sieger des Tests muss übrigens nicht zwingend das teuerste Öl sein.*

Wie lange ein Öl haltbar ist, ob es schnell ranzig wird, sich zum Braten und Backen eignet und welchen Einfluss es auf die Gesundheit hat, hängt von der Kombination der Fettsäuren ab. Man unterscheidet zwischen kurz-, mittel- und langkettigen Fettsäuren sowie zwischen gesättigten und ungesättigten. Jede Fettsäure hat ihre ganz speziellen Eigenschaften.

Rehabilitiert: gesättigte Fettsäuren

Gesättigte Fettsäuren machen ein Fett fester und unempfindlicher gegenüber Licht, Hitze und Sauerstoff. Fette mit einem hohen Anteil an gesättigten Fettsäuren sind länger haltbar. Dazu zählen z.B. Butter, Margarine und Schweineschmalz. Im Körper dienen diese Fette der Energiegewinnung, aber auch als Baustoff für Zellmembranen und zur Abwehr von Krankheitserregern.

FETTSÄUREN: ÜBERSICHT*

gesättigte Fettsäuren	ungesättigte Fettsäuren		
	einfach ungesättigte Fettsäuren	mehrfach ungesättigte Fettsäuren	
		Omega-3-Fettsäuren	Omega-6-Fettsäuren
■ Laurinsäure ■ Palmitinsäure ■ Stearinsäure u.a. MCTs (mittelkettige gesättigte Fettsäuren) sind ebenfalls hier einzuordnen.	■ Ölsäure ■ Palmitoleinsäure u.a. CLA (konjugierte Linolsäuren) sind ebenfalls hier einzuordnen.	■ Alpha-Linolensäure ■ EPA ■ DHA	■ Linolsäure ■ Arachidonsäure

* erwähnt sind nur die Fettsäuren, die in diesem Buch vorkommen

Lange galten gesättigte Fettsäuren als sehr ungesund und als wichtiger Risikofaktor für Herz-Kreislauf-Erkrankungen. Das ist mittlerweile widerlegt. Viele Studien ergeben übereinstimmend: Der vermehrte Konsum von gesättigten Fettsäuren ist kein Risiko für Herzinfarkt oder Hirnschlag, solange sie anstelle von Kohlenhydraten gegessen werden.

INFO *Studien zeigen, dass verschiedene gesättigte Fettsäuren das Zellwachstum hemmen und dadurch vor Krebs schützen können. So drosseln die langkettigen gesättigten Fettsäuren Palmitin- und Stearinsäure beispielsweise in Zellkulturen das Wachstum von Krebszellen und bremsen deren Treibstoffversorgung mit vergärtem Zucker.*

Bekömmliche MCT-Produkte

Eine besondere Rolle unter den gesättigten Fettsäuren spielen die sogenannten MCTs *(Middle Chain Triglycerides)*. Diese mittelkettigen Fettsäuren sind besonders leicht verdaulich und eignen sich daher vor allem für Menschen mit Fettverdauungsstörungen und Magen-Darm-Problemen.

MCTs kommen in großen Mengen in Kokos- und Palmkernfett vor, in geringen Mengen auch in Milchfett (Butter zum Beispiel enthält 16 % MCT).

In Tierversuchen können sie das Tumorwachstum unterdrücken. Sie entwickeln ihre tumorhemmende Eigenschaft hauptsächlich dann, wenn sie zusammen mit Omega-3-Fettsäuren (siehe Seite 32) gegessen werden.

HINWEIS *MCT-Produkte sind im Reformhaus erhältlich. Geben Sie Ihrem Körper jedoch Gelegenheit, sich daran zu gewöhnen, sonst könnten Sie mit Übelkeit und Erbrechen reagieren. Beginnen Sie mit kleinen Mengen und steigern Sie diese langsam.*

Gesund: ungesättigte Fettsäuren

Ungesättigte Fettsäuren machen ein Fett flüssiger, sie sind mengenmäßig ein wichtiger Bestandteil von Ölen. Sie sind im Vergleich zu gesättigten Fettsäuren empfindlicher gegenüber Licht, Wärme und Sauerstoff, verderben daher schneller und werden dabei ranzig.

Ungesättigte Fettsäuren dienen als Energielieferanten und werden bis zu ihrer Verwendung in den Fettspeichern zwischengelagert. Sie sind nötig für den Aufbau von Zellmembranen und von vielen verschiedenen hormonähnlichen Botenstoffen. Die ungesättigten Fettsäuren werden in einfach und mehrfach ungesättigte eingeteilt, die mehrfach ungesättigten nochmal in Omega-3- und Omega-6-Fettsäuren.

Einfach ungesättigte Fettsäuren

Die einfach ungesättigten Fettsäuren kommen vor allem im Raps- und Olivenöl vor und wirken sich positiv auf den Cholesterinspiegel aus. Sie können auch vor Herz-Kreislauf-Erkrankungen schützen. Die mengenmäßig wichtigste ungesättigte Fettsäure, die Ölsäure, überwiegt übrigens auch im menschlichen Fettgewebe.

Die einfach ungesättigte Ölsäure scheint bei der Vorbeugung von Krebs eine Rolle zu spielen, was aber noch nicht restlos bewiesen ist. Jedenfalls gilt die Mittelmeerküche, die reichlich Olivenöl (reich an Ölsäure) verwendet, als krebsvorbeugend. Allerdings enthält diese Küche auch sehr viele bioaktive Substanzen (siehe Seite 48), die ebenfalls krebshemmend wirken. Zu den einfach ungesättigten Fettsäuren gehören auch noch CLA*, sogenannte konjugierte Linolsäuren. CLA wirken hemmend auf das Zellwachstum und fördern den Zelltod von Tumorzellen.

GUT ZU WISSEN

CLA werden im Pansen von Wiederkäuern gebildet und kommen in Fleisch und Milch vor, wenn die Tiere draußen weiden dürfen (siehe auch Seite 38). Kaufen Sie deshalb möglichst Fleisch, vollfette Milch und Milchprodukte von glücklichen Tieren, die nach biologisch-dynamischen Richtlinien gehalten werden – oder noch besser von solchen, die auf Weiden grasen dürfen. ■

Mehrfach ungesättigte Fettsäuren

Zu den mehrfach ungesättigten Fettsäuren gehören die Omega-6- und die Omega-3-Fettsäuren. Beide sind wichtig für den Körper. Sie wirken trotz ähnlichen chemischen Aufbaus völlig unterschiedlich.

Jedes Öl enthält sowohl Omega-6- als auch Omega-3-Fettsäuren. Das gesunde Verhältnis zwischen den beiden ist Gegenstand von Diskussionen. Empfehlungen von Ernährungswissenschaftlern gehen dahin, dass man sich eher für Omega-3-Quellen und eher gegen Omega-6-Quellen entscheiden soll. Tier- und Laborversuche legen nahe, dass Omega-6-Fettsäuren (z.B. die Linolsäure) unter bestimmten Bedingungen stimulierend auf das Krebswachstum und das Streuen von Tumoren (Metastasenbildung) wirken und das Auftreten von Entzündungen sowie das Thromboserisiko fördern. Außerdem schwächen sie das Immunsystem. Allerdings fehlen bis jetzt Studienergebnisse mit Menschen.

Omega-6-Fettsäuren kommen hauptsächlich in Getreide und in den eher preisgünstigen Ölen wie Sonnenblumenöl, Distelöl, Sojaöl, Weizenkeimöl und Maiskeimöl vor. Übrigens liefert auch das teure Arganöl viel mehr Omega-6- als Omega-3-Fettsäuren.

Gesünder sind Lebensmittel und Öle, die reichlich Omega-3-Fettsäuren liefern: Fische wie Lachs, Thunfisch, Sardellen, Sardinen, Hering, Makrelen und Forellen, Nüsse, Chia-Samen**, Leinsamen, Leinöl, Hanföl, Walnussöl und Rapsöl.

---

* als konjugierte Linolsäuren (engl. Conjugated linoleic acids oder abgekürzt CLA) wird eine Gruppe von ungesättigten Fettsäuren um die Linolsäure bezeichnet

** aus Mexiko stammende Pflanzensamen, in Reformhäusern erhältlich

TIPP *Kaufen Sie Fischölkapseln, die frei von Rückständen sind. Leinöl kaufen Sie am besten in kleinen dunklen Flaschen. Es wird schnell ranzig und sollte nur kalt verwendet werden, zum Beispiel gemischt mit Quark und Kräutern oder in der Salatsauce.*

Wertvolle Omega-3-Fettsäuren

Omega-3-Fettsäuren haben viele gesundheitliche Vorteile: Sie wirken entzündungshemmend, senken die Triglyceride (siehe unten) im Körper und schützen Herz und Kreislauf. Sie sind wichtig für den Aufbau blutdrucksenkender und gefäßerweiternder Hormone im Gewebe und verbessern die Fließeigenschaften des Blutes. Sie aktivieren auch spezielle Gene, die die Fettverbrennung und die Wärmeabgabe des Körpers anregen. Außerdem haben sie entzündungshemmende Effekte.

GUT ZU WISSEN
Experimente und Studien haben ergeben, dass Omega-3-Fettsäuren das Wachstum von Krebszellen unterdrücken können und helfen, das Immunsystem zu stärken und das Gewicht zu halten. ■

INFO *Triglyceride gehören zu den Blutfetten. Erhöhte Triglyceridwerte sind ein Risikofaktor für Herz-Kreislauf-Erkrankungen – ähnlich wie hohe LDL-Cholesterinwerte.*

Abwechslung bringt's

Und welche Öle gehören nun in die Küche, wenn man gesund bleiben möchte? Am besten wechselt man zwischen verschiedenen Ölen ab – das sichert die Versorgung mit allen wichtigen Fettsäuren. Sinnvoll sind besonders die ölsäurereichen Öle wie Raps-, Oliven-, Haselnuss-, Macadamianuss- und Walnussöl, aber auch die Omega-3-reichen, die helfen, das Verhältnis Omega-6 / Omega-3 zu verbessern. Dazu gehören Lein-, Hanf-, Raps- und Walnussöl.

TIPP *Rapsöl stammt aus heimischer Produktion: ein ökologischer Pluspunkt. Weil es nicht stark erhitzt werden kann, verwendet man zum Braten allerdings besser Olivenöl. Teure Nussöle wiederum dienen zum Abschmecken und Verfeinern eines Gerichts oder einer Salatsauce.*

ÖLE: EINE ÜBERSICHT

Öl	Verhältnis Omega-6- : Omega-3-Fettsäuren	Gesundheitlicher Wert	Verwendung	Preis
Arganöl	7 : 1	Sehr reich an Vitamin E	Kalte Küche	Hoch
Olivenöl	11 : 1	Sehr viel Ölsäure	Kalte Küche (kalt gepresstes Öl) und warme Küche	Mittel bis hoch
Rapsöl	2 : 1	Guter Omega-3-Fettsäure-Lieferant, ideales Verhältnis Omega-6 : Omega-3	Kalte Küche, dünsten, dämpfen, nicht hoch erhitzbar	Günstig bis mittel
Kokosöl/ -fett	–	Hoher Anteil an MCTs, besteht zu über 90 % aus gesättigten Fettsäuren, vorwiegend Laurinsäure. Sehr leicht verdaulich, besonders zur raschen Energiegewinnung, für Menschen mit Verdauungsproblemen. Laurinsäure erhöht wie keine andere Fettsäure das »gute« HDL.	Backen, braten, frittieren (starkes Erhitzen)	Günstig bis mittel
Leinöl	1 : 4	Senkt das »schlechte« LDL-Cholesterin und die Blutfettwerte, hält das »gute« HDL-Cholesterin stabil, reich an Omega-3-Fettsäuren.	Nur für die kalte Küche, intensives Aroma	Hoch

Hanföl	3:1	Senkt den Cholesterinspiegel und den Blutdruck, beeinflusst das Immunsystem positiv. Enthält entzündungshemmende Gamma-Linolensäure. Ist reich an Stearidonsäure, die in EPA (Eicosapentaensäure) umgewandelt werden kann, das sonst nur in fettem Meerfisch vorkommt. Wer keinen Fisch mag, kann den Omega-3-Fettsäure-Bedarf mit Hanföl decken.	Nur für die kalte Küche, intensives Aroma	Hoch
Walnussöl	6:1	Senkt das »schlechte« LDL-Cholesterin und die Blutfettwerte, hält das »gute« HDL-Cholesterin stabil. Reich an Omega-3-Fettsäuren.	Nur für die kalte Küche, zum Abschmecken und Verfeinern, intensives Aroma	Hoch

Andere Öle müssen übrigens nicht komplett aus der Küche verbannt werden. Es ist sinnvoll, sie in kleineren Mengen zu verwenden, zum Beispiel, weil sie besonders viel Vitamin E liefern. Es mindert die Oxidation in den Zellen und verlangsamt damit die Alterung. Am meisten Vitamin E enthält Weizenkeimöl, gefolgt von Sonnenblumenöl, Hanföl, Arganöl, Distelöl und Mandelöl.

Tipps für den richtigen Umgang mit Ölen

- Essen Sie verschiedene Fette und Öle. Es ist die Mischung, die es ausmacht. Denn der Körper benötigt alles im rechten Maß, gesättigte und ungesättigte Öle und Fette.
- Kaufen Sie Öle in möglichst kleinen Mengen in dunklen Flaschen oder Dosen. Wickeln Sie helle Flaschen in Alufolie ein.

- Lagern Sie die Öle gut verschlossen, dunkel und kühl.
- Stellen Sie Öle, die reich an mehrfach ungesättigten Fettsäuren sind und dadurch besonders schnell verderben, in den Kühlschrank (z.B. Leinöl, Walnussöl).
- Bevorzugen Sie für die kalte Küche native (naturbelassene), kalt gepresste Öle, da sie neben Fettsäuren viele weitere wichtige Inhaltsstoffe liefern.
- Basis für die kalte und warme Küche sollte ein Öl mit hauptsächlich einfach ungesättigten Fettsäuren sein, zum Beispiel Rapsöl oder Olivenöl.
- Schmeckt das Öl bitter und hat es eine starke Farbe, ist es wahrscheinlich reich an Polyphenolen (siehe unten). Solche Öle sind besonders wertvoll, weil sie zusätzlich zu den Fettsäuren einen gesundheitlichen Nutzen haben.

GUT ZU WISSEN

Polyphenole sind sogenannte aromatische Verbindungen, die zu den sekundären Pflanzeninhaltsstoffen gehören. Dazu zählen Farbpigmente (Anthocyane und Flavonoide), Gerbstoffe (Tannin) und einige Geschmacksstoffe. Sie wirken antioxidativ, das heißt, sie haben die Fähigkeit, freie Radikale abzufangen. Das ist wertvoll, weil freie Radikale im menschlichen Körper Zellen beschädigen können. Einige Polyphenole sind nach neuesten Untersuchungen sogar stärkere Radikalfänger als die Vitamine C, E und Beta-Carotin. ■

TIPP *Wer die Rohstoffe isst, die zur Herstellung der Öle verwendet werden, hat mehr davon: Nüsse, Kerne und Samen enthalten neben Fett zusätzlich viele wertvolle Stoffe wie Polyphenole und Ballaststoffe.*

Auf den Rauchpunkt achten

Möchten Sie etwas braten oder frittieren? Wählen Sie ein Öl mit einem möglichst hohen Rauchpunkt. Er gibt die Temperatur an, bei der das Öl beginnt zu rauchen. Dabei entstehen gesundheitsschädigende, teilweise sogar krebserregende Stoffe. Öle mit einem hohen Anteil an Ölsäure haben einen höheren Rauchpunkt. Dazu gehört zum Beispiel das Olivenöl.

SO VERWENDEN SIE DIE FETTE UND ÖLE RICHTIG

Wo?	Wozu?	Was?
Kalte Küche	Brotaufstrich	Butter oder Margarine
	Dressings, selbstgemachte Mayonnaise	Rapsöl, Olivenöl
Warme Küche	Dünsten, backen, kochen	Rapsöl, Olivenöl
	Abschmecken	Raps- oder Olivenöl, Butter oder Margarine, aromatisierte Öle (z.B. Zitronen-, Trüffelöl etc.)
Heiße Küche	Braten, Grillen	Raffiniertes Olivenöl, Erdnussöl, Kokosöl, Bratcremes (spezielle, hitzestabile Pflanzenölzubereitungen), Bratbutter, Schweineschmalz
	Frittieren	HOLL-Rapsöl (z.B. Universal-Pflanzenöl), raffiniertes Olivenöl, Erdnussöl, Kokosöl, Schweineschmalz

Fleisch und Fisch

Fleisch ist für eine gesunde Ernährung nicht zwingend notwendig. Aber wenn Fleisch, dann ist Bio die beste Wahl. Und Fisch ist sowieso empfehlenswert.

Der *World Cancer Research Fund* empfiehlt, den Verzehr von rotem Fleisch (Rind, Lamm, Schwein) auf 300 bis 500 g pro Woche zu beschränken. In Sachen verarbeitetes Fleisch wie Würstchen und Schinken gilt: so wenig wie möglich.

Bio hat viele Vorteile

Bio-Fleisch – oder doch lieber billigeres, konventionell erzeugtes? Viele Untersuchungen belegen: Biologisch erzeugtes Fleisch lohnt sich in mehrfacher Hinsicht. So ist es verboten, biologisch gehaltene Tiere vorbeugend mit Antibiotika zu behandeln. Nach einer solchen Medikation muss ein Bio-Bauer doppelt so lange warten wie sein konventionell arbeitender Kollege, bis er das Tier schlachten darf. Deshalb ist biologisch erzeugtes Fleisch frei von Antibiotika und anderen Medikamentenrückständen. Bio-Fleisch verliert beim Zubereiten außerdem weniger Gewicht, da die Tiere langsamer wachsen, oft später geschlachtet werden und weniger Wasser einlagern.

HINWEIS *Bio-Fleisch (z.B. von demeter) stammt von Tieren, die häufiger draußen sein dürfen und ausschließlich mit biologischem Futter ernährt werden. Das wirkt sich sowohl auf den Geschmack als auch auf den gesundheitlichen Wert des Fleisches aus.*

Rind: Mehr von allem Gesunden

Das Beispiel Rindfleisch zeigt es deutlich: Dürfen Rinder häufig draußen auf der Weide sein und statt Kraft- und Maisfutter viele verschiedene Gräser fressen, ist ihr Fleisch gesünder. Denn Bio-Fleisch, aber auch Bio-Milch und Bio-Milchprodukte enthalten durchschnittlich mehr fettlösliche Vitamine A und E, mehr mehrfach ungesättigte Omega-3-Fettsäuren und mehr konjugierte Linolsäuren CLA. Ernährungswissenschaftler schreiben den CLA und den Omega-3-Fettsäuren zahlreiche positive Eigenschaften zu, zum Beispiel dass sie entzündungshemmend, krebsvorbeugend und gefäßschützend wirken sowie vor Übergewicht und Diabetes schützen. Am besten ist die Zusammensetzung der Fettsäure übrigens im Sommer, wenn die Tiere auf den Weiden grasen können.

Warum diese Unterschiede? CLA werden von den Bakterien im Pansen der Rinder gebildet und gelangen sowohl ins Fleisch als auch in die Milch der Kühe. Neben der Pansenflora spielt aber auch das Futter eine große Rolle. Je mehr verschiedene Gräser die Tiere fressen, umso mehr CLA und Omega-3-Fettsäuren liefert später ihr Fleisch.

GUT ZU WISSEN
Eine durchschnittliche Wiese im Flachland besteht aus 12 unterschiedlichen Gräsern, auf natürlichen Weiden können es wesentlich mehr verschiedene Kräuter und Gräser sein. Kein Wunder, dass das Fleisch eines Weiderindes viel gesünder ist als dasjenige eines mit Getreide gemästeten Tieres, das sich vorwiegend im Stall aufgehalten hat. Bio-Rindfleisch leistet so einen wesentlichen Beitrag zur Versorgung mit langkettigen, hochgradig ungesättigten Omega-3-Fettsäuren, die sonst fast nur mit Fisch und Fischprodukten aufgenommen werden können. ■

Die Pluspunkte von Kalb- und Rindfleisch

Rindfleisch ist eine der besten Eisenquellen. Dieses Eisen kann rund zehnmal besser aufgenommen werden als solches aus pflanzlichen Eisenlieferanten wie Spinat oder Schwarzwurzeln. Ob das Fleisch als Kalbfleisch oder Rindfleisch bezeichnet wird, hängt vom Alter des geschlachteten Tiers ab. Tiere, die im Alter zwischen 3 und 6 Monaten geschlachtet werden, werden als Kälber bezeichnet. Rinder sind normalerweise zwischen 1 und 2 Jahre alt. Je älter, größer und schwerer das Tier, umso gröber das Fleisch. Kalbfleisch ist so zart und fein, weil sich die Muskeln beim Kalb noch nicht voll entwickelt haben.

Geflügel

Auch bei Geflügel lohnt sich ein Blick auf die Haltebedingungen und die Fütterung. Wer die Haltungs- und Fütterungsbedingungen für biologische

Tierhaltung in Deutschland kennt (nur natürliche Dünger, kein Tiermehl, kurze Transporte zu den Schlachthöfen, Verbot von Medikamenten-, Hormon- und Antibiotikaeinsatz), zieht das teurere Bio-Geflügel dem restlichen Angebot vor. Zwar muss in Deutschland verkauftes Geflügel bestimmten Richtlinien entsprechen. Das heißt aber nicht, dass die Tierhaltung eines konventionellen Betriebes mit dem eines Bio-Hofes vergleichbar wäre.

Glückliche Hühner

Darf das Geflügel im Freien leben und Würmer, Schnecken, Käfer und Kräuter essen, so liefert sein Fett nennenswerte Mengen an Omega-3-Fettsäuren und an mehrfach ungesättigter Palmitoleinsäure. Letztere kommt sonst nur in wenigen Pflanzen vor, etwa in Macadamianüssen. Sie ist ein wesentlicher Bestandteil des natürlichen Schutzfilms der menschlichen Haut und wirkt antimikrobiell (z.B. Schutz vor Akne). In Laborversuchen konnte gezeigt werden, dass Palmitoleinsäure besonders gut gegen Karies- und Hautbakterien wirkt.

Da Geflügelfett zu rund 70 % aus ungesättigten Fettsäuren besteht – vorwiegend aus Ölsäure, die auch den Hauptteil des Olivenöls ausmacht –, gibt es übrigens keinen Grund, die Haut nicht mitzuessen.

Die Pluspunkte von Geflügel

Alle Geflügelteile liefern viele Vitamine, Mineralstoffe und hochwertiges Eiweiß. Der Pro-Kopf-Verbrauch der unterschiedlichen Geflügelfleischarten liegt in Deutschland bei jährlich 18,5 Kilogramm. Dabei steht Hähnchen mit 11 Kilo ganz oben, gefolgt von Pute (5,7 Kilo), Enten (0,9 Kilo) und Gänsen (0,3 Kilo). Zunehmend beliebter wird unter Gourmets das Fleisch von Perlhühnern, Tauben, Wachteln und Rebhühnern.

Schweinefleisch

Gammelfleisch, Dioxin und Antibiotika – auch das Schweinefleisch blieb nicht von Skandalen verschont. Oft ist es schon zu solch niedrigen Preisen zu haben, die nur durch Massentierhaltung möglich sind. Wer Wert auf Tierschutz und Qualität legt, sollte deshalb Fleisch von Betrieben kaufen, die ihre Tiere artgerecht halten (z.B. Bio- und NEULAND-Betriebe).

Werden Schweine auf großen Flächen und und vorwiegend draußen gehalten, entwickeln sie mehr Muskeln und weniger Rückenspeck. Dennoch ist ihr Fleisch stärker marmoriert, was entscheidend für den Geschmack ist.

Und die Fütterung? Auch sie hat einen großen Einfluss. Werden Schweine mit Soja-, Raps- und Leinpresskuchen gefüttert, ist das Schweinefett von schlechterer Qualität. Zartes, wohlschmeckendes Schweinefleisch entsteht, wenn die Tiere weiden können und gleichzeitig mit betriebseigenem Futter und mit Molke gefüttert werden.

Gut haltbare, feine Salamis und wohlschmeckenden Speck gibt es von Schweinen, die nicht nur länger gemästet werden als üblich, sondern auch gesättigte Fettsäuren in ihrem Fleisch ansetzen dürfen. Der vermehrte Konsum von gesättigten Fettsäuren in Schweineschmalz, Salami und Speck stellt übrigens – entgegen früherer Annahmen – kein Risiko für Herzinfarkt und Hirnschlag dar (siehe auch Seite 29).

Die Pluspunkte von Schweinefleisch

In der Regel stammt das Schweinefleisch von Mastschweinen, die im Alter von 7 bis 8 Monaten geschlachtet werden. Das Fleisch ist rosa bis hellrot und sollte im Schnitt möglichst fest sein. Etwas Fett gehört dazu, es ist ein wichtiger Geschmacksträger.

Sehr positiv wirkt sich der hohe Vitamin-B-Gehalt von Schweinefleisch aus. Allerdings sind diese Vitamine hitzeempfindlich, sie bleiben in einem kurz gebratenen Schnitzel besser erhalten als in einem Schmorgericht mit Schweinefleisch wie beispielsweise Gulasch. Die B-Vitamine sind unter anderem wichtig für gute Nerven sowie für eine schöne Haut.

Daneben fällt der Eisen- und Zinkgehalt positiv ins Gewicht. Außerdem liefert Schweinefleisch Selen für ein gut funktionierendes Immunsystem und zur Krebsvorbeugung (mehr zum Thema Selen siehe Seite 51).

HINWEIS *Schweinefett ist von allen Fetten dasjenige mit dem höchsten Gehalt an Arachidonsäure. Diese Fettsäure ist wichtig fürs Nervensystem und für die Gesundheit der Blutgefäße, kann aber auch Entzündungsreaktionen fördern, was wiederum ein Risikofaktor für Krebs darstellt (siehe Seite 42). Deshalb sollten Schweinefleisch und Würste, die reich an Schweinefett sind, von Menschen mit entzündlichen Krankheiten wie Rheuma lieber nicht gegessen werden. Für gesunde Menschen stellen sie jedoch kein Problem dar.*

Vorsicht: erhöhtes Darmkrebsrisiko

Wer täglich Schinken und Würste konsumiert, erhöht sein Darmkrebsrisiko deutlich. Studienteilnehmer, die viel rotes Fleisch (dazu zählt Schweine-, Rind-, Kalb- oder Lammfleisch) oder Fleischprodukte aßen, erkrankten häufiger an Darmkrebs als Menschen, die nur wenig davon verzehrten. Der Verzehr von Geflügelfleisch dagegen spielte für die Erkrankungshäufigkeit keine Rolle.

GUT ZU WISSEN

Studien zeigen, dass pro 100 g rotes Fleisch pro Tag das Darmkrebsrisiko um 20 bis 30 % steigen lässt. Pro 100 g Wurst und Schinken täglich erhöht sich die Gefahr sogar um 50 %. ■

Die Wissenschaftler liefern verschiedene Erklärungen für den Einfluss des Fleisch- und Fleischwarenkonsums auf die Entstehung von Darmkrebs. Neuere Studien weisen darauf hin, dass mit dem Fleisch aufgenommenes Eisen zur Risikoerhöhung beitragen könnte, da Eisen die Bildung schädlicher Nitroso-Verbindungen (bilden sich unter Einwirkung der Salze Nitrat und Nitrit) im Körper fördern kann. Gewisse Krebsspezialisten wiederum halten auch das rote Fleisch für nicht verdammenswert, sondern – wenn das Tier artgerecht gehalten und gefüttert wurde, wie auf Seite 37 beschrieben – sogar als ein sehr wertvolles Lebensmittel. Es ist schließlich ein perfekter Protein- und Fettsäurelieferant.

TIPP *Die Deutsche Krebshilfe empfiehlt, nur wenig Fleisch- und Wurstwaren zu essen. Wenn, dann vorzugsweise Geflügel. Wählen Sie am besten Bio-Fleisch von Tieren, die möglichst oft auf der Weide sein durften.*

Fisch auf den Tisch

Genau umgekehrt zum Fleisch verhält es sich Studien zufolge mit Fisch: Wer viel Fisch verzehrte, hatte gegenüber Personen mit geringem Fischkonsum ein deutlich niedrigeres Darmkrebsrisiko. Täglich 100 g mehr Fisch halbiert das Erkrankungsrisiko.

Wertvolle DHA

Ursache für die schützende Wirkung des Fischverzehrs könnten bestimmte langkettige, mehrfach ungesättigte Omega-3-Fettsäuren sein. Wichtig scheint etwa die Omega-3-Fettsäure DHA (Docosahexaensäure) zu sein. Sie kommt hauptsächlich in fetten Meeresfischen wie Lachs oder aber in Fischölkapseln vor und hat viele gesundheitliche Vorteile. Im Zusammenhang mit Krebs zählt vor allem die Tatsache, dass Omega-3-Fettsäuren hochwirksam sind gegen Entzündungen im Körper.

WAS HABEN ENTZÜNDUNGEN MIT KREBS ZU TUN?

Chronische Entzündungen sind ein Risikofaktor für Krebs. Schätzungen zufolge sind sie für jede fünfte Krebserkrankung verantwortlich. Laut einer israelischen Studie aktivieren Entzündungszellen eine Substanz, die die Vernichtung von Krebsvorläuferzellen verhindert. Bezogen auf die Ernährung bedeutet das: Inhaltsstoffe in Nahrungsmitteln, die Entzündungsreaktionen im Körper fördern, beeinflussen das Immunsystem und begünstigen die Entstehung von Krebs. Umgekehrt wirken Lebensmittel, die die Entstehung von Entzündungen im Körper drosseln, schützend vor Krebs. ■

Schadstoffe in den Meeren

Leider hat die Geschichte einen gewaltigen Haken. Die besten DHA-Lieferanten sind fette Meeresfische. Da die Weltmeere als Abfalldeponien missbraucht werden, können Fische neben Omega-3-Fettsäuren auch beachtliche Mengen an Schadstoffen enthalten. Das größte Problem ist Quecksilber. Jährlich überschreitet fast jede dritte Meeresfischprobe, die in Lebensmittellabors analysiert wird, den Grenzwert für Quecksilber. Und Quecksilber wiederum ist alles andere als förderlich für die Gesundheit: Es schädigt die Nerven und das Gehirn. Deswegen wird heute empfohlen, wenig Thun-, Schwert- und Haifisch zu konsumieren. Diese Fische sind besonders belastet. Auch Lachs kann belastet sein – nicht nur mit Schwermetallen, sondern auch mit Antibiotikarückständen und anderen Arzneimitteln. Denn gezüchtete Tiere sind krankheitsanfälliger und werden deshalb oft schon vorbeugend mit solchen Medikamenten behandelt.

HINWEIS *Am empfehlenswertesten ist heute wohl pazifischer und atlantischer Zuchtlachs mit dem Bio-Label. Immerhin ist es auch möglich, den Omega-3-Fettsäure-Bedarf mit einheimischen Fischen zu decken. Die Forelle ist nahe verwandt mit dem Lachs. 75 g Forelle liefern genauso viel DHA wie 15 g Lachs, aber wesentlich weniger problematische Inhaltsstoffe.*

DHA für Veggies

Für vegetarisch lebende Menschen ist es schwieriger, sich mit DHA zu versorgen. Zwar liefern auch Pflanzen wie Raps, Walnüsse, Hanfnüsse, Chia-Samen (im Reformhaus erhältlich) oder Leinsamen eine Omega-3-Fettsäure, die Alpha-Linolensäure. In kleineren Mengen ist sie auch in anderen Nüssen und Samen und in grünen Blattgemüsearten enthalten. Alpha-Linolensäure kann im Körper zu den langkettigen Fettsäuren Eicosapentaensäure (EPA) und Docosahexaensäure (DHA) umgewandelt werden. Allerdings kann die Alpha-Linolensäure vom menschlichen Körper nur zu etwa 10 % in DHA umgewandelt werden. Von Männern übrigens etwas besser als von Frauen. Trotzdem sind diese pflanzlichen Omega-3-Fettsäure-Lieferanten nicht zu unterschätzen: Wenn sie einen regelmäßigen Bestandteil der Ernährung ausmachen, helfen auch sie mit, den Bedarf an Omega-3-Fettsäuren zu decken. Und einen Beitrag zur Entzündungshemmung und damit zum Schutz vor Krebs zu liefern.

Gut versorgt mit Omega-3-Fettsäuren

- Machen Sie es sich zur Gewohnheit, mindestens einmal pro Woche, z.B. am Freitag, frischen Fisch zu essen. Ideal ist biologischer Zuchtlachs, ebenfalls geeignet sind verschiedene Forellenarten. Bevorzugen Sie auch hier Bio-Qualität (zu erkennen am EU-Bio-Siegel oder dem Label von Verbänden wie z.B. »Naturland« oder »Bioland«).
- Wenn Sie irgendwo Omega-3-Eier oder -Geflügel finden: Kaufen und genießen.
- 500 mg der wichtigen Omega-3-Fettsäuren sind enthalten in 15 g Lachs, 75 g Forelle, 2 bis 3 Omega-3-Eier, 400 g Pute, 4 kg Rindfleisch aus Weidehaltung, 700 g Bergkäse oder 2 bis 3 Fischölkapseln.
- Wenn Sie Fischölkapseln konsumieren: Wählen Sie ein sehr streng getestetes Produkt, das möglichst wenig Schwermetalle enthält. Nehmen Sie die Kapseln zusammen mit dem Mittagessen ein, so vermeiden Sie

das lästige Aufstoßen mit Fischgeruch. Lebertran ist übrigens nicht dasselbe und deshalb ungeeignet.

- Essen Sie mindestens einmal pro Tag einen frischen Salat mit Lein-, Raps- oder Walnussöl.
- Reichern Sie Ihren Speiseplan mit Walnüssen, Leinsamen und Chia-Samen an.

LACHSFILETS, IN DER FOLIE GEBACKEN

Ein einfaches, schnell zubereitetes Rezept aus Frankreich.

Für 6 Personen

3 Tomaten
3 Zucchini
1 Aubergine
6 Lachsfilets à ca. 130 g
Thymian, Rosmarin
1 TL Salz
Pfeffer aus der Mühle

Die Tomaten schälen, entkernen und in kleine Würfel schneiden. Die Zucchini und die Aubergine in ganz feine Streifen schneiden. Die 6 Lachsfilets auf je ein großes rechteckiges Stück Alufolie legen und mit etwas Gemüse, Thymian und Rosmarin belegen, mit Salz und Pfeffer würzen. Die Folie schließen und die Lachsfilets im vorgeheizten Ofen bei 200 °C 10 bis 15 Minuten lang backen. Ein Folienpaket öffnen, um zu prüfen, ob der Lachs gar ist. Er darf innen noch leicht glasig sein. Dazu passt Salat. ■

Milch und Milchprodukte

Fragt man nach dem gesundheitlichen Nutzen von Milch, lässt sich darauf wie so oft keine simple Antwort finden. In diesem Kapitel erhalten Sie alle wichtigen Hintergrundinformationen zu dieser Frage, an der sich die Geister scheiden.

Manche Wissenschaftler sehen einen hohen Milchkonsum kritisch. Schließlich sei Milch in erster Linie dazu da, rasches Wachstum bei Kälbern anzuregen – und das sei für Menschen nicht ideal. Tatsächlich erkranken lange gestillte Kinder, die dadurch später auch seltener übergewichtig sind, nicht so oft an Brustkrebs wie Flaschenkinder. Über die Zusammenhänge wird nach wie vor spekuliert.

Einige Wissenschaftler sind der Ansicht, es gebe tatsächlich Indizien dafür, dass Milchkonsum für die Entwicklung von Übergewicht und Brustkrebs eine Rolle spiele. In letzter Zeit ist es sozusagen schon fast Mode geworden, Milch wegen des IGF-1-Gehaltes als Krebsrisiko zu bezeichnen.

GUT ZU WISSEN

IGF-1 (Insulin-like Growth Factor 1) ist ein Stoff, der wesentlich für die Steuerung des Zellwachstums ist. Er ist von der Struktur her dem Insulin sehr ähnlich. Beim Wachstum gesunder Zellen ist er sehr erwünscht, bei Krebszellen jedoch völlig unerwünscht. ■

Fördert Milch Krebs?

Erhöhen die drei Milchportionen, die als Tagesration empfohlen werden, tatsächlich das Krebsrisiko?

Die aktuelle Datenlage erlaubt solch einen Schluss nicht. Eine im Jahr 2012 erschienene Übersichtsarbeit, in der verschiedene Studien zu dieser Thematik ausgewertet und miteinander verglichen wurden, gibt Entwarnung: Es scheint keinen Zusammenhang zwischen der Entwicklung von Brust-, Darm-, Prostata- und Blasenkrebs und dem Konsum von drei Por-

GUT ZU WISSEN

Das IGF-1 ist nicht in allen Milchprodukten in gleicher Menge vorhanden. Käse zum Beispiel – vor allem guter, reifer, fetter Alpkäse – enthält nur wenig davon. Es wird mit der Molke abgetrennt. Auch Sahnequark, Sahnejoghurt, Sahne und Butter haben wenig IGF-1, liefern dafür aber wertvolle CLA (siehe Seite 30), die krebsvorbeugend wirken. ■

tionen Milch und Milchprodukten pro Tag zu geben. Folglich darf der Konsum von Milch und Milchprodukten bezüglich des Krebsrisikos heute als sicher gelten. Einige Studien kamen sogar zu dem Schluss, dass Milch und Milchprodukte einen schützenden Effekt vor Krebs haben könnten – vor allem, wenn Milch getrunken und Joghurt gegessen werde. Eine norwegische Studie wiederum kam zu dem Ergebnis, dass Frauen, die viel Käse aßen, halb so oft Brustkrebs entwickelten wie solche, die darauf verzichteten. Es werden also weitere Studien benötigt, bis man die Fragen rund um Milch und Milchprodukte abschließend klären kann.

Wertvolle Probiotika

Seit 1989 sind spezielle Joghurts mit sogenannten probiotischen Milchsäurebakterien im Handel. Im Gegensatz zu herkömmlichen Joghurtkulturen überleben probiotische die Magen-Darm-Passage fast vollständig und gelangen in großer Anzahl und in aktiver Form in den Darm, wo sie ihre positive Wirkung entfalten. Sie unterdrücken das Wachstum unerwünschter Keime, hemmen die Aktivität gesundheitsgefährdender Enzyme und anderer Stoffe, die im Verdauungstrakt gebildet werden, und stimulieren das Immunsystem. So tragen sie zu einem gesunden Gleichgewicht der Darmflora bei und können das allgemeine Wohlbefinden steigern. Sie helfen gegen Durchfall und Verstopfung und haben sogar krebshemmende Eigenschaften.

Die Wirksamkeit der verschiedenen Stämme probiotischer Bakterien ist durch wissenschaftliche Studien belegt. Probiotischer Joghurt ist besonders empfehlenswert nach Durchfallerkrankungen, bei Verstopfung oder nach einer Antibiotika-Behandlung.

Joghurt & Co.

Nicht nur probiotische Milchprodukte sind gesund, auch normalen Joghurt zu essen ist sinnvoll. Besonders mild schmecken Joghurts mit Bifidus- und Acidophilus-Bakterien. Eine gewöhnliche Joghurtkultur produziert rechts- und linksdrehende Milchsäure im Verhältnis 1:1. Rechtsdrehende L(+)-

Milchsäure – Bifidus-Joghurt hat davon einen leicht höheren Anteil – wird im Körper etwas schneller abgebaut als linksdrehende.

Sauerkraut und Brottrunk sind übrigens ebenso sinnvoll wie Joghurt. Denn alles, was Milchsäure enthält, entlastet die Leber. Milchsäure fördert im Darm die Bildung von Butyrat, das Darmmilieu wird saurer, und das wiederum entlastet den Stoffwechsel der Leber.

TIPP *So profitieren Sie optimal: Essen Sie täglich angesäuerte Milchprodukte. Je frischer die sind, also je länger noch haltbar bis zum Verbrauchsdatum, desto mehr Milchsäurebakterien enthalten sie.*

Vitamine, bioaktive Substanzen, Mineralstoffe

Reichlich Vitamin- und Mineralstoffpräparate zum Frühstück? Das funktioniert leider nicht und ist möglicherweise sogar gefährlich. Wieso grundsätzlich »Hände weg« gilt, lesen Sie in diesem Kapitel.

Ob die Einnahme von Nahrungsergänzungsmitteln mit Vitaminen oder Mineralstoffen vor Krebs schützen kann, ist nach wie vor umstritten. Grundsätzlich gilt: Keine noch so gute Pille kann eine gesunde, ausgewogene Ernährung mit vielen pflanzlichen Lebensmitteln ersetzen. Auch die Gruppe der sogenannten bioaktiven Substanzen (siehe unten) scheint viele Wirkstoffe zur Krebsvorbeugung zu liefern. Sie fehlen aber bis heute in solchen Präparaten oder wirken isoliert ganz anders, als wenn man sie in einem Gemüse oder in einer Frucht zu sich nimmt.

Bioaktive Substanzen – was ist das?

Bis vor einigen Jahren galten bioaktive Substanzen als nutzlose pflanzliche Recyclingprodukte. Mittlerweile ist sicher, dass sie wichtig für die Gesundheit sind. Sie färben die Tomaten rot, machen Chilis höllisch scharf, führen beim Zwiebelschneiden zu tränenden Augen oder verursachen den typischen Kohlgeruch. Und sie sind der Grund, warum keine noch so gute Vitaminpille eine ausgewogene Ernährung mit Salat, Gemüse und Obst ersetzen kann.

GUT ZU WISSEN

Zur Gruppe der bioaktiven Substanzen gehören in erster Linie die sekundären Pflanzeninhaltsstoffe, aber auch Ballaststoffe und Substanzen in fermentierten Lebensmitteln (diese sind speziell produziert und haltbar gemacht). Die sekundären Pflanzeninhaltsstoffe wiederum lassen sich in unterschiedliche chemische Gruppen zusammenfassen, zum Beispiel in Carotinoide, Flavonoide und Sulfide. ■

Bisher wurde erst ein kleiner Teil der mehr als 100 000 sekundären Pflanzeninhaltsstoffe analysiert. Charakteristisch für diese Stoffe ist, dass sie – wie es der Name bereits sagt – ausschließlich in pflanzlichen Lebensmitteln zu finden sind. Sie werden von der Pflanze vor allem als Abwehr-, Geruchs- und Farbstoff-, aber auch als Wachstumsregulatoren gebildet.

Obwohl schon längere Zeit vermutet wird, dass sekundäre Pflanzeninhaltsstoffe einen positiven Einfluss auf die Gesundheit haben, ist es schwierig, den auch wissenschaftlich nachzuweisen. Forscher gehen davon aus, dass viele bioaktive Substanzen ein tumorfeindliches Umfeld schaffen. Sie wirken in unterschiedlichen Entwicklungsstadien auf Krebszellen ein, indem sie abwehrstärkend, antioxidativ, entzündungshemmend, entgiftend sowie antihormonell sind oder der Neubildung von Gefäßen (Angiogenese) entgegenwirken. Wissenschaftlich belegt ist die Wirkung von Phytoöstrogenen bei Osteoporose, von Betacarotin bei Krebserkrankungen und von Lutein bei altersbedingter Makuladegeneration (eine Augenerkrankung der Netzhaut).

GUT ZU WISSEN
Es ist unbestritten, dass die Stoffgruppe der bioaktiven Substanzen das Risiko für Herz-Kreislauf-Erkrankungen reduzieren kann. ■

Es gibt Hinweise, dass das Immunsystem durch gewisse sekundäre Pflanzeninhaltsstoffe wie Carotinoide, Flavonoide, Phytoöstrogene, Phytosterine, Saponine und Sulfide beeinflusst wird. Sulfide, wie sie im Knoblauch vorkommen, vermindern wahrscheinlich das Thromboserisiko. Der Genuss von Äpfeln, Kohlgemüse, Knoblauch oder Zwiebeln dürfte das Krebsrisiko senken. Übrigens können manche bioaktiven Substanzen besser aus rohen, andere besser aus gekochten Lebensmitteln aufgenommen werden.

So profitieren Sie

Decken Sie Ihren Bedarf an bioaktiven Substanzen wie folgt:

- Lassen Sie sich beim Bummel über den Markt von allen möglichen Düften, Farben und Formen zum Kauf und Genuss animieren. Je frischer und farbiger, desto besser.
- Würzen Sie oft und reichlich mit Knoblauch, Zwiebeln, frisch gemahlenen Gewürzen und frischen Kräutern.
- Essen Sie mal wieder vegetarisch. Wer das tut, nimmt pro Tag etwa 3 bis 4 g bioaktive Substanzen auf, mit einer gemischten Kost sind es nur rund 1,5 g.

Wichtiger als Vitamine?
Forscher sind der Meinung, dass die Vitamine bei der Krebsvorbeugung wahrscheinlich eine eher untergeordnete Rolle spielen, während die bioaktiven Substanzen hingegen wichtiger sind. So haben beispielsweise Himbeeren oder Kohlarten um die 20 000 bioaktive Substanzen, die nie und nimmer durch eine Tablette ersetzt werden können. Sie stehen außerdem in enger Wechselwirkung zueinander, aber auch zu den Vitaminen und Mineralstoffen. Das wiederum ist der Grund dafür, dass eine ganze Pflanze oder ein gesamtes Lebensmittel letztlich völlig anders wirken kann als eine Pille.

INFO *Wenn Sie einen nachgewiesenen Vitamin- oder Mineralstoffmangel haben, dann kann ein Präparat Sinn machen. Ihr Arzt sorgt in diesem Fall für geeignete Maßnahmen.*

Nur in Absprache mit dem Arzt: Zusatzpräparate

Der Verdacht, dass die Einnahme von hoch dosierten Vitamin- und Mineralstoffpräparaten mehr schadet als nützt, kam bereits in den 90er-Jahren auf. Eine Untersuchung löste Alarm bei Krebsforschern aus und musste aus ethischen Gründen vorzeitig abgebrochen werden: Bei Rauchern, die Betacarotin-Tabletten eingenommen hatten, stieg die Krebsrate deutlich an – anstatt wie erhofft zu sinken.

Dass auch Vitamin C seine gesunde Funktion als Radikalfänger gründlich verfehlen kann, berichteten Wissenschaftler der University of Glasgow. Sie stellten fest, dass das Vitamin in Kombination mit Fett eine verheerende Wirkung entfalten kann zumindest bei Mäusen. In deren Mägen führte Vitamin C nämlich zu einem 8- bis 140-fach erhöhten Level an Substanzen, die den Kampf gegen Tumore behindern – vorausgesetzt, dass gleichzeitig etwas Fett im Magen ist.

Auch andere Wissenschaftler wie Michael Ristow, Ernährungswissenschaftler an der Universität Potsdam, sieht die Zufuhr von hoch dosierten Vitaminen skeptisch. Seine Studie zeigte, dass hoch dosiertes Vitamin C und E bei Sportlern die gesunde Wirkung von Bewegung aufhebt. Auch hier gilt: künstlich synthetisierte Vitamine aus Präparaten sind nicht vergleichbar mit denen, die aus Lebensmitteln aufgenommen werden.

Andererseits konnte eine große doppelblind-placebokontrollierte Interventionsstudie, die im Jahr 2012 erschienen ist, eine deutliche Senkung der Neuerkrankungen an Krebs bei Männern durch Multi-Vitamin-Gaben belegen. Dennoch ist es zu früh für konkrete Empfehlungen: Es bleibt abzuwarten, welche neuen Forschungsergebnisse in diesem Bereich erscheinen werden.

TIPP *Folgen Sie im Moment der Empfehlung des World Cancer Research Funds: Verzichten Sie – mit Ausnahme einer Nahrungsergänzung mit Vitamin D – besser auf Vitamin- und Mineralstoffpräparate. Es sei denn, Ihr Arzt empfiehlt Ihnen aufgrund eines nachgewiesenen Mangels ausdrücklich etwas anderes.*

Selen: nützlich oder schädlich?

Selen ist ein wichtiger Bestandteil unserer Nahrung. Der Mineralstoff wird zur Herstellung von Proteinen und Enzymen im Körper benötigt. Die Aufnahme von Selen mit der Nahrung variiert von 7 µg (µg=Mikrogramm) bis zu 4 990 µg pro Tag – je nach Lebensraum. Während Einwohner Venezuelas, Japans oder der USA täglich hohe Mengen Selen auf natürliche Weise zu sich nehmen (Männer in den USA durchschnittlich 134 µg pro Tag), sind es bei europäischen Frauen durchschnittlich nur 40 µg pro Tag.

WERTVOLLE SELENQUELLE: PARANÜSSE

Paranüsse sind die wichtigste pflanzliche Selenquelle. Daneben kommt das antioxidativ wirkende Spurenelement in Fischen, Muscheln, Hülsenfrüchten, Fleisch, Eiern und Milch vor. Der Gehalt in den Nüssen ist abhängig von der Selenkonzentration der Böden, auf denen sie gedeihen. Eine einzige Paranuss enthält durchschnittlich 160 % der empfohlenen Tagesmenge Selen.

Verglichen mit anderen Nüssen weisen Paranüsse einen hohen Gehalt an Antioxidantien auf. Zahlreiche Studien haben gezeigt, dass diese Verbindungen das Zellwachstum und so die Entstehung von Krebs hemmen können. Selen scheint den Effekt der in den Nüssen enthaltenen Antioxidantien zu verstärken, was den Schutz vor Krebs zusätzlich verbessert. In mehreren Studien wurde diese vorbeugende Wirkung beim Menschen in Bezug auf Brust-, Lungen- und Prostatakrebs festgestellt. ■

PARANUSSTORTE

Wird die Torte anstatt mit Zucker und Mehl mit Birkenzucker (Xylit) und Mandelmehl zubereitet, ist sie sehr kohlenhydratarm.

Für eine Springform von 26 cm Durchmesser

4 Eier
100 g Zucker oder Birkenzucker (Xylit)
200 g Zartbitterschokolade
120 g Vollkornmehl (oder Mandelmehl)
200 ml Sahne
200 g Mandeln, gemahlen
200 g ganze Paranüsse

Backofen auf 150 °C vorheizen. Eier und Zucker mit dem Mixer schaumig schlagen. Schokolade zerbröckeln und über dem heißen Wasserbad schmelzen, leicht auskühlen lassen und zur Eier-Zucker-Mischung geben. Mehl daruntermischen. Sahne steif schlagen und vorsichtig mit den gemahlenen und ganzen Nüssen unter den Teig ziehen. In eine eingefettete und bemehlte Springform geben und ca. 50 Minuten backen. Aus der Form nehmen und erkalten lassen. ■

HINWEIS *Die Empfehlungen für die tägliche Selenzufuhr liegen bei 60 µg (Mikrogramm) für Männer und 53 µg für Frauen. Lebensmittel, die viel Selen liefern, sind Eier, Innereien, Fisch, Meerestiere und Nüsse (z.B. Paranuss), aber auch Getreide- und Vollkornprodukte, Fleisch und Milch.*

Verschiedene Studien zeigten, dass ein höherer Selenspiegel im Blut das Risiko für verschiedene Krebsarten wie Prostata-, Lungen- und Blasenkarzinom, aber auch für den nicht-melanösen Hautkrebs (heller Hautkrebs) senkt. Es ist außerdem abgesichert, dass Lebensmittel, die sowohl Vitamin E als auch Selen enthalten, einen gewissen Schutz vor Prostatakrebs bieten.

Warum mehr zu viel sein kann

Selen ist ein gutes Beispiel dafür, dass es gefährlich und kontraproduktiv sein kann, Vitamine und Mineralstoffe zu schlucken, ohne die entsprechenden Ausgangswerte im eigenen Blut zu kennen. In der 2012 in der Zeitschrift »The Lancet« erschienenen NPC-Studie* ließ sich bei Patienten mit einem Selen-Spiegel unter 122 µg/l ein vorbeugender Effekt erkennen, wenn sie eine Selengabe von 200 µg/Tag erhielten – bei ihnen reduzierte sich sowohl das Krebsrisiko als auch das Risiko für Typ-2-Diabetes. Das Risiko für exakt dieselben Krankheiten erhöhte sich hingegen, wenn die Personen, die ohnehin schon einen Selenspiegel von 122 µg/l aufwiesen, noch zusätzliches Selen erhielten.

Das zeigt, dass viel nicht immer viel nützt, sondern sogar schaden kann. Nur wenn tatsächlich ein Mangel nachgewiesen wird, kann eine Nahrungsergänzung mit Selen sinnvoll werden. Insgesamt erkrankten übrigens Menschen mit Selen zwischen 130 und 150 µg/l am seltensten an Krebs.

Zwiespalt Folsäure

Auch Folsäure ist ein zweischneidiges Schwert: Bei gesunden Menschen scheint das Vitamin vor Krebs zu schützen. Sind aber Mikrotumore vorhanden, werden diese durch Folsäure zum Wachsen angeregt. Es ist also nicht ungefährlich, sich einfach ein Folsäurepräparat zu kaufen, da vor allem Menschen über 50 Jahren manchmal Krebs im Vorstadium haben (der sich aber nicht notwendigerweise zum eigentlichen Krebs entwickeln muss). Folsäure in natürlichen Lebensmitteln wie Spinat oder Feldsalat hingegen scheint tatsächlich schützend zu wirken. So sollen Frauen, die viel folsäurereiches Gemüse und Salat essen, besser vor Brustkrebs geschützt sein.

Vitamin D, das Sonnenvitamin

Eine Sonderstellung unter den Vitaminen, die eine genauere Betrachtung rechtfertigt, nimmt das Vitamin D ein. Es wird Neugeborenen als Rachitisprophylaxe** verschrieben. Doch ein niedriger Vitamin-D-Spiegel ist nicht nur ein Risiko für die Knochengesundheit. Es ist bewiesen, dass ein Mangel

---

* NPC = *Nutritional Prevention of Cancer*

** Rachitis ist eine Störung des Knochenstoffwechsels, die zur Demineralisation und zur Erweichung der Knochen führt.

ein wichtiger Risikofaktor für Herz-Kreislauf-Erkrankungen, Typ-1- und Typ-2-Diabetes und andere Krankheiten ist. Rheuma, Depressionen, Alzheimer, Parkinson und Multiple Sklerose könnten ebenfalls im Zusammenhang damit stehen.

Der Grund dafür: Vitamin D aktiviert wie ein Zentralschalter in vielen Organen Hunderte von Genen. Es wird momentan intensiv erforscht, weil es in der Krebsvorbeugung eine wichtige Rolle zu spielen scheint. Seit etlichen Jahren zeigt sich, dass die Häufigkeit gewisser Krebserkrankungen zunimmt, je geringer die Intensität der UV-Strahlung ist. Je weiter im Norden und je näher man an der Meereshöhe wohnt, desto höher ist das Risiko für Brust- und Prostatakrebs. Der Grund: Niedrigere Vitamin-D-Spiegel!

GUT ZU WISSEN
In Beobachtungsstudien erkrankten die Menschen seltener an Krebs, die mehr Vitamin D im Blut aufwiesen. Anders ausgedrückt: Ein guter Vitamin-D-Status ist ein Schutzfaktor. ■

INFO *Ziemlich gut untersucht sind heute die Zusammenhänge zwischen Vitamin D und verschiedensten Krebsarten wie Brust-, Darm-, Prostata-, Speiseröhren-, Blasen-, Bauchspeicheldrüsen-, Nieren-, Schilddrüsen-, Magen-, Gallenblasen-, Gebärmutterhals-, Eierstock- und Lungenkrebs sowie dem Hodgkin-Lymphom. Außerdem haben Beobachtungsstudien ergeben, dass Menschen mit einem Vitamin-D-Mangel, die bereits an Brust-, Darm- und Lymphdrüsenkrebs erkrankt sind, weniger lang leben als solche mit einem optimalen Vitamin-D-Spiegel zwischen 40 bis 60 ng/ml (ng=nanogramm).*

So wirkt das Vitamin

Vitamin D hemmt nachweislich die unkontrollierte Zellteilung und die Aktivität spezieller Gene, die für die Bildung von Metastasen verantwortlich sind. Dafür aktiviert es die Gene, die in der Lage sind, DNA zu reparieren. Es steigert die Fähigkeit der Zellen, sich kontrolliert selbst zu zerstören, und hemmt die Neubildung von Blutgefäßen in Tumoren, sodass diese schlechter versorgt werden.

Eine Studie zeigt auch, dass bereits eine geringe Vitamin-D-Gabe die Darmkrebssterblichkeit verringern kann. Zudem ist Vitamin D ein Gegenspieler des Hormons Östrogen, das bei vielen Frauen mit Brustkrebs eine Rolle spielt. Eine im Jahr 2007 publizierte Studie zeigte auf, dass Frauen mit genügend Vitamin D im Blut um fast 80% weniger häufig an Krebs erkrankten als solche mit einem Vitamin-D-Mangel. Umgekehrt leiden rund 75% der Brustkrebspatientinnen an einem Vitamin-D-Mangel.

HINWEIS *Studien zeigten nicht nur ein geringeres Krebsrisiko bei genügend Vitamin D, sondern auch eine um 50% reduzierte Sterblichkeit bei Krebspatienten, wenn sie einen hohen Vitamin-D-Spiegel im Blut haben.*

Die richtige Dosierung

Vitamin D wird über die direkte Bestrahlung der Haut mit UVB-Strahlen gebildet. Im Sommer sollten Sie deshalb täglich in Maßen Sonne tanken. Im Winter hingegen nützt Sonnenbaden nicht viel, weil die Strahlung in unseren Breitengraden zu schwach ist. Jetzt helfen nur noch Aufenthalte in großer Höhe – oder Vitamin D-Tropfen. Über die Nahrung ist es fast unmöglich, genug Vitamin D aufzunehmen. Fachleute empfehlen deshalb im Winterhalbjahr die tägliche Einnahme von Vitamin D.

HINWEIS *Wer täglich 400 I.E.* Vitamin D_3 einnimmt, dürfte mit größter Wahrscheinlichkeit vor einem Vitamin-D-Mangel geschützt sein. Älteren Menschen werden täglich 600 I.E. empfohlen.*

AUSREICHEND VERSORGT MIT VITAMIN D

Für die Bestimmung der Vitamin-D-Versorgung einer Person werden im Blutserum die Substanzen 25-Hydroxy-Vitamin D_2 [abgekürzt 25(OH)D_2] und 25-Hydroxy-Vitamin D_3 [abgekürzt 25(OH)D_3] gemessen. Angegeben wird jeweils die Summe [abgekürzt 25(OH)D], und zwar in Nanomol pro Liter (nmol/l).

Um die Knochengesundheit günstig zu beeinflussen und einen Krankheitsrückfall für Krebs zu senken, sollte mindestens eine 25(OH)D-Konzentration von 50 nmol/l erreicht werden. Bei Werten unter 50 nmol/l spricht man von einem Vitamin-D-Mangel, wobei zwischen einer Unterversorgung (25 bis 49 nmol/l) und schwerem Mangel (unter 25 nmol/l) unterschieden wird. Als ausreichende Versorgung gelten daher 25(OH)D-Konzentrationen im Blut von ≥ 50 nmol/l (= 50 nmol/l und mehr). ■

Quelle: Bundesamt für Gesundheit BAG (Schweiz)

* Internationale Einheit

Gemüse, Algen, Pilze

Gemüse, Meeresalgen und Pilze haben auf den ersten Blick nicht viel gemeinsam. Aber sie schützen alle auf unterschiedliche Weise vor Krebs. Die faszinierenden Zusammenhänge finden Sie in diesem Kapitel.

Bioaktive Substanzen in Pflanzen haben eine gesundheitsfördernde Wirkung, weil sie gezielt in Prozesse eingreifen können, die bei der Entstehung eines Tumors eine Rolle spielen. Tatsache ist: Alle essbaren Pflanzen sind gesund, aber einige davon wirken aktiv krebshemmend. Wichtig ist es, die gemeinsame Wirkung solcher Lebensmittel zu nutzen, denn ein Gemüse allein kann keine Krebszellen abtöten. Tierversuche haben aber gezeigt, dass dies der Fall sein kann, wenn man mehrere Gemüsesorten mit unterschiedlichen Wirkungsweisen kombiniert. Einige Inhaltsstoffe treiben Krebszellen zur Selbstzerstörung an, greifen sie direkt an und machen sie unschädlich. Oder sie behindern die Versorgung von Tumorzellen, indem sie die Zufuhr von Blutgefäßen oder deren Neubildung hemmen.

HINWEIS *Nutzen Sie das Zusammenwirken verschiedener Lebensmittel, die gemeinsam viel stärker wirken als einzeln. Zum Beispiel, indem Sie Gemüse und Salat auf dem Teller so zusammenstellen, dass er möglichst viele verschiedene Farben enthält, grünen Tee zum Essen trinken, Kurkuma mit Pfeffer und Öl kombinieren.*

Wertvolle Lauchgewächse

Nicht nur Vampire hassen Knoblauch. Auch Krebszellen haben allen Grund, sich davor zu fürchten! Zu den Lauchgewächsen gehören Zwiebeln, Knoblauch, Schnittlauch und Lauch (für Bärlauch liegen zur Zeit keine Studienergebnisse vor).

Eine Zusammenfassung verschiedener Kontrollstudien kam zu dem Ergebnis, dass der tägliche Konsum von Knoblauch vor verschiedenen Krebsarten (Magen, Dickdarm, Speiseröhre) schützen kann.

Grund dafür sind die schwefelhaltigen Verbindungen, die auch in Zwiebeln vorkommen und dafür verantwortlich sind, dass während des Zwiebelschneidens die Tränen fließen. Offenbar fördern diese Schwefelverbindungen die Ausscheidung giftiger, krebserregender Substanzen aus dem Körper und wirken deshalb schützend.

KNOBLAUCHCREMESUPPE

Essen Sie Knoblauch auch immer mal wieder roh, damit er seine Wirkung entfalten kann, zum Beispiel in einem Pesto oder in der Salatsauce.

Für 6 Personen als Vorspeise

2 Knoblauchzehen
1 Zwiebel
1 EL Butter
1 EL Olivenöl
600 ml Hühnerbrühe
200 ml Bio-Sahne
Salz, schwarzer Pfeffer aus der Mühle
½ Zitrone, Saft
30 g Mandelblättchen
2 frische Eigelb
1 Bund Schnittlauch

Backofen auf 200 °C vorheizen. Die ganzen ungeschälten Knoblauchknollen auf ein Blech legen und rund 25 Minuten backen. Abkühlen lassen. Zwiebel schälen und fein hacken. Butter und Olivenöl in einer Pfanne erhitzen, Zwiebel zugeben und in der warmen Butter-Öl-Mischung hellgelb dünsten. Mit Brühe ablöschen und alles zugedeckt auf kleiner Stufe 20 Minuten kochen lassen. Die gebackenen Knoblauchzehen aus den Schalen direkt in die Suppe drücken, diese mit dem Stabmixer fein pürieren und nochmal aufkochen. Sahne zugeben und weitere 5 bis 10 Minuten kochen lassen. Mit Salz, Pfeffer und Zitronensaft abschmecken.

Mandelblättchen in einer trockenen Pfanne hellbraun rösten. Unmittelbar vor dem Servieren die Eigelbe mit einem Teil der Suppe verrühren. Diese Mischung unter ständigem Rühren mit dem Schneebesen zurück in die nicht mehr kochende Suppe rühren. Durch das Eigelb bindet sie leicht. Sofort anrichten, mit dem Schnittlauch und den Mandelblättchen bestreuen. ■

Knoblauch scheint besonders stark antikrebs-wirksam zu sein. Wird er zerdrückt und einige Minuten ruhen gelassen, entwickelt sich aus dem in den Zellen vorhandenen Alliin das Allicin. Das wiederum zerfällt in mehr als 30 andere Verbindungen. Sie riechen unschön, sind aber zugleich in der Lage, Mikrotumore zu bekämpfen und das Wachstum von Krebszellen zu stoppen.

Faszinierende Kohlgewächse

Kohlgewächse – aus der Familie der Kreuzblütler – gehören zu den wichtigsten Lebensmitteln im Kampf gegen den Krebs. Dazu zählen Blumenkohl, Brokkoli, Romanesco, Rosenkohl, Chinakohl, Grünkohl, Wirsing, Kohlrabi, Rot- und Weißkohl, aber auch Rucola, Rettich, Radieschen, Senf, Meerrettich und Garten- sowie Brunnenkresse.

Schutz durch Schwefel

In jeder dieser Pflanzen stecken über hundert verschiedene schwefelhaltige Stoffe, die sogenannten Glucosinolate (z.B. Indole, Isothiocyanate). Sie sind nur in Kohlgewächsen zu finden. Laborversuche konnten zeigen, dass die Glucosinolate in der Lage sind, das Wachstum von bereits bestehenden Tumoren einzudämmen und die Entstehung neuer Tumore zu hemmen. Sie mobilisieren außerdem das Immunsystem und fördern dadurch ein rasches Ausscheiden krebserregender Substanzen aus dem Körper. So können diese keine Zellen schädigen und damit auch keinen Krebs verursachen.

Forschungen ergaben, dass Kohlgewächse vor allem vor Krebs der Verdauungsorgane, aber auch vor Blasen-, Brust- und Lungenkrebs schützen können.

TIPP *Grillen Sie gerne? Dann essen Sie das gegrillte Fleisch zusammen mit einem Rucola- oder Gartenkressesalat. Dadurch werden im Grillgut vorhandene Stoffe unschädlich gemacht, die möglicherweise krebserregend sind und das Risiko für Darmkrebs erhöhen.*

So profitieren Sie

Essen Sie mindestens dreimal pro Woche ein Gemüse bzw. einen Salat aus der Familie der Kreuzblütler. Aber das Gemüse bitte nicht im Salzwasser kochen. Denn langes Sieden in viel Wasser kann den Anteil an Glucosinolaten um mehr als 75% verringern! Besser: das Gemüse im Dampfgarer zubereiten oder dämpfen oder dünsten. Auch im Wok gehen wenig Glucosinolate verloren. Kochen Sie das Gemüse so, dass es noch schön knackig ist.

SCHWEINEFILET MIT PILZEN UND BROKKOLI

In diesem Rezept stecken krebshemmender Knoblauch, vor Krebs schützende Pilze, knackig gebratener Brokkoli und Ingwer.

Für 6 Personen

800 g Schweinefilet
300 g Champignons
200 g Shiitakepilze
500 g frischer Brokkoli
5 Knoblauchzehen
2 cm frischer Ingwer
1 Bund Basilikum
Salz, schwarzer Pfeffer, aus der Mühle
2 EL Mehl
4 EL Kokosöl
1 EL Sesamöl
100 ml Weißwein
4–5 EL Sojasauce

Backofen auf 80 °C vorheizen. Eine Servierplatte und 6 Teller darin vorwärmen. Das Schweinefilet in kleine Stücke schneiden. Die Champignons putzen, halbieren. Shiitakepilze vom Stiel befreien und in breite Streifen schneiden. Brokkoli in kleine Röschen teilen. Den Mittelstrunk putzen und in Stängelchen schneiden. Knoblauch schälen und in dünne Scheiben schneiden. Ingwer schälen und fein reiben. Basilikumblättchen in Streifen schneiden. Fleischstückchen mit Salz und Pfeffer würzen. Mehl in ein feines Sieb geben und das Fleisch rundum sehr sparsam damit bestäuben.

In einem Wok oder in einer großen Bratpfanne die Hälfte des Kokos- und des Sesamöls sehr stark erhitzen. Die Hälfte des Ingwers und des Knoblauchs hineingeben und 30 Sekunden unter Rühren anbraten. Die Hälfte des Fleisches zufügen und 2 Minuten mitbraten. Sofort auf die vorgewärmte Platte geben.

Auf die gleiche Weise restlichen Ingwer und Knoblauch sowie das restliche Schweinefilet anbraten und ebenfalls auf die Platte geben. Pilze und Brokkoli unter häufigem Wenden 3 Minuten braten. Weißwein und Sojasauce zugeben und alles zusammen einige Minuten kochen lassen. Zuletzt das Schweinefilet zufügen und gut mischen. Basilikum zugeben und alles auf der Platte anrichten. ■

TIPP *Sulphoraphan gehört zu den Isothiocyanaten und ist noch stärker krebshemmend als andere Glucosinolate. Brokkoli enthält besonders viel davon. Noch besser schützend wirken Brokkolisprossen: 5 g davon enthalten genauso viel Sulphoraphan wie 150 g reifer Brokkoli. Machen Sie einen Versuch mit den gesunden Sprossen, die Sie selbst ziehen oder fertig kaufen können. Sie schmecken gut im Salat oder im Sandwich.*

Das Rot der Tomaten

Beobachtungsstudien haben ergeben, dass Prostatakrebs in Ländern, in denen viele Tomaten gegessen werden (zum Beispiel in Mexiko, Spanien und Italien) wesentlich seltener vorkommt als in Ländern mit einem geringen Tomatenkonsum. Dies liegt am schützenden Effekt des sekundären Pflanzeninhaltsstoffes Lykopen, der vorwiegend in Tomaten vorkommt und antioxidativ wirkt. Lykopen kann aus gekochten oder konzentrierten Tomaten, angereichert mit etwas Fett, besonders gut aufgenommen werden.

Studien zeigten, dass Lykopen im Bereich der Prostata gespeichert wird, die Wirkung des männlichen Hormons Testosteron reguliert und dadurch das unerwünschte Gewebewachstum hemmt. Es ist erwiesen, dass sich bei Männern, die mindestens einmal täglich Tomaten konsumieren, das Risiko für Prostatakrebs halbiert. In Laborversuchen zeigte sich außerdem, dass Lykopen die Ausbreitung von Brust-, Lungen- und Gebärmutterschleimhautkrebs hemmen kann.

So profitieren Sie

Planen Sie mindestens zwei- bis dreimal pro Woche ein Gericht ein, für dessen Zubereitung Sie gehackte Dosen-Tomaten, eine Tomatensauce, Tomatenpüree oder Ketchup benötigen.

Gutes aus dem Meer: Algen

Verschiedene essbare Algenarten sind interessant, wenn es um die Krebsvorbeugung geht:

- Kombu und Wakame enthalten wie viele andere Algenarten zwei wichtige Hemmstoffe gegen Krebs, das Fucoxanthin und das Fucoidan. Sie wirken in Laborversuchen gegen Brustkrebszellen.
- Nori ist reich an Omega-3-Fettsäuren (EPA), die entzündungshemmend wirken, das Erkrankungsrisiko für Brust-, Darm- und Prostatakrebs senken und in den vorhandenen Krebszellen das Programm der Selbstzerstörung in Gang setzen.

WAKAME-SALAT

Algen pur und so gesund: Das Rezept ist innerhalb von 15 Minuten zubereitet und lässt sich schon am Vortag vorbereiten.

Für 4 Personen

1	**Beutel Wakame (getrockneter Seetang; ca. 50 g)**
1 EL	**Sesam**
3 EL	**Reisessig**
3 EL	**Sesamöl**
½	**Limette, Saft**
3 cm	**frischer Ingwer, fein gerieben**
1 EL	**Zucker**
1	**Knoblauchzehe, gepresst**
½	**Bund Koriander, gehackt**
	Chili, nach Belieben

Algen in eine Schüssel geben und mit kochendem Wasser übergießen. 10 Minuten ziehen lassen. Sesam in einer Bratpfanne hellbraun rösten, beiseite stellen.

Aus den restlichen Zutaten eine Sauce rühren. Algen abgießen und ausdrücken (oder in Salatschleuder trockenschleudern). Mit der Sauce und dem Sesam mischen. Eine Stunde im Kühlschrank ziehen lassen. Passt super zu Sushi, eventuell dafür noch mit Wasabi abschmecken.

Der Wakamesalat lässt sich auch gut in Portionen einfrieren. ■

GUT ZU WISSEN
Der regelmäßige Genuss von Algen scheint vor Prostatakrebs zu schützen – und zwar noch stärker als die lykopenhaltigen Tomaten! ■

Das gelbe Pigment Fucoxanthin aus der Familie der Carotinoide und Fucoidan, die auch in vielen anderen Algenarten vorhanden sind, wirken stark hemmend auf Krebs. Fucoidan hindert Krebszellen am Wachstum und kann die Selbstzerstörung initiieren. Außerdem fördert es die Funktion des Immunsystems und wirkt antientzündlich.

Algen scheinen auch den Östrogenspiegel zu senken. Studien zufolge reduziert ein hoher Algenkonsum das Risiko für Brust-, Prostata-, Haut- und Darmkrebs.

So profitieren Sie
Algen können Sie auf folgende Arten essen:
- Weichen Sie getrocknete Algen ein und kochen Sie sie in Suppen mit.
- Essen Sie Sushi, die mit einem schwarzen Noriblatt umwickelt sind.
- Manche Lieferservices und Gourmetläden bieten Algensalate an – oder Sie bereiten ihn selbst zu (siehe Rezept Seite 61).

Starke Pilze

Beobachtungsstudien kamen zum Ergebnis, dass Japaner, die größere Mengen an speziellen Pilzen aßen, seltener an Magenkrebs erkrankten. Forscher gingen dem nach und fanden heraus, dass Pilze tatsächlich das Immunsystem stimulieren und das Krebswachstum stören können. Allerdings beobachteten sie in Laborversuchen auch, dass hohe Pilzdosierungen das Immunsystem unterdrücken können. Es ist deshalb sinnvoll, ein- bis dreimal pro Woche Pilze zu essen, also das gesunde Maß zu finden.
Wirksame Pilze sind:
- Champignons blockieren Aromatase. Aromatase spielt eine Rolle bei der Produktion weiblicher Östrogene. Die Blockade führt zur Senkung des Östrogenspiegels im Blut, was bewirken kann, dass hormonabhängige Brusttumore nicht mehr gut wachsen. So scheint bereits der tägliche

Konsum von 100 g Champignons auszureichen, um das Wachstum von Brustkrebs zu verlangsamen.

- Shiitake und Enokitake, weil sie besonders viele Polysaccharide enthalten, die das Immunsystem stimulieren. Der Inhaltsstoff Lentinan in Shiitakepilzen scheint außerdem die Aktivität der weißen Blutkörperchen zu erhöhen und damit ihre Fähigkeit zu verbessern, Krebszellen im Anfangsstadium zu erkennen und zu vernichten.
- Sinnvoll ist auch der Genuss von weißen Zuchtchampignons und Austernpilzen. Austernpilze wurden im Zusammenhang mit der Vorbeugung von Darmkrebs untersucht und haben sich als präventiv wirksam herausgestellt. Austernpilzextrakt hemmt das Wachstum isolierter Brustkrebszellen.

SLAWISCHER CHAMPIGNONSALAT

Ein spezielles Rezept, das für viele völlig neu sein wird.

Für 4 Personen

50 g Mandelstifte
2 Eier
600 g frische Champignons
Zitronensaft
Salz, Pfeffer, Curry
3 Äpfel
500 g Naturjoghurt

Mandelstifte in einer trockenen Pfanne hellbraun rösten. Eier hart kochen, schälen. Die Champignons in Scheiben schneiden. In Salzwasser mit etwas Zitronensaft blanchieren. Mit Salz und Pfeffer würzen. Die Äpfel in dünne Schnitze schneiden und mit den Champignons mischen. Joghurt mit Salz und Curry würzen und unter die Champignons mischen. Mit Mandeln und Eiern garnieren. Sehr kühl servieren. ■

INFO *Von allen Pilzen hemmen Extrakte der Champignonpilze isolierte Brustkrebszellen am stärksten im Wachstum, gefolgt von Shiitake. Übrigens: Auch getrocknete Pilze sind wirksam. Verwenden Sie das Einweichwasser mit.*

Schützendes Obst

Man weiß nicht genau, welche Stoffe im Obst vor Krebs schützen. Sicher ist nur, dass sie es tun. Lesen Sie in diesem Kapitel, warum es von Vorteil ist, wenn Sie viele Früchte und Beeren essen.

Wer viele Früchte isst, verringert damit sein Risiko, an Lungenkrebs zu erkranken. In einer großen Studie hatten diejenigen Menschen mit dem höchsten Obstverzehr (ca. 500 g pro Tag) im Vergleich zu denjenigen mit dem niedrigsten Obstkonsum (weniger als 70 g pro Tag) ein um 40 % geringeres Lungenkrebs-Risiko.

Bisher ist nicht genau bekannt, welche Nährstoffe im Obst für den Schutzeffekt verantwortlich sind. Wahrscheinlich ist es die Kombination verschiedener Inhaltsstoffe wie Antioxidantien oder andere bioaktive Substanzen, Vitamine C und E. Wer Krebs vorbeugen möchte, sollte also möglichst viel Obst essen. Spezielle Obstsorten wie Zitrusfrüchte, Granatapfel oder Beeren scheinen auch im Hinblick auf andere Krebsarten einen großen schützenden Effekt zu haben. Nehmen wir sie unter die Lupe!

GUT ZU WISSEN
Zitrusfrüchte haben von allen bisher gut untersuchten Früchten die größte vor Krebs schützende Wirkung. Offenbar kann der regelmäßige Genuss den Spiegel anderer krebshemmender Substanzen aus der Ernährung erhöhen. So gelingt es anderen Lebensmitteln besonders gut, ihre krebshemmende Wirkung zu entfalten, weil sie sich länger im Blutkreislauf aufhalten können. ■

Zitrone & Co.

Zitronen und Orangen, aber auch andere Zitrusfrüchte liefern große Mengen an Vitamin C und mehr als 200 verschiedene zusätzliche Inhaltsstoffe. Darunter sehr viele bioaktive Substanzen wie Polyphenole und Monoterpene, die fürs Aroma verantwortlich sind, aber auch die Entwicklung von Tumorzellen stören können. Sie enthalten zudem als einzige Obstsorten sogenannte Flavanone, welche die kleinsten Blutgefäße schützen und Entzündungen hemmen.

Verschiedene Studien haben aufgezeigt, dass der Konsum von Zitrusfrüchten das Risiko für Mund-, Kehlkopf- und Rachenkrebs um die Hälfte reduzieren kann.

So profitieren Sie

Beginnen Sie den Tag mit einem Glas frisch gepresstem Orangensaft oder einer Zitrusfrucht.

Mögen Sie abgeriebene Zitronenschale? Nur zu – in der Schale befindet sich der stärkste Hemmstoff gegen Krebs, das Zitronenöl. Es aktiviert einen Stoff namens Limonen, der das Entgiftungssystem anregt. Verwenden Sie aber nur die Schale biologisch angebauter, unbehandelter Zitronen.

Trendige Heilfrucht: Granatapfel

Eine Frucht, leuchtend rot, mit unzähligen Samen: Der Granatapfel als Fruchtbarkeits- und Liebessymbol hat auch gesundheitlich viel zu bieten. Er gehört zu den Früchten mit den meisten bioaktiven Substanzen und enthält daneben auch reichlich Kalium, Phosphor, Vitamin B_1, B_2, C, Kalzium, Magnesium und Eisen. Tatsächlich ist der Granatapfel eine der ältesten Kultur- und Heilfrüchte der Menschheit – und wieder im Trend: Inzwischen gilt Granatapfelsaft in den USA als Gesundheitssaft Nummer 1.

Den Granatapfel nutzen

An den Saft kommt man recht einfach: Am besten wälzt man die Frucht mit etwas Druck auf einer harten Fläche so lange hin und her, bis die Kerne im Inneren platzen. Danach einfach halbieren und wie eine Orange mit einer Handpresse auspressen.

Dabei geht allerdings viel an Schalen und Häutchen verloren. Wer einen größeren Anteil des Granatapfels nutzen will, löst die Samen aus und mixt sie mitsamt den weißen Häutchen. Den so gewonnenen Saft vor dem Trinken durch ein feines Sieb gießen.

Übrigens wurde und wird der Saft nicht nur getrunken, sondern auch vergärt, zu Wein verarbeitet oder zu Sirup gekocht, besser bekannt als Grenadine-Sirup.

Doch Granatäpfel werden nicht nur gepresst und getrunken. Essbar sind auch die Samen, die vom saftigen Samenmantel umhüllt sind. Die Samen wiederum sind von einem weißen, bitter schmeckenden Gewebe umgeben, das erst entfernt werden muss.

Tatsächlich ist etwas Geduld gefragt, um an die rund 400 Samen einer einzigen Frucht zu gelangen. Dabei gibt es ein paar Tricks. Am besten arbeitet man mit Handschuhen, da der Farbstoff in Schale und Frucht sehr intensiv ist (er wird auch zum Färben von Wolle und Orientteppichen verwendet). Als Erstes wird am Keilansatz ein Keil herausgeschnitten und danach der Granatapfel mit leichtem Druck in drei bis vier große Stücke gebrochen. Um die einzelnen Samen herauszulösen, am besten mit einem Löffelrücken von außen auf die Fruchtschale klopfen. So lösen sich die Samen von den Trennhäuten (oder lockern sich zumindest). Um die Samen nun endgültig von den weißlichen Trennhäuten zu befreien, legt man sie in kaltes Wasser ein. Dabei sinken die reifen schweren Samen auf den Boden, der ungenießbare Rest mit den leichten Trennhäutchen schwimmt obenauf und lässt sich mühelos entfernen. Übrigens hat dieses Auswässern keinen Vitamin- oder Geschmacksverlust zu Folge, da die einzelnen Samen eingekapselt und dadurch geschützt sind.

Und was stellt man mit der so gewonnenen Ausbeute an? Mit ihrem säuerlichen bis fruchtig-süßen Geschmack eignen sich die Samen wunderbar zur Dekoration von Desserts, aber auch als Beigabe zu pikanten Gerichten wie Wild oder Geflügel. Auch über einen Salat gestreut schmecken sie köstlich.

Interessante Forschungsergebnisse

Die essbaren Anteile des Granatapfels enthalten große Mengen an bioaktiven Substanzen. Da sind einerseits besonders viele und stark wirksame Polyphenole, die vermutlich für die positiven gesundheitlichen Effekte verantwortlich sind. Wichtig sind außerdem die Phytoöstrogene, die den körpereigenen weiblichen Östrogenen ähneln. Sie sollen während und nach den Wechseljahren bei Hitzewallungen, Schweißausbrüchen, aber auch bei Trockenheit von Haut und Schleimhäuten hilfreich sein.

Über 250 wissenschaftliche Studien zeigen, dass der Granatapfel eine positive Wirkung bei Herz-Kreislauf-Erkrankungen, Krebs und Arthritis hat. Allerdings waren die meisten Studien auf Versuche mit Zellkulturen oder Tieren beschränkt. Die Übertragbarkeit auf den Menschen bleibt deshalb bis jetzt oft fraglich und muss erst in weiteren Studien belegt werden.

HINWEIS *Erhalten Tiere mit Prostatakrebs regelmäßig Granatapfelsaft, bremst das das Tumorwachstum und es sinkt der PSA-Spiegel, der als Marker für Prostatakrebs gilt. Eine andere Studie zeigt, dass Männer, die täglich 250 ml Granatapfelsaft trinken, nach einer*

Prostataoperation oder Chemotherapie seltener und später von einem Rezidiv(Krankheitsrückfall) befallen wurden als solche, die keinen Granatapfelsaft tranken.

Weitere Untersuchungen zeigen, dass der Granatapfel auch vor anderen Krebsarten, wie etwa Lungenkrebs, schützt. Noch fehlen Untersuchungen an größeren Patientengruppen. Weil Granatapfelsaft aber keine negativen Wirkungen hat, darf empfohlen werden, täglich ein Glas davon zu trinken. Das Trinken von Saft ist übrigens viel nützlicher als das Essen eines Granatapfels.

So profitieren Sie

Granatäpfel werden ab September bis Dezember aus den Ländern ums Mittelmeer, aber auch aus Indien, Amerika und den Karibikinseln nach Deutschland importiert. Granatapfelsaft und Grenadine, der aus Granatäpfeln gewonnene Sirup, sind das ganze Jahr über erhältlich. So kaufen und lagern Sie die frischen Früchte richtig:

- Wählen Sie reife Früchte, da Granatäpfel nicht wie beispielsweise Äpfel oder Bananen zu Hause nachreifen können. Ob ein Granatapfel reif ist, erkennt man an seiner Schale: Sie soll rotgolden und schön ausgefärbt sein und darf durchaus leichte Einbuchtungen sowie erste Trockenheitsanzeichen aufweisen. Auf leichten Druck reagiert die Frucht nur noch wenig elastisch, und es bilden sich leichte und bleibende Druckstellen.
- Hände weg von überreifen Früchten. Man erkennt sie daran, dass sie leicht aufbrechen, Risse oder andere Beschädigungen haben.
- Wählen Sie Früchte, die für ihre Größe relativ schwer sind. Je schwerer ein Granatapfel ist, umso mehr Saft enthält er.
- Bewahren Sie Granatäpfel bei Raumtemperatur an einem dunklen Ort auf. So sind sie einige Tage haltbar, im Kühlschrank sogar mehrere Wochen.
- Geben Sie bereits ausgelöste Samen in ein verschließbares Gefäß. Damit sie nicht austrocknen, mariniert man sie am besten mit etwas Granatapfelsaft oder Grenadine-Sirup.

Klein, aber oho: Beeren

Himbeeren, aber auch Heidel- und Brombeeren gehören zu den gesündesten Früchten überhaupt.

Himbeeren

Botanisch gesehen ist die Himbeere die rote Schwester der Brombeere und gehört wie sie zur Familie der Rosengewächse (Rosaceae). Trotz ihres Namens ist die Himbeere genau genommen keine »Beere«, sondern eine Sammel-Steinfrucht. Sie besteht aus einzelnen Steinfrüchtchen, die von feinsten Härchen zusammengehalten werden. Beim Pflücken bleibt der Stiel mitsamt dem Innern an der Pflanze hängen. Geerntet werden die roten Beeren in Mitteleuropa ab Ende Juni, spätere Sorten im September.

Die Früchtchen enthalten extrem viele zellschützende bioaktive Pflanzeninhaltsstoffe wie Flavonoide und Anthocyane, die zu den Polyphenolen gehören.

Wertvolle Ellagsäure

Auch die Ellagsäure gehört zu den Polyphenolen. Sie wurde in mehreren Studien erforscht. Das Hauptaugenmerk liegt dabei auf ihrer möglicherweise krebsvorbeugenden Wirkung. Studien von Dr. Daniel Nixon vom Hoolings Krebsforschungsinstitut, South Carolina (MUSC), konnten aufzeigen, dass die Ellagsäure Verbindungen eingeht mit gewissen Umweltschadstoffen, den polyzyklischen aromatischen Kohlenwasserstoffen. So gebunden, werden diese aus dem Körper ausgeschieden, ohne Schaden anzurichten. Die Säure scheint auch krebserregende Stoffe daran hindern zu können, an den Genen anzudocken.

Wissenschaftler untersuchen zurzeit, ob sich aufgrund dieser ermutigenden Studienergebnisse neue Krebsmedikamente entwickeln lassen. Bisher wirkt allerdings synthetisch hergestellte Ellagsäure wesentlich schlechter als die aus frischen Früchten. Neben den Himbeeren sind übrigens auch Granatäpfel, Avocados, Pekannüsse und Walnüsse reich an Ellagsäure.

Die Ellagsäure – Himbeeren bestehen zu 2 % daraus – kann noch mehr. Zum Beispiel der Hautalterung vorbeugen: Die koreanischen Wissenschaftler Ji-Young Bae und Young-Hee Kang konnten in einer neuen Studie an Mäusen zeigen, dass Ellagsäure die Haut vor negativen Auswirkungen der UV-Strahlen schützt und damit auch vor Hautkrebs schützen könnte.

INFO *Unbestritten ist, dass Himbeersaft aufgrund der reichlich darin vorkommenden Salicylsäure leicht fiebersenkend und schmerzlindernd wirkt – Acetyl-Salicylsäure ist der Wirkstoff im Aspirin. Leider vertragen nicht alle Menschen Salicylsäure problemlos. Wer Aspirin nicht verträgt, könnte selten auch mit salicylreichen Früchten Mühe haben und davon sogar Ausschläge bekommen. Die Reaktionen sind jedoch abhängig von der Menge. Ein Aspirin enthält 500 mg Salicylsäure, 100 g Himbeeren gerade 5 mg!*

Himbeeren enthalten außerdem mit rund 7 g pro 100 g viele Ballaststoffe, daneben Kalzium, Kalium und Phosphor. Diese Mineralstoffe stecken in den winzigen Kernchen, die bei den Himbeeren mitgegessen werden. 100 g der Powerbeeren decken übrigens einen Drittel des Vitamin-C-Bedarfs ab – und das bei gerade mal 33 Kalorien!

So profitieren Sie

Himbeeren eignen sich hervorragend für Desserts, Kuchen und Torten, Obstsalate, Müsli und Eis.

- Bevorzugen Sie möglichst reife Himbeeren, da sie im Gegensatz zu anderen Früchten nicht nachreifen können.
- Kaufen Sie Himbeeren möglichst frisch ein, sie schimmeln schnell.
- Legen Sie die Himbeeren nach dem Kauf oder nach dem Pflücken sorgfältig nebeneinander auf einen Teller und bewahren Sie sie an einem kühlen Ort auf, zum Beispiel im Keller.
- Waschen Sie nur wirklich verschmutzte Früchte – ansonsten verwässert das Aroma.
- Himbeeren halten sich im Kühlschrank (am besten bei 0 °C) höchstens drei Tage. Die Früchte lassen sich aber gut einfrieren.
- Tiefgekühlte Himbeeren sind übrigens genauso gesund und das ganze Jahr lang erhältlich.
- Himbeeren lassen sich besonders gut mit Erdbeeren, Johannisbeeren, Kirschen, Nektarinen und/oder Brombeeren kombinieren.
- Vanille, Minze, Zitronenmelisse, Zitronensaft und -schale sowie Salbei harmonieren geschmacklich ideal mit den roten Früchtchen.

KALBSFILETSALAT MIT FRISCHEN HIMBEEREN

Ein sehr edler (und leider nicht preisgünstiger) Salat.

Für 4 Personen

500 g	**Kalbsfilet**
	Salz, schwarzer Pfeffer aus der Mühle
3 EL	**Olivenöl**
1	**Schalotte**
4	**eingelegte, getrocknete Tomaten**
3 EL	**Himbeeressig**
6 EL	**Olivenöl**
	Salz, Pfeffer
1	**Kopfsalat, nur die kleinen Herzblätter**
100 g	**frische Himbeeren**
½	**Bund Kerbel**

Das Kalbsfilet mit Salz und schwarzem Pfeffer würzen und im heißen Olivenöl von allen Seiten anbraten. Im auf 80 °C vorgeheizten Ofen 30 – 35 Minuten garen.

Aus dem Ofen nehmen und erkalten lassen. Schalotte und getrocknete Tomaten fein hacken. Für die Vinaigrette Essig, Öl verrühren, Tomaten und Schalotte zugeben und mit Salz und Pfeffer würzen. Den Salat waschen und gegebenenfalls schneiden und auf eine Platte legen.

Das Kalbfleisch dünn aufschneiden und auf den Salat legen. Mit der Vinaigrette beträufeln und mit den Himbeeren und den Kerbelblättchen garnieren. ■

Heidelbeeren

Heidelbeeren liefern große Mengen an Anthocyanidinen. Die verleihen den Beeren die intensive Färbung und gehören zu den stärksten Antioxidantien überhaupt. Es ist nicht ganz klar, ob und wie sie vor Krebs schützen. Sicher ist, dass isolierte Anthocyanidine – unter Laborbedingungen zu isolierten Tumorzellen gegeben – das Tumorwachstum stoppen.

Vermutet wird, dass ein besonderes Anthocyanidin der Heidelbeeren, das Delphinidin, die Neubildung von Blutgefäßen rund um den Tumor behindert und dadurch dessen Versorgung mit notwendigen Nährstoffen und Sauerstoff stört. Kulturheidelbeeren und Blaubeeren scheinen durch diese Anthocyanidine außerdem mindestens zwei Proteine zu blockieren, die für die Entstehung von Tumoren nötig sind. Sie enthalten aber auch sogenannte Proanthocyanidine, die als sehr potente Antioxidantien in verschiedenen Phasen der Krebsentwicklung eingreifen und stoppend wirken können.

Brombeeren, Erdbeeren

Brombeeren sind besonders interessant, weil sie sowohl Ellagsäure als auch Delphinidin enthalten. Beide gelten als vorbeugend in Bezug auf die Entstehung von Krebs.

Bei den Erdbeeren deuten neue wissenschaftliche Untersuchungen ebenfalls darauf hin, dass gewisse Inhaltsstoffe vorbeugend gegen Krebs wirken.

Cranberrys (Moosbeeren)

Die großfruchtige Moos- oder Kranichbeere ist eine Beerenstrauchart der Gattung Heidelbeeren. Die bis zu 2 cm große Cranberryfrucht ist, je nach Sorte, leuchtend rot bis dunkelrot gefärbt. Tiefgefrorene Cranberrys sind ebenso wie getrocknete das ganze Jahr über erhältlich. Frische Beeren gibt es in unseren Breitengraden leider nur selten.

Cranberrys schmecken herb und säuerlich und werden sehr oft zu Saft verarbeitet oder für Gebäck verwendet, zum Beispiel für Muffins oder Desserts und Konfitüre. Sie lassen sich roh essen, passen gekocht aber auch wunderbar zu Wild und Pasteten.

Cranberrys enthalten sehr viel Vitamin C sowie verschiedene starke Antioxidantien, die den Beerenfrüchten ihre leuchtend rote Farbe verleihen. Sie scheinen krebsvorbeugend zu wirken.

HINWEIS *Beeren liefern im Gegensatz zu anderen Früchten wenig Fruchtzucker und verursachen einen geringen Blutzuckeranstieg. Sie sind deswegen sogar für Menschen geeignet, die sich einer ketogenen Diät (siehe Seite 258) unterziehen oder auch nur die Kohlenhydratzufuhr reduzieren möchten.*

Kräuter und Gewürze

Gewürze und Kräuter enthalten große Mengen an entzündungshemmenden Substanzen. Studien zufolge können sie deshalb mithelfen, Krebs vorzubeugen.

MEDITERRAN MARINIERTE FLEISCHSPIESSE

Schmecken unvergleichlich lecker nach Mittelmeer und Ferien! Und enthalten eine Menge gesunder Kräuter und Gewürze.

Für 6 – 8 Personen

1 kg Hühnerbrust

Marinade

1 Zitrone, Saft und abgeriebene Schale
½ Bund Thymian, gehackt
½ Bund Rosmarin, gehackt
½ Bund Salbei, gehackt
½ Bund Basilikum, gehackt
1 TL Paprikapulver, edelsüß
1 Briefchen Safran, gemahlen
Pfeffer aus der Mühle
200 ml Olivenöl
4 Knoblauchzehen, gepresst
Salz

Die Hühnerbrust in Würfel von 2 – 3 cm schneiden. In eine Schüssel geben.

Alle Zutaten für die Marinade miteinander verrühren. Das Fleisch mit der Marinade mischen und über Nacht im Kühlschrank marinieren. Am nächsten Tag die Fleischwürfel auf Spieße stecken, salzen und ca. 10 – 12 Minuten auf dem Holzkohlengrill grillen, mehrfach wenden.

Dazu passt Salat, zum Beispiel Tomatensalat. ■

Um Krebs vorzubeugen, würzen Sie am besten mit folgenden Kräutern und Gewürzen: Anis, Basilikum, Chili, Fenchelsamen, Ingwer, Kerbel, Koriander, Kreuzkümmel, Kümmel, Kurkuma, Majoran, Minze, Nelken, Oregano, Petersilie, Rosmarin, Safran (siehe auch Seite 76), Schwarzkümmel und Thymian. Sie alle liefern bioaktive Substanzen (siehe Seite 48), die zumindest bei Versuchstieren die Vermehrung von Krebszellen hemmen und so das Wachstum von Tumoren verhindern. So gilt beispielsweise die sogenannte Ursolsäure in Basilikum, Majoran, Salbei, Rosmarin und Thymian als antioxidativ wirksam. Außerdem scheint sie in der Lage zu sein, Krebszellen zur Selbstzerstörung zu stimulieren.

Gelbe Power: Kurkuma

Kurkuma (Gelbwurz) gilt als das krebshemmende Gewürz schlechthin. Es wirkt antioxidativ und entzündungshemmend (vor allem, wenn er täglich genossen wird) und kann in Krebszellen den programmierten Selbstmord auslösen. Es stört auch die Bildung neuer Blutgefäße zur Versorgung eines Tumors. Studien zeigen außerdem, dass Kurkuma das Wachstum von Krebsvorläuferzellen verlangsamt.

Kurkuma gehört zu den Ingwergewächsen und macht mit 20 bis 30 % einen großen Bestandteil von Currys aus. Wirksam ist vor allem der Bestandteil Kurkumin, der dem Kurkuma seine gelbe Farbe verleiht. Wissenschaftlich konnte seine schützende Wirkung gegen Darm-, Brust-, Eierstock-, Magen- und Leberkrebs nachgewiesen werden – allerdings erst im Labor und in Tierversuchen. Da das Essen von Kurkuma keine Nebenwirkungen erzeugt, darf es trotzdem schon jetzt empfohlen werden.

So profitieren Sie

Kurkuma wird viel wirksamer, wenn man ihn mit Pfeffer und Öl kombiniert. Das Piperin aus dem schwarzen Pfeffer steigert die Aufnahme von Kurkumin im Körper um bis zu 2 000 %. Auch die Kombination mit Öl verbessert die Aufnahme. Weil es hitzeempfindlich ist, sollte Kurkuma nicht gekocht werden. Lieber nach dem Kochen hinzufügen! Ideal ist eine Salatsauce mit Kurkuma. Dafür Öl in die Schüssel geben, danach die Kurkuma. Gut verrühren. Jetzt die anderen Zutaten, inklusive schwarzen Pfeffer, dazu geben.

1001-NACHT-ÖL

Ein aromatisches Öl mit verschiedenen krebshemmenden Zutaten. Es lohnt sich, das Öl gleich in der doppelten Menge zuzubereiten. Passt zu Fisch- und Fleischgerichten und zu Grillgut.

1	**Bio-Orange, abgeriebene Schale**
1 TL	**Koriandersamen**
2	**Lorbeerblätter**
2	**Zitronengrasstängel, grob gehackt**
1	**kleines Stück Ingwer, grob gehackt**
1 EL	**Currypulver nach Wahl**
1 TL	**Kurkuma**
½ TL	**schwarzer Pfeffer, gemahlen**
500 ml	**Olivenöl oder Rapsöl, warmgepresst**
1 EL	**Honig**
½ TL	**Salz**

Alle Zutaten mischen und in eine Pfanne geben. Einmal aufkochen. Zugedeckt über Nacht stehen lassen. Durch ein mit Haushaltspapier ausgelegtes Sieb absieben, in saubere Flaschen abfüllen, kühl stellen. ■

Besondere Knolle: Ingwer

Mit Ingwer zu würzen macht Sinn, wenn man Krebs vorbeugen möchte. Im ätherischen Öl der Knolle sind bisher rund 200 Stoffe entdeckt worden, die eine starke gesundheitliche Wirkung haben. Die Gingerole und Shogaole sind für die schmerzlindernden, blutdrucksenkenden, beruhigenden, blutverdünnenden, fiebersenkenden und Übelkeit beseitigenden Wirkungen verantwortlich (siehe auch Seite 158).

Ingwer ist nachweislich in der Lage, mentalen Stress zu reduzieren und Ängste abzubauen. Außerdem wirkt Ingwer gegen Magen-Darm-Probleme und beugt bakteriellen und viralen Infektionen vor. Wirksam bei der Krebsvorbeugung ist übrigens der Inhaltsstoff 6-Gingerol. Er scheint Darmkrebs besonders gut vorzubeugen.

ASIATISCHE SUPPE

Hier steckt einiges drin, was der Krebsvorbeugung dient: Ingwer, Petersilie, Koriander, Pilze, Zitrone und MCT-Fette aus der Kokosnuss.

Für 4 Personen

300 g Kokosraspel
1,3 l kochendes Wasser
1 Stück frischer Ingwer (6 cm), gehackt
2 Stängel Zitronengras
2 EL helle Sojasauce
1 EL Kokosblütenzucker
150 g Champignons, in Scheiben
50 g Austernpilze, in Scheiben geschnitten
½ Bio-Zitrone, abgeriebene Schale und Saft
½ Bund Petersilie, gehackt
½ Bund Koriander, gehackt

Die Kokosraspel in einer Schüssel mit dem kochenden Wasser übergießen und abkühlen lassen. Im Mixer oder mit dem Pürierstab pürieren, dann durch ein Sieb streichen. Dabei möglichst viel Flüssigkeit aus den Resten herausdrücken, damit entsteht ca. 1 l Kokosmilch.

Ingwer schälen und fein hacken, Zitronengras in Scheibchen schneiden. Mit der Kokosmilch, der Sojasauce und dem Kokosblütenzucker in einen Topf geben. Alles zum Kochen bringen und 10 Minuten unter gelegentlichem Rühren weiter köcheln lassen. Die Pilze und die abgeriebene Zitronenschale hinzufügen. Wieder zum Kochen bringen und 3 Minuten köcheln lassen. Die Suppe mit Sojasauce und Kokosblütenzucker abschmecken. Suppe in Portionsschalen schöpfen. Etwas Zitronensaft in jede Schale geben und mit Petersilie und Koriander bestreuen. Sofort servieren. ■

SAFRANCREME

Ergibt 6 – 8 Portionen

400 ml Milch
½ TL Safranfäden
1 Prise Salz
4 Blatt Gelatine
6 Eigelbe
80 g Zucker
1 Päckchen Vanillezucker
Zitronensaft, einige Tropfen
300 ml Sahne

Die Milch in einen Topf geben. Die Safranfäden und wenig Salz in einem Mörser zerreiben. Dann 1 EL heißes Wasser zugeben und diese Mischung zur Milch gießen. Unter Rühren aufkochen. Die Gelatine in reichlich kaltem Wasser einweichen. Eigelb, Zucker, Vanillezucker und Zitronensaft einige Minuten lang zu einer hellen, dicken Creme aufschlagen. Heiße Safranmilch dazu gießen. Alles in den Topf zurückgeben und unter Rühren so stark erhitzen (nicht kochen!), bis die Creme leicht bindet. Durch ein Sieb in eine Schüssel umgießen. Gelatine ausdrücken und unter Rühren in der heißen Creme auflösen. Kühl stellen, bis die Creme am Rand entlang geliert.

Die Sahne steif schlagen und unter die leicht gelierte Creme mischen. Kühl stellen. ■

Kostbarer Stoff: Safran

Die bekannten Wirkungen aus der Volksmedizin waren für einige Krebsforscher der Anlass, sich mit der Anwendung von Safran in der Krebstherapie zu beschäftigen. Im Jahre 1994 wurde in einer Studie mit Mäusen beobachtet, dass Safran den Wuchs von Lymphdrüsenkrebszellen und bestimmten Tumoren um 41 % bis 87 % hemmen kann.

Wie auch bei anderen Studien festgestellt wurde, könnte Safran – genauer sein Inhaltsstoff Crocin, der antioxidativ wirkt – ein vielversprechendes Mittel gegen Tumore sein und auch vorbeugende Wirkung gegen Krebs besitzen.

Phytoöstrogene und Lignane

Viele Untersuchungen schreiben den Phytoöstrogenen – das sind Pflanzeninhaltsstoffe mit hormonähnlicher Wirkung – krebshemmende Eigenschaften zu.

Phytoöstrogene sind Pflanzeninhaltsstoffe, die mit der täglichen Nahrung aufgenommen werden und im menschlichen Körper an die Rezeptoren für das weibliche Geschlechtshormon Östrogen andocken. Viele Studien sind zum Schluss gekommen, dass den Pflanzenhormonen krebshemmende Eigenschaften zugeschrieben werden können. Im Deutschen Krebsforschungszentrum haben Wissenschaftler um Prof. Dr. Jenny Chang-Claude in einer sogenannten Metaanalyse die Ergebnisse mehrerer Studien zusammenfasst und gezeigt, dass eine phytoöstrogenreiche Nahrung das Risiko reduziert, nach den Wechseljahren an Brustkrebs zu erkranken.

Japan macht es vor

Es lohnt sich, so zu essen wie die Japanerinnen: ihre Ernährung ist nämlich sehr reich an Phytoöstrogenen. Sie essen viele Sojaprodukte wie Sojabohnen (Edamame), Tofu, Miso, Sojamilch, Sojapasten, Sojakeime und haben weltweit die niedrigste Brustkrebsrate. Denn deutsche Frauen nehmen mit der Nahrung nur einen Bruchteil der Phytoöstrogenmenge der Japanerinnen auf.

Heute weiß man aufgrund von wissenschaftlichen Studien, dass täglicher Sojakonsum Brustkrebs vorbeugen kann. Für die schützende Wirkung sind sogenannte Isoflavone verantwortlich. Die werden im weiblichen Körper zur viel stärker wirksamen Substanz Equol umgewandelt. Die präventive Wirkung von Sojaprodukten scheint umso höher sein, desto mehr und je früher (vor dem Eintritt der Pubertät) Sojaprodukte konsumiert werden.

INFO *Achtung: Isolierte Isoflavone in Form von Nahrungsergänzungsmitteln können bis heute nicht empfohlen werden. Sie scheinen, im Gegensatz zu natürlich in Sojaprodukten vorkommenden Isoflavonen, das Krebsrisiko zu erhöhen, statt zu senken.*

Auch Leinsamen und Tee enthalten Phytoöstrogene. Diejenigen in Leinsamen und Vollkornbrot werden Lignane genannt. Im Darm werden sie in aktive Substanzen umgewandelt, die durch verschiedene Mechanismen den Hormonspiegel im Blut senken und vor Brust-, Prostata-, Gebärmutter- und Darmkrebs schützen könnten.

LEINSAMEN-COOKIES

Mit vielen gesunden Zutaten wie leicht verdaulichem Kokosöl, das die Bildung von Ketonkörpern fördert, lignanreichen Leinsamen und kalziumreichen Kernen. Sehr sättigend und im Vergleich zu normalen Cookies kohlenhydratarm.

Für 10 – 12 grosse Cookies

2 Tassen	**Mandelmehl**
½ Tasse	**gemahlene Leinsamen (Leinsamenmehl)**
½ Tasse	**Kokosraspel**
½ Tasse	**Sonnenblumenkerne**
½ Tasse	**Kürbiskerne**
½ TL	**Zimt**
1	**Vanilleschote, ausgekratzte Samen**
½ TL	**Salz**
1 TL	**Natron**
¾ Tasse	**Kokosöl**
2 – 3	**Eier**
½ Tasse	**Agavendicksaft oder Ahornsirup**
1 Tasse	**Rosinen, ungeschwefelt**

Backofen auf 180 °C vorheizen. Alle trockenen Zutaten (außer den Rosinen) in einer Schüssel gut mischen. Kokosöl leicht erwärmen, bis es flüssig ist. Zusammen mit den restlichen Zutaten in einer zweiten Schüssel rasch zu einem weichen Teig verrühren. 10 – 12 Kugeln daraus formen und auf einem mit Backpapier belegten Blech flach drücken (etwa 1 cm dick). 15 – 20 Minuten backen. Herausnehmen und auskühlen lassen. In einer Blechdose aufbewahren. ■

Genussmittel zur Prävention

Manche leckeren Dinge schmecken nicht nur, sie haben auch einen gesundheitlichen Nutzen. Wie Sie profitieren, steht in diesem Kapitel.

Genuss beim Essen und Krebsvorbeugung schließen sich glücklicherweise nicht aus. So zeigen grüner Tee, Rotwein, Kaffee, gesalzene Erdnüsse und Schokolade krebshemmende Eigenschaften. Und überhaupt: Wenn Sie das Essen genießen, wird nachweislich das Immunsystem stimuliert. Das ermöglicht es ihm, eventuell entstandene Krebszellen schneller zu erkennen und zu zerstören.

Unfermentiert und gesund: grüner Tee

Grüner Tee ist reich an Polyphenolen, speziell an Catechinen. Sie hemmen die Neubildung von Blutgefäßen zur Versorgung von Krebszellen mit Nährstoffen (Angiogenese). Catechine können offenbar auch verhindern, dass sich gewisse Stoffe aus gegrilltem und gepökeltem Fleisch krebserregend auswirken.

Catechine machen rund ⅓ des Gewichts der Teeblätter aus. Wirksam ist der nichtfermentierte Tee, also grüner Tee: Er kann zum Beispiel bei Vorstufen eines Prostatatumors die Entwicklung der Zellen zu Krebszellen verhindern.

GUT ZU WISSEN

Eine Analyse der Konsumgewohnheiten japanischer Männer kam zu dem Schluss, dass der tägliche Konsum von grünem Tee das Prostatakrebsrisiko um rund die Hälfte reduzieren kann. Eine chinesische Studie ergab, dass grüner Tee, regelmäßig getrunken, das Risiko für Darmkrebs um fast 60 % senkt.

In Laborversuchen zeigte sich auch seine Wirksamkeit gegen Dickdarm-, Leber-, Brust-, Nieren-, Haut-, Mundhöhlenkrebs und einige Leukämiearten. Besonders schützend scheint er zu wirken, wenn man gleichzeitig Sojaprodukte isst. ■

So profitieren Sie

Trinken Sie regelmäßig grünen Tee. Gute Sorten sind Sencha und Gyokura. Um von seiner schützenden Wirkung zu profitieren, sollte man grünen Tee mit 80 °C heißem Wasser übergießen, rund 10 Minuten ziehen lassen und davon bis zu einem Liter täglich trinken. Genießen Sie den Tee mit etwas frischem Zitronensaft, so überstehen die Catechine den Weg durch die Verdauungsorgane besser.

Kaffee – könnte helfen

Kaffee scheint beim Genuss von 4 bis 5 Tassen pro Tag gesund zu sein. Wahrscheinlich hat das Koffein einen wesentlichen Anteil am gesundheitsfördernden Effekt: Es kurbelt den Stoffwechsel an, belebt den Geist, wirkt antioxidativ (und damit auch vorbeugend gegen Herz-Kreislauf-Erkrankungen) und hemmt die Krebsentstehung. Möglicherweise sind auch Flavonoide und Catechine (z.B. das Epigallocatechin Gallat) für den guten Effekt verantwortlich. Allerdings: Auf diesem Gebiet muss noch mehr geforscht werden, bis genauere Empfehlungen abgegeben werden können.

Schokolade, am besten schwarz

Schokolade enthält zahlreiche Polyphenole, die sogenannten Proanthocyanidine. Sie sind den Substanzen ähnlich, die für den vor Krebs schützenden Effekt von Lauchgewächsen, Beeren oder grünem Tee verantwortlich sind. Versuche, in denen Tieren Kakaomasse-Extrakt verabreicht wurde, zeigten außerdem, dass Tumore danach langsamer wuchsen.

Forscher entdeckten, dass zwei Teelöffel Kakaopulver mindestens doppelt so viele Antioxidantien enthalten wie ein Glas Wein. Zudem konnte nachgewiesen werden, dass der Gehalt an Antioxidantien im Blut nach dem Genuss von zartbitterer Schokolade ansteigt. Antioxidantien schützen die Zellen vor dem Angriff freier Radikale – und dadurch vor Krebs. Übrigens ist schwarze Schokolade mit einem möglichst hohen Kakaoanteil viel wirksamer als Milchschokolade. Nicht zu vergessen: Schwarze Schokolade lässt den Blutzuckerspiegel nur wenig ansteigen. Das ist von Vorteil, weil ein hoher Blutzuckerspiegel wiederum das Risiko für Krebs erhöhen kann.

So ermutigend die aktuellen Erkenntnisse sind – es müssen noch weitere Studien folgen, um endgültig Klarheit darüber zu haben, ob und inwiefern Schokolade vor Krebs schützen kann.

SCHOKOLADEN-HIMBEER-GUGELHUPF

Ein saftiger Kuchen aus Himbeeren, Schokolade und Nüssen.

Für 1 Gugelhupfform

130 g Butter
5 Eigelbe
60 g Puderzucker
1 Päckchen Vanillezucker
1 Bio-Zitrone, abgeriebene Schale
5 Eiweiß
60 g Zucker
1 Prise Salz
130 g Mandeln, gemahlen
40 g Löffelbiskuits, zerbröselt
80 g schwarze Schokolade, gerieben
60 g Mehl
300 g frische Himbeeren

Den Backofen auf 180°C aufheizen. Eine Gugelhupfform mit Butter ausstreichen und mit Mehl bestäuben. Die Butter mit Eigelben, Puderzucker, Vanillezucker und Zitronenschale schaumig schlagen. Das Eiweiß mit Zucker und einer Prise Salz steif schlagen. Gemahlene Mandeln, Löffelbiskuitsbrösel, Schokolade und Mehl in einer großen Schüssel vermischen. Buttermischung dazugeben, vorsichtig den Eischnee darunter mischen. Zuletzt die Himbeeren unter die Masse heben, den Teig in die Gugelhupfform füllen und im vorgeheizten Backofen ca. 50 Minuten backen. Vor dem Stürzen den Gugelhupf 5 Minuten ruhen lassen, damit er sich leichter von der Form löst. ■

Alkohol ist nicht gleich Alkohol

Viele Studien konnten aufzeigen, dass Menschen mit einem maßvollen Alkoholkonsum ein geringeres Sterberisiko haben als Menschen, die abstinent leben. Andererseits erhöht Alkohol in größeren Mengen deutlich das Risiko für viele Krebserkrankungen. Alkoholkonsum scheint vor allem in den früheren Jahren das Brustkrebsrisiko zu erhöhen. Nach den Wechseljahren, also etwa ab 50 Jahren, ist die schützende Wirkung von Wein aufs Herz größer als die Erhöhung des Risikos bezüglich Krebs.

Wenn es um die Frage der Wirkung von Alkohol auf die Krebsentstehung geht, nimmt Rotwein eine Sonderstellung ein.

Wunderwaffe Resveratrol

Traubenschalen enthalten Hunderte von verschiedenen Polyphenolen, denen eine gesundheitsfördernde Wirkung nachgesagt wird. Hochinteressant ist das Resveratrol, ein pflanzliches Hormon, das besonders in den Schalen und Kernen vorkommt und dort die Pilze und Schädlinge fernhält. Traubensaft enthält Resveratrol. Aber in noch viel höherem Maß kommt der Stoff im Wein vor, weil der lange Gärungsprozess zu einer Konzentration führt. Es steckt also in einem guten, gereiften Rotwein rund zehnmal mehr Resveratrol als in Traubensaft. Und im Rosé- und Weißwein entsprechend weniger als im Rotwein.

Die Resveratrol-Konzentration im Rotwein reicht aus, um im Laborversuch die Vermehrung einer beachtlichen Anzahl von Krebszellen zu blockieren und bei Tieren die Entwicklung vieler Krebsarten zu hemmen. Resveratrol scheint auch beim Menschen Krebserkrankungen vorbeugen zu können. Außerdem schützt es vor Diabetes und Herz-Kreislauf-Erkrankungen und ist wohl der Hauptgrund dafür, dass Rotwein so gesund ist fürs Herz. Allerdings ist der Sachverhalt komplex: Resveratrol schützt wahrscheinlich vor Krebs und Herzinfarkt. Doch gleichzeitig erhöht Alkohol bereits in kleinen Mengen das Risiko für etliche Krebsarten.

Und andere Alkoholika?

Wein ist eben nicht gleich Bier oder andere Alkoholika. So konnte eine dänische Studie aufzeigen, dass der Konsum von mehr als 7 Flaschen Bier à 0,3 l pro Woche das Risiko für Mund- und Speiseröhrenkrebs verdreifacht, während es durch Rotweinkonsum halbiert wird. Einer weiteren Studie zufolge senkt der Konsum von einem Glas Rotwein täglich das Risiko für Prostatakrebs um 40 %, während Bierkonsum das Risiko einer Krebserkrankung sogar minimal erhöht.

Was überwiegt denn nun: die gesundheitliche Wirkung des Resveratrols oder die nachteilige Wirkung des Alkohols? Das lässt sich zum heutigen Zeitpunkt leider nicht genau sagen. Sicher ist, dass Weißwein, Bier oder Schnaps kein bis wenig nützliches Resveratrol enthalten. Dafür aber Alkohol, der schadet. Wer Weintrauben mit der Schale und den Kernen isst, nimmt so zwar ohne das Risiko des Alkohols Resveratrol auf. Das Resveratrol aus den Trauben kann jedoch vom menschlichen Organismus nur schlecht aufgenommen werden. Besser ist Traubensaft. Doch auch der enthält nur ein Zehntel so viel Resveratrol wie Rotwein.

So profitieren Sie

Wer mit Rotwein kocht, z.B. eine leckere Sauce Bolognese oder ein Schmorgericht, kann davon ausgehen, dass dabei viel Alkohol verdunstet. Doch wahrscheinlich bleibt das Resveratrol etwa zur Hälfte erhalten. Das wäre eine Möglichkeit, wie man zu Wein und seinen Vorzügen kommt, ohne den Alkohol dazu aufnehmen zu müssen.

Ein gut gereifter Wein aus dem Holzfass enthält mehr Resveratrol als ein junger aus dem Metallfass. Auch Trauben aus feuchteren Regionen und solche, die eine dünnere Schale aufweisen, haben zum Schutz vor Pilzen mehr Resveratrol. Rotwein aus sonnenverwöhnten Lagen enthält eher wenig davon. Besonders empfehlenswert sind zum Beispiel ein Pinot noir aus dem Burgund, ein guter Bordeaux oder ein Wein aus Chile.

INFO *Ein gesundes Mittelmaß ist bei Männern 125 ml und bei Frauen 80 ml Wein pro Tag. Wer bereits an Krebs erkrankt ist, sollte auf Alkohol verzichten, weil er das Krebsrisiko erhöht. Und: Weil Resveratrol eine hormonähnliche Wirkung hat, sollten Männer und Frauen mit Prostata- oder Brustkrebs Wein und Trauben meiden.*

Das schadet

Wie schädlich sind Pestizide? Und wie steht es mit angekohltem Grillgut und dunkel gebackenem Brot? In diesem Kapitel erfahren Sie, was Sie wirklich meiden sollten.

Ganz umgehen lassen sie sich nicht, all die möglicherweise krebsfördernden Umwelt- und Giftstoffe, denen wir vielerorts begegnen. Einigen nachweislich krebserregenden Stoffen können wir aber ausweichen, etwa indem wir kohlenhydrathaltige Speisen nicht anbraten, verschimmelte Lebensmittel meiden und bevorzugt unverpackte Lebensmittel kaufen.

Krebsrisiko vom Grill und aus der Pfanne

Werden Fleisch, Fleischprodukte oder Fisch sehr starker Hitze ausgesetzt, löst das eine Menge chemischer Reaktionen aus. Bei allem, was über 150 °C brutzelt, entstehen sogenannte polyzyklische aromatische Kohlenwasserstoffe oder heterozyklische aromatische Amine. Die sind krebserregend.

Letztere stehen außerdem im Verdacht, die Entstehung von Adenomen im Darm zu fördern (gutartige Geschwulste, die häufig zu Krebs entarten und deshalb entfernt werden müssen). Wissenschaftler beobachteten einen klaren Zusammenhang zwischen der Vorliebe für stark Gebratenes und der Häufigkeit von Adenomen. Das betraf vor allem Gewebeveränderungen im untersten Darmabschnitt.

INFO *Das Risiko für die Entstehung der gefährlichen Stoffe beim Grillen und Braten lässt sich laut einer Studie der Vanderbilt University (Nashville/USA) senken, wenn das Fleisch vorher in Marinaden mit den Gewürzen Salbei, Rosmarin oder Thymian eingelegt wird – und zwar um bis zu 35 %!*

Seien Sie vorsichtig beim Braten von Fleisch und Fisch. Auf der sichereren Seite sind Sie, wenn Sie diese Lebensmittel schmoren oder nicht zu hoch erhitzen. Übrigens entstehen beim Grillen von Würsten weitere Giftstoffe.

Krebserregende Chips, Cracker & Cornflakes?

Viele Menschen mögen gerne Cornflakes, Chips, Pommes, Gebäck, Plätzchen, Cracker oder Rösti. Diese Lebensmittel enthalten das im Tierversuch krebserregende Acrylamid. Vor allem Kartoffel- und Getreideprodukte mit viel Stärke bilden die giftige Substanz beim trockenen Erhitzen, also beim Backen, Braten, Frittieren und Grillen, sobald Temperaturen über 120 °C erreicht werden. Nur rohe Produkte sowie in Wasser gekochte oder gedünstete Lebensmittel sind frei von Acrylamid.

Forscher raten sicherheitshalber zu einer möglichst geringen Aufnahme von Acrylamid. So schaffen Sie es:

- Kartoffeln nicht im Kühlschrank aufbewahren, angekeimte Knollen wegwerfen.
- Bei höchstens 175 °C frittieren, dabei mindestens 10-mal mehr Öl als Frittiergut verwenden.
- Rösti und Bratkartoffeln aus gekochten anstatt rohen Knollen zubereiten.
- Nur selten Chips konsumieren.
- Bei allen Getreide- und Kartoffelprodukten nach der Devise »Lieber vergolden als verkohlen« vorgehen.
- Hellgebackene Brotsorten kaufen, zu dunkle Stellen wegschneiden.
- Große Pommes, Brote und Gebäckstücke bevorzugen. Sie liefern weniger Acrylamid als kleine, weil sie prozentual gesehen die größere Oberfläche haben.
- Reste nicht anbraten, sondern schonend mit etwas Wasser oder im Dampfgarer erwärmen.

Verschimmelte Lebensmittel: in den Müll!

Wärme, Feuchtigkeit und Lebensmittel: der ideale Nährboden für Schimmelpilze. Etwas Verschimmeltes sollte immer als verdorben betrachtet und automatisch weggeworfen werden.

Nüsse etwa können, sichtbar oder unsichtbar, Schimmelpilze beherbergen. Besonders der Schimmelpilz Aspergillus flavus ist tückisch, denn er scheidet als Stoffwechselprodukt Aflatoxine aus. Sie gehören zu den Stoffen, die als am stärksten krebserzeugend gelten und spielen besonders bei der Entstehung von Leberkrebs eine große Rolle.

GUT ZU WISSEN
Nicht alle Nüsse sind gleichermaßen anfällig für Aflatoxine. Mandeln und Walnüsse sind beispielsweise überhaupt nicht aflatoxingefährdet. Walnüsse weisen zwar häufig einen Schimmelbefall auf, Aflatoxine werden aber praktisch nie nachgewiesen, was mit ihrer Herkunft (meistens Grenoble/Frankreich) zusammenhängt.

Pekannüsse, Paranüsse und Kokosnüsse können Aflatoxine aufweisen, was aber relativ selten ist. Haselnüsse und Erdnüsse sind stärker gefährdet. Am ehesten findet man Aflatoxine bei Pistazien. Befallene Produkte gelangen allerdings kaum in den Handel, da die importierte Ware fast lückenlos kontrolliert und bei negativem Befund zurückgewiesen wird. Generell kann man sagen, dass die Aflatoxinproblematik heute viel kleiner ist als früher. ■

HINWEIS *Sichtbare Schimmelpilze, wie sie beispielsweise häufig auf Walnüssen vorkommen, sind gegenüber den nicht sicht- und schmeckbaren Aflatoxinen relativ harmlos. Trotzdem: Werfen Sie verschimmelte Lebensmittel weg – ohne Wenn und Aber. Der sichtbare Schimmel ist nur die Spitze des Eisbergs: Sie sehen die Pilzsporen im darunter scheinbar noch einwandfreien Lebensmittel nicht. Ausnahme: Bei verschimmeltem Hartkäse können Sie den Schimmel großzügig (zentimeterdick) wegschneiden.*

Pestizide als Bösewichte?

Sicher ist es bessser, Biogemüse, -obst und -salat zu essen. Aber es ist falsch, anzunehmen, dass die Spuren von Pestiziden (Schädlingsbekämpfungsmittel) auf dem Gemüse oder Salat Krebs auslösen könnten. Es gibt keine einzige Untersuchung, die beweisen würde, dass von solchen kleinen Mengen, wie sie im Gemüse oder Salat vorhanden sind, Krebs verursacht würde (Anders sieht es für die Arbeiter auf den Feldern aus, wenn sie den Substanzen ohne Schutzkleidung ausgesetzt sind.).

Auf der anderen Seite gibt es ganz viele Studien, die zeigen, dass ein hoher Gemüse-, Obst- und Salatkonsum das Krebsrisiko senken kann. Deshalb gilt: Die Vorteile eines reichlichen Konsums pflanzlicher Lebensmittel überwiegen gegenüber dem Risiko, durch Spuren von Pestiziden

Krebs zu bekommen. Also lieber täglich fünf Portionen Gemüse, Salat und Obst als nur einmal pro Tag, weil Bio so teuer ist. Wer den Salat, das Obst und Gemüse unter fließendem Wasser wäscht, senkt die Mengen an Pestiziden zusätzlich.

TIPP *Mit Bio sind Sie auf der sichereren Seite. Falls das nicht möglich oder zu teuer ist: Essen Sie unbedingt trotzdem viel Gemüse und Salat (zum Beispiel Kohlsorten, siehe Seite 58), um von den Inhaltsstoffen profitieren zu können, die vor Krebs schützen.*

Lebensmittelverpackungen im Fokus

Die Schweizer Ernährungszeitschrift *Tabula* (Zeitschrift der Schweizerischen Gesellschaft für Ernährung SGE) hat im Jahr 2012 einen Artikel über Gift in Lebensmittelverpackungen veröffentlicht, der für Aufsehen sorgte. Darin stand, dass von rund 100 000 Substanzen in Lebensmittelverpackungen bislang nur 1 500 auf ihre Giftigkeit überprüft worden sind. Selbst wenn nur ein Prozent der gesamten Plastiksubstanzen gesundheitsschädlich ist, handelt es sich noch immer um etwa 1 000 Stoffe, die möglicherweise gefährlich sind. Mengenmäßig sei die Verunreinigung durch Substanzen aus Verpackungsmaterialien, so Schätzungen, rund 100-mal größer als jene durch Rückstände von Pflanzenschutzmitteln. Und: Jede erwachsene Person im deutschsprachigen Raum habe heute rund vier Teelöffel Mineralöl im Körper, die aus verschiedenen Lebensmittelverpackungen stammen.

Ungelöste Fragen

Problematisch scheinen die vielen Plastikverpackungen zu sein, die hormonaktiv oder krebserregend sein könnten. Im Verdacht stehen vor allem Bisphenol A und Phtalate. Es gibt auch bearbeitete Kartons, die zum Beispiel Erdölverbindungen enthalten, die möglicherweise krebserregend sind. Leider ist hier noch vieles unerforscht, da es dazu erst Tier- oder Laborstudien (Zellkulturen) gibt, die nur bedingt auf den Menschen übertragbar sind.

TIPP *Und die PET-Flaschen? Es wird empfohlen, sie nicht in der Hitze und an sonnigen Plätzen zu lagern, weil sich dabei mehr Stoffe aus dem Plastik lösen und in den Inhalt übergehen könnten.*

Außerdem scheinen Plastikbehälter, wenn man sie in die Mikrowelle stellt, eher zu reagieren.

GUT ZU WISSEN
Frischhaltefolie enthält keine Substanzen, die bedenklich sein könnten. Damit können Sie also weiterhin Sandwiches etc. verpacken. ■

Wer auf Nummer sicher gehen möchte, kauft das Gemüse und den Salat möglichst offen und packt es nicht in Plastiktüten oder -behälter. Oder packt es zuhause zumindest so schnell wie möglich wieder aus oder um. Je kürzer die Dauer ist, in der ein Lebensmittel mit Kunststoffen in Berührung kommt, desto besser.

Bedenkenlos sind Holz (z.B. ein Korb) und Chromstahl, ebenso Schüsseln aus Glas, Porzellan oder Keramik. Diese letzten drei Verpackungsmaterialien sind am sichersten und gelten als völlig ungefährlich, da zwischen innen und außen – also zwischen Glas und Inhalt – keine chemischen Reaktionen stattfinden.

TIPP *Große Stücke bzw. Lebensmittel wie ein großes Stück Bündnerfleisch haben eine vergleichsweise kleinere Oberfläche, die mit Plastik in Berührung kommt, als dünn aufgeschnittene wie zum Beispiel extra dünner Kochschinken, der viel mehr Kontaktfläche bietet.*

Krank durch Übergewicht

Wissenschaftler sind sich einig: Der Zusammenhang zwischen Übergewicht und einigen Krebsarten wird immer deutlicher. Im Fokus stehen Brust- und Darmkrebs.

Übergewicht verkürzt die Lebenserwartung und erhöht das Risiko für verschiedene Krankheiten wie Herz-Kreislauf-Erkrankungen und Krebs. Warum? Einerseits werden im Fettgewebe weibliche Hormone hergestellt, die das Wachstum von Tumorzellen fördern. Andererseits werden die Körperzellen übergewichtiger Menschen zunehmend insulinresistent. Das bedeutet, dass sie schlechter auf Insulin ansprechen. Der Körper muss in diesem Fall immer mehr Insulin produzieren, um den Blutzuckerspiegel senken zu können. Das führt langfristig zur Erschöpfung der Bauchspeicheldrüse und sogar zu Diabetes. Aber nicht nur das: Ein hoher Insulinspiegel erhöht auch das Risiko für Krebs, vor allem für Brustkrebs.

GUT ZU WISSEN

Je übergewichtiger ein Mensch ist, umso mehr Insulin zirkuliert im Blut, weil die Zellen immer insulinresistenter werden. Da Insulin ein Wachstumshormon ist, fördern hohe Insulinspiegel sowohl das Zellwachstum gesunder als auch entarteter Zellen – und damit das Krebsrisiko. ■

Hauptdarsteller Insulin

Insulin ist das wichtigste Speicher- und Wachstumshormon. Es regt die Zellteilung und das Tumorwachstum an. Darüber hinaus hemmt Insulin die Apoptose (Selbstzerstörung von Krebszellen). Es fördert die Fetteinlagerung in die Fett- und Muskelzellen, die Umwandlung von Zucker in Fett und bremst die Fettverbrennung ab. Damit ist Insulin eigentlich ein »Masthormon«, das die Gewichtszunahme bestens unterstützt. Bei übermäßiger Zunahme des Fettgewebes wandern Immunzellen ein und bilden in den Fettzellen Entzündungsfaktoren aus, was möglicherweise krebsfördernd ist.

Wachstumsförderer Insulin und IGF

Das Hormon Insulin wird in der Bauchspeicheldrüse produziert, wenn der Blutzuckerspiegel nach einer kohlenhydratreichen Mahlzeit ansteigt. Es dient dazu, die zu Blutzucker umgewandelten Kohlenhydrate in die Zellen zu schleusen. In Fettzellen hemmt Insulin den Abbau von Fett. Insulin ist ein wichtiger Wachstumsfaktor.

IGF, eine Gruppe von Wachstumsfaktoren mit starker Ähnlichkeit mit Insulin, regen das Zellwachstum an. Sie können bei Zellen anstelle von Insulin wirken, was bedeutet, dass sie an dieselben Rezeptoren andocken. Deshalb fördern beide, Insulin und IGF, das Wachstum von Krebszellen.

Insulin begünstigt außerdem die Freisetzung von Leptin aus dem Fettgewebe. Leptin kontrolliert die Nahrungsaufnahme, dient aber auch als Wachstumssignal und aktiviert die Zellteilung. Es kann zum Beispiel zusammen mit IGF Brustkrebszellen zum Wachstum anregen. Es sorgt aber auch dafür, dass neue Blutgefäße in Brusttumoren in der Brust wachsen und diese besser mit Nährstoffen versorgen. Leptin wird im Fettgewebe hergestellt und ist mitverantwortlich dafür, dass übergewichtige Menschen ein höheres Risiko für Krebs haben und nach der Diagnose eine schlechtere Prognose.

ZIMT CONTRA INSULIN?

Studien weisen darauf hin, dass das Essen von Zimt den Nüchternblutzucker senken kann. Allerdings ist der Mechanismus unklar, denn Zimt scheint weder die Ausschüttung von Insulin zu steigern noch die Empfindlichkeit der Zellen in Bezug auf Insulin zu erhöhen. Vielleicht trägt Zimt ja zu einer Entfettung der Leber bei, dann würde die Wirkung auf den Nüchternblutzuckerspiegel Sinn machen. Eine andere Hypothese besagt, dass die Blutzuckererhöhung nach dem Essen durch Zimt gebremst werde, weil die Wanderung der Nahrung durch den Magen verzögert werde und so Kohlenhydrate langsamer ins Blut gelangten.

Aufgepasst: Billiger Zimt enthält das gesundheitsschädliche Cumarin. So sind in Cassia-Zimt rund 2 g Cumarin pro Kilogramm enthalten, bei Ceylon-Zimt lediglich 0,02 g. Cumarin steht im Verdacht, Kopfschmerzen, Leberschäden, Leberentzündungen und vielleicht Krebs zu verursachen. ■

INFO *Hohe Insulinwerte sind alles andere als gesund. Was also tun, damit Zucker, Insulin und Leptin das Krebsrisiko nicht erhöhen? Die beste Wahl: sich kohlenhydratarm ernähren. Untersuchungen konnten zeigen, dass die Leptin- und Insulinwerte von freiwilligen Testpersonen auf diese Weise erheblich sanken.*

Mehr Körperfett – höheres Risiko

Anlässlich des Weltkrebstages im Jahr 2012 betonten Wissenschaftler des Deutschen Krebsforschungszentrums die Bedeutung von Übergewicht für das Risiko, an Krebs zu erkranken. Die damit einhergehenden Stoffwechselstörungen sind ernst zu nehmende Risikofaktoren bei einer Vielzahl von Krebserkrankungen. Sie könnten sogar dem Rauchen den Rang als Krebsrisikofaktor Nummer eins ablaufen. Zu den Erkrankungen, bei denen ein gesicherter Zusammenhang mit Übergewicht besteht, zählen Nierenkrebs, Darmkrebs, Brustkrebs nach den Wechseljahren sowie vor allem Krebs der Speiseröhre und der Gebärmutterschleimhaut.

Eine Frage des Lebensstils

Zahlreiche Untersuchungen der letzten Jahrzehnte kommen zu dem Ergebnis, dass in westlichen Industrieländern rund die Hälfte aller Krebstodesfälle durch Umwelt- und Lebensstilfaktoren verursacht werden und daher grundsätzlich vermeidbar wären. Doch der Beitrag einzelner Faktoren zum Gesamtkrebsrisiko wird heute anders eingeschätzt als noch vor einigen Jahren. So schreibt eine Untersuchung der Harvard-Universität aus dem Jahr 1996 dem Rauchen sowie der Ernährung jeweils einen Anteil von 30 % am Gesamtkrebsrisiko zu – über Übergewicht als eigenständigem Krebsrisikofaktor wird jedoch nur vage spekuliert. In der Aktualisierung dieses Reports im Jahr 2002 dagegen schätzen die Autoren den Risikobeitrag von Übergewicht und Fettleibigkeit bereits auf 10 % für Männer und sogar auf 15 bis 20 % bei Frauen.

INFO *Heute gilt in der Hälfte der Fälle von Krebs der Gebärmutterschleimhaut (Endometrium) Übergewicht als Ursache. Beim Brustkrebs nach den Wechseljahren gehen nach heutigen Schätzungen etwa 20 % auf das Konto von Übergewicht und Fettleibigkeit.*

GUT ZU WISSEN

BMI, Taillenumfang & Co.: Sicher ist, dass diese Maße allein nicht aussagekräftig sind. So gelten sportliche, etwas fülligere Menschen als wesentlich weniger gefährdet als schlanke, die sich nicht bewegen. Und: Übergewichtige Menschen können ihr Krebsrisiko durch Sport auch dann senken, wenn sie dabei gar nicht deutlich abnehmen. ▪

Taille-Hüft-Quotient

Doch wo endet Normalgewicht, wo beginnt Fettleibigkeit? Es spricht vieles dafür, dass vor allem das innere Bauchfett, das sogenannte viszerale Fett zwischen den Bauchorganen, eine gefährliche Rolle bei der Krebsentstehung spielt. Davon können auch relativ schlanke Personen zu viel angesammelt haben. Aussagekräftig für die Definition von Übergewicht scheint deshalb die sogenannte »Waist-Hip-Ratio« (Taille-Hüft-Quotient) zu sein: Er gibt das Verhältnis von Taillenumfang zu Hüftumfang an und lässt sich so berechnen: Körperumfang in Taillenhöhe : Körperumfang in Hüfthöhe. Messen Sie Ihren Taillenumfang und Ihren Hüftumfang ohne Kleider, morgens vor dem Frühstück, ohne den Bauch einzuziehen. Das Verhältnis von Taillen- zu Hüftumfang sollte bei Männern kleiner als 1,0 und bei Frauen kleiner als 0,85 sein.

Als ähnlich aussagekräftig oder sogar überlegen wird inzwischen die alleinige Messung des Taillenumfangs angesehen. Der Bauchumfang ist leicht zu messen und gibt Auskunft über die Fettverteilung. Ein erhöhtes Risiko besteht für Frauen ab 80 cm, für Männer ab 95 cm.

Ungesundes inneres Bauchfett

Der Taille-Hüft-Quotient liefert die Antwort auf die Frage, wo die Fettdepots sitzen. Übergewicht, das im Bauch »steckt«, bedeutet ein viel höheres Risiko für Herz-Kreislauf-Erkrankungen. Besonders nachteilig wirken sich Fettdepots im Bauchraum und an den inneren Organen aus. Dieses Viszeralfett beeinflusst den Fett- und Kohlenhydratstoffwechsel (Zuckerstoffwechsel), erhöht das Risiko für Krebs und führt zu Fettstoffwechselstörungen und Diabetes. Es ist sehr stoffwechselaktiv, denn es hat eine andere Zusammensetzung als das Fett an Po, Hüften und Oberschenkeln. Es produziert besonders viele Fettsäuren, die in der Leber in andere Fette umgebaut werden.

Mit der Zunahme des inneren Bauchfetts steigt daher auch das Risiko für Folgeerkrankungen. Diabetes und Bluthochdruck können auftreten, und vor allem die Blutfette verändern sich ungünstig: Das »schlechte« LDL-Cholesterin nimmt zu, und zugleich reduziert sich das »gute« HDL-Cholesterin, das die Gefäße schützt. Das führt zu Ablagerungen an den Innenwänden der Arterien. Dadurch verengen sich die Gefäße, und die Versorgung der Organe mit Nährstoffen und Sauerstoff wird eingeschränkt.

INFO *Apfel oder Birne? Die beiden Arten der Fettverteilung lassen sich mit der Form einer Birne und eines Apfel vergleichen. Eine Birne ist im unteren Bereich – hüftbetont – am dicksten, während sich beim Apfel der größte Umfang in der Mitte – bauchbetont – befindet. Als Faustregel gilt: Das Gesundheitsrisiko ist beim Apfeltyp höher als beim Birnentyp.*

Abnehmen bremst krebsfördernde Entzündungen

Wie genau begünstigt Übergewicht das Krebsrisiko? Verantwortlich sind komplexe Ursachen im menschlichen Organismus: Neben hormonellen Veränderungen gilt unter Stoffwechselfachleuten vor allem der chronisch-entzündliche Zustand des Fettgewebes von Übergewichtigen als Risikofaktor. Die zahlreichen Entzündungszellen im Fettgewebe geben Botenstoffe ab, die Entzündungen fördern und die Krebsentstehung begünstigen (mehr dazu auf Seite 42).

Viele der Biomarker, die für Entzündungen charakteristisch sind, steigen mit dem Alter und mit dem Übergewicht stark an. Eine Gewichtsabnahme könnte also gerade für viele Frauen, die nach den Wechseljahren mit ein paar Pfunden zu viel kämpfen, ein Beitrag zur Senkung des Krebsrisikos sein. Zwar lassen sich Entzündungen auch mit Medikamenten drosseln. Aber das ist oft mit unerwünschte Nebenwirkungen verbunden.

Cornelia Ulrich, Leiterin der Abteilung »Präventive Onkologie« am Deutschen Krebsforschungszentrum und Direktorin des Nationalen Zentrums für Tumorerkrankungen, untersuchte zusammen mit amerikanischen Kollegen an übergewichtigen Frauen, ob sich die Entzündungswerte durch Sport und/oder Kalorienreduktion reduzieren lassen. Und siehe da: beides nützte. Die Einschränkung von Kalorien allein oder in Kombination mit Sport senkte die Entzündungswerte um mehr als ein Drittel. Selbst verhältnismäßig kleine Abnehmerfolge von 5 bis 10 % des Körpergewichts wirkten sich drastisch auf krebsfördernde Faktoren im Körper aus. Abnehmen kann daher als wirkungsvoller Beitrag zur Krebsvorbeugung angesehen werden.

Ich schaffe es nicht, abzunehmen – was jetzt?

Wenn Sie es nicht schaffen, abzunehmen, empfiehlt es sich, wenigstens den Konsum von Kohlenhydraten stark zu reduzieren. Eine solche Ernährung wird Low-Carb- oder LOGI-Diät genannt. Weniger Kohlenhydrate spielen aber auch bei der sogenannten Glyx-Diät, der Paleo Kost sowie bei Metabolic Balance eine Rolle.

GUT ZU WISSEN

Low-Carb- und LOGI-Diäten *(Low Glycemic and Insulinemic Diet)* enthalten wenig Kohlenhydrate. Die LOGI-Diät ist ein Konzept des deutschen Ernährungswissenschaftlers Dr. Nicolai Worm. Er plädiert dafür, weniger Kohlenhydrate zu essen und große Blutzucker- und Insulinschwankungen zu vermeiden. Die Faustregel zur LOGI-Ernährung lautet: Je kg Körpergewicht soll man 1,9 g Eiweiß, 1,7 g Fett und 1,9 g Kohlenhydrate täglich essen. ■

Nur noch Speck und Eier? Das bedeutet Low-Carb nicht zwangsläufig. Zeitgemäße Formen wie die LOGI-Diät haben als Basis Gemüse mit wenig Stärke, Salate und Früchte in Kombination mit eiweißreichen pflanzlichen und tierischen Nahrungsmitteln. Gleichzeitig wird auf eine hohe Fettqualität geachtet mit einem hohen Anteil an einfach ungesättigten Fettsäuren und ein günstiges Verhältnis von Omega-6- zu Omega-3-Fettsäuren angestrebt (mehr zum Thema Fette siehe Seite 28). So ist die Energiedichte gering und die Kalorienzufuhr niedrig. Trotzdem macht diese Ernährung satt und die Nährstoffversorgung ist optimal. Eine solche Ernährung ermöglicht im Allgemeinen eine bestimmte Gewichtsreduzierung. Und sie vermindert das Risiko, später eine Insulinresistenz oder eine Herz-Kreislauf-Krankheit zu bekommen – sogar dann, wenn Sie wenig oder kein Gewicht verlieren.

HINWEIS *Abnehmtipps finden Sie im Kapitel »Die leidige Sache mit dem Gewicht« (Seite 197).*

Den Insulinspiegel senken

Heute gilt als gesichert: Hohe Insulinspiegel fördern die Entstehung von Übergewicht, aber auch das Wachstum vieler Krebsarten. Große Studien zeigen ziemlich eindeutig, dass bei erhöhten Blutzuckerwerten auch die Krebshäufigkeit steigt. Folglich haben Menschen mit Diabetes ein erhöhtes Krebsrisiko.

Epidemiologische Studien konnten zeigen, dass eine Ernährung mit vielen schnell verwertbaren Kohlenhydraten das Risiko, an Krebs zu erkranken, erhöht. So belegte die EPIC-Studie aus dem Jahr 2012 (siehe Seite 22), dass Lebensmittel mit einem hohen glykämischen Index und einer hohen glykämischen Last das Risiko für hormonabhängigen Brustkrebs nach der Menopause erhöht. Eine andere Studie mit kanadischen Frauen ergab, dass diejenigen mit einer hohen glykämischen Last um rund 70 % häufiger an Eierstockkrebs erkrankten.

Männern geht es nicht besser: So konnte nachgewiesen werden, dass hohe Blutzucker- und Insulinspiegel bei ihnen das Risiko für Darmpolypen, Darmkrebs und andere Krebsarten erhöht.

INFO *Eine hohe glykämische Last haben Lebensmittel wie süße Getränke, Brot, Reis, Müsli, Teigwaren, Kartoffeln und Süßigkeiten. Sie treiben den Blutzuckerspiegel in die Höhe. Im Körper vorhandene Krebszellen können bei hohen Konzentrationen des Blutzuckers schneller wachsen, während niedrige Blutzuckerspiegel das Wachstum verlangsamen.*

Wer etwas für seine Gesundheit tun möchte, sollte dauerhaft so essen, dass seine Blutzuckerwerte nicht über das Normalmaß erhöht werden. Zum Beispiel mit einer kohlenhydratarmen Ernährung. Viele verschiedene Diäten bewirken einen niedrigeren Blutzucker- und Insulinspiegeln: etwa LOGI, Low-Carb, metabolisch angepasste Ernährung (Edgar Holm), Glyx-Diät, Atkins, Montignac – und natürlich in besonderem Maße die sogenannten ketogenen Diäten (mehr dazu Seite 258). Sie finden auch im Internet eine ganze Menge entsprechender Seiten mit vielen Rezepten.

Menüplan mit wenig Kohlenhydraten (Low-Carb)

Ein solcher Menüplan berücksichtigt die Empfehlung, oft und viel Früchte und stärkefreies Gemüse – mit gesundem Öl zubereitet – zu essen; häufig Milchprodukte, Eier, mageres Fleisch, Fisch, Nüsse und Hülsenfrüchte; wenig Vollkornprodukte, Reis, Nudeln und Kartoffeln und möglichst selten verarbeitetes Getreide und Lebensmittel aus Weißmehl sowie Süßigkeiten.

Frühstück: Quarkcreme aus Halbfettquark, Kokosflocken, frischen Himbeeren, gesüßt mit Birkenzucker (Xylit), Isomaltulose (Palatinose), Erythrit (aus Mais), oder Kokosblütenzucker (alle im Reformhaus erhältlich); dazu ein ungesüßter Latte Macchiato.
Mittagessen: Feldsalat mit Ei an einer italienischen Salatsauce, in Butter gebratene Fischfilets mit gerösteten Mandelblättchen, gemischtes Gemüse, 1 Stückchen möglichst dunkle Schokolade (Kakaoanteil über 70 %); ein Espresso.
Zwischenmahlzeit: eine Handvoll geröstete und gesalzene gemischte Nüsse, ein Apfel.
Abendessen: Gemüsebrühe mit Gemüsestreifen; Tomaten-Mozzarella-Salat mit Basilikum oder Omelette mit Champignons und Spinat
Achtung: Dazu wird kein Brot serviert!
Als Getränk wird Wasser oder ein anderes zuckerfreies Getränk empfohlen, natürlich ist auch mal eine Cola light oder etwas Ähnliches erlaubt.

Bewegung tut gut – ohne Wenn und Aber

Mangelnde körperliche Aktivität ist allein schon ein Risikofaktor für viele Volkskrankheiten wie Bluthochdruck, Arthrose, Schlaganfälle oder Diabetes. Kommt Übergewicht hinzu, verschärft sich das Risiko. Doch Bewegung ist auch eine wirksame Waffe gegen den Krebs.

Vor Urzeiten legte ein Mensch auf der Suche nach Nahrung pro Tag durchschnittlich 20 km zurück. Es galt: Ohne Bewegung kein Essen! Heute bringen wir es im Schnitt auf gerade mal 800 bis 1 200 m pro Tag.

Krebszellen mögen keinen Sport

Viele Studien konnten mittlerweile aufzeigen, dass Bewegung zur Senkung des Krebsrisikos führt – und zwar bei vielen verschiedenen Krebsarten. Eine detaillierte Analyse des *World Cancer Research Fund* zeigte auf, dass körperliche Aktivität das Risiko für Brustkrebs bei Frauen nach der Menopause um 30 bis 40 % senken kann, dasjenige für Dickdarmkrebs um 50 %. Auch Endometriumkrebs (Krebs der Gebärmutterschleimhaut), Lungen-, Bauchspeicheldrüsen- und Brustkrebs bei Frauen vor der Menopause kommen bei sportlich aktiven Menschen seltener vor.

Wie Bewegung wirkt

Bewegung verbessert die Aufnahme von Kohlenhydraten (Zucker) in die Muskel- und Leberzellen, beugt der Entstehung einer Insulinresistenz und damit chronischen Entzündungen vor, die letztlich auch Krebs fördern können (mehr dazu Seite 42). Außerdem wird die Muskulatur auf- und parallel dazu Fettgewebe abgebaut. Weil Fettgewebe wichtige Orte der Hormonproduktion sind, werden weniger weibliche bzw. männliche Hormone gebildet. Das Risiko, an Brust- oder Prostatakrebs zu erkranken, sinkt. Wer sich ausreichend bewegt, kann diesen Krankheiten sogar trotz Übergewicht vorbeugen. Körperliche Aktivität wirkt also zweifach: Sie beugt Übergewicht und Krankheiten vor und hilft entscheidend bei deren Therapie!

Den Körper fordern

Der weit verbreitete Bewegungsmangel ist nicht nur auf geringe Freizeitaktivitäten zurückzuführen, sondern auch auf unsere Arbeitswelt. Sie steckt voller Technik – Muskeln werden kaum noch gebraucht. Während der Alltag unserer Vorfahren von körperlicher Anstrengung bestimmt war, findet heute der größte Teil der beruflichen Aktivitäten im Sitzen statt.

Für eine so passive Lebensart ist unser Körper nicht ausgelegt. Der Körper braucht ein gewisses Maß an Stress, um sich immer neu »einzustellen«, sich für die Umweltansprüche zu wappnen. Nur durch Belastung kann der Körper fitter werden. Ohne baut er die ungenutzten Kapazitäten ab. Ein bekanntes Beispiel: Einige Wochen Gips – und die Beinmuskeln sind sichtbar zurückgegangen. Eine ungenügend benutzte Muskulatur verkümmert schnell, es kommt zu Fehlhaltungen und letztlich zu Schmerzen. Und umgekehrt: Wird der Körper gefordert, passt er sich durch eine bessere Ausstattung schnell an diese Ansprüche an.

Es muss kein Leistungssport sein

Es ist gar nicht so schwierig, sich durch ein bisschen Verzicht auf gewohnte Bequemlichkeit mehr zu bewegen. Wie lässt sich beispielsweise der Weg zur Arbeit etwas anstrengender gestalten? Muss es immer der Fahrstuhl sein? Lassen sich die Einkäufe zu Fuß oder mit dem Fahrrad erledigen?

Oder beginnen Sie ein neues Hobby. Das braucht nichts Spektakuläres zu sein: Gehen Sie spazieren – jeden Abend! Oder wandern Sie. Das wirkt! Untersuchungen haben gezeigt: Frauen, die drei bis fünf Stunden pro Woche bei gemäßigtem Tempo gehen, haben nach einer Brustkrebserkrankung ein um 30 % niedrigeres Rückfallrisiko haben als inaktive Frauen.

GUT ZU WISSEN

Sport wirkt stark entzündungshemmend, was Krebszellen gar nicht mögen. Zudem beugt er Übergewicht vor. Dadurch entsteht eine Reihe von Schutzfaktoren, von denen körperlich inaktive Menschen nicht profitieren können. Und: Körperliche Bewegung reduziert auch den Wachstumsfaktor IGF und bindet Sexualhormone in der Muskulatur, was ebenfalls schützend vor Krebs wirkt. ■

Wichtiges Krafttraining

Die meisten denken bei »gesundem Sport« noch immer an Ausdauerbelastungen. Wichtiger für die Gewichtskontrolle ist aber Kraftsport. Die Muskulatur ist neben der Leber unser wichtigstes Stoffwechselorgan. Und jedes Kilo Muskelmasse verbraucht selbst in Ruhe Energie, »Grundumsatz« genannt.

Sobald wir Gas geben und die Muskeln aktiviert werden, verstärkt sich dieser Effekt – der Leistungsumsatz steigt extrem. Wer Muskelmasse aufbaut, wird also langfristig viel einfacher eine Gewichtszunahme verhindern können bzw. mit einer Diät leichter abnehmen können.

Um Muskeln aufzubauen, brauchen wir Krafttraining. Und das bringt noch mehr Vorteile mit sich: Nach Beendigung des Krafttrainings ist noch 20 bis 22 Stunden lang ein erhöhter Kalorienverbrauch messbar – der sogenannte Nachbrennereffekt.

GUT ZU WISSEN

Muskelgewebe braucht ein Vielfaches mehr an Kalorien als eine vergleichbare Masse Fettgewebe. Daher verbraucht ein Körper mit großem Muskelapparat mehr Energie als einer mit wenig Muskeln. Und das sogar dann, wenn wir schlafen. ■

So klappt's

Mit den folgenden Tipps finden Sie Freude am Sport:

- Auch Reiten und Schwimmen zählen zum Sport, ebenso Putzen und Sex. So verbrennen 30 Minuten leidenschaftlicher Sex genauso viele Kalorien wie 20 Minuten Joggen. Irgendetwas, das die Pfunde purzeln lässt, ist also garantiert für jeden dabei.
- Machen Sie sich auf die Suche nach neuen Bewegungsmöglichkeiten. Eine Schnitzeljagd per Handy (Geocaching), Balancieren auf dem Seil (Slackline), Zumba, Aquafit, kindergerechte Wanderungen, zum Beispiel auf spannenden Themenwegen, Tanzen… Nehmen Sie sich vor, jeden Monat etwas Neues auszuprobieren, bis Sie wissen, was Ihnen am besten gefällt. Das lohnt sich, denn je besser der Sport zu Ihnen passt, desto eher halten Sie durch und haben Spaß dabei.
- Allein Sport zu treiben ist oft öde. Wer gemeinsam mit anderen etwas macht, kann sich auch schlechter rausreden, wenn der innere Schweinehund das schlechte Wetter oder Kopfschmerzen als Ausrede vorschiebt. Unternehmen Sie zusammen mit der Familie etwas. Oder gründen Sie mit Gleichgesinnten einen Mini-Sportverein.
- Sport tut unglaublich gut, auch wenn Sie es erst mal kaum glauben können. Dabei werden Stresshormone abgebaut, Sie entspannen sich und verbrennen sogar noch Kalorien – so z.B. um die 500 kcal, wenn

Sie eine Stunde leicht joggen. Aber: Sie müssen es erst ausprobieren, damit Sie diese positiven Effekte feststellen können.

- Sie werden merken, wie schnell Sie sich besser bewegen können und fitter werden. Stellen Sie sich einmal vor, dass Sie es schaffen, den Bus noch zu erreichen, weil Sie mühelos rennen können und nicht total außer Atem geraten. Das geht nur, wenn Sie regelmäßig etwas für Ihre Fitness tun.
- Vergleichen Sie sich immer nur mit sich selbst, nicht mit anderen. Die eigene Leistungssteigerung zu spüren, motiviert. Zu merken, dass andere trotz eigener Anstrengung immer noch viel besser sind, demotiviert hingegen.
- Zum Schluss noch die gute Nachricht: Es nützt viel mehr, wenn Sie sich täglich eine kurze Zeit lang bewegen, als wenn Sie einmal pro Woche lange Sport treiben oder einmal pro Monat einen Halbmarathon laufen.
- Halten Sie Ihre sportlichen Aktivitäten in einem Trainingstagebuch fest. Sie dürfen stolz sein, wenn Sie es nach und nach füllen!

Wussten Sie, dass …?

- jede Steigerung der körperlichen Aktivität einen Nutzen für die Gesundheit bringt? Und dass diejenigen Menschen den größten Nutzen erwarten können, die sich bisher kaum bewegt haben?
- Sie mit einem mäßigen Bewegungsprogramm, bei dem Sie täglich 150 bis 200 kcal verbrennen, das Risiko für Herz-Kreislauf-Krankheiten und Diabetes bereits um 30 bis 50 % reduzieren?
- Sie gesundheitlich sogar dann vom Sport profitieren, wenn es Ihnen nicht gelingen sollte, abzunehmen? Eine Studie des Cooper-Instituts in Texas besagt, dass inaktive Personen mit einem BMI (Body Mass Index) von über 30 ein dreimal so großes Risiko haben, frühzeitig zu sterben, als ebenso schwere, aber körperlich aktive Menschen.
- Ihnen das Handy beim Sporttreiben helfen kann? Es gibt diverse Apps, die Ihnen dabei helfen (z.B. »Runtastic« oder »RunKeeper«). Mit einigen findet man sogar Gleichgesinnte, damit man nicht allein trainieren muss (z.B. mit »Spontacts«).
- es sein kann, dass die Waage erst mal mehr statt weniger Gewicht anzeigt, wenn Sie mit Sport beginnen? Das ist ein Zeichen dafür, dass die Muskeln wachsen – sie sind schwerer als Fett. Und wer mehr Muskeln hat, kann dauerhaft mehr Fett verbrennen.

- eine 60 kg schwere Hausfrau, die wöchentlich 4 Stunden Ausdauersport betreibt, rund 800 kcal pro Tag mehr essen darf als eine Büroangestellte, die keinen Sport treibt? Das entspricht etwa 150 g Schokolade pro Tag …
- jede Stunde, die Sie mit Sport verbringen, Ihr Leben um 2 bis 3 Stunden verlängern kann? So zeigte eine Studie, dass Männer, die pro Woche mit Sport 200 kcal mehr verbrennen, 2 Jahre länger leben.
- Sport bei depressiven Verstimmungen genauso gut oder sogar besser wirkt als Medikamente? Er fördert die Produktion stimmungsaufhellender Hormone im Körper.

HINWEIS *Sind Sie übergewichtig und/oder über 40 Jahre alt? Lassen Sie sich vom Arzt beraten und einen Gesundheitscheck durchführen. Gelenkschonend und daher besonders geeignet für Menschen mit ein paar Kilos zu viel sind Nordic Walking, Fahrradfahren, Wassergymnastik, Skilanglaufen, Schwimmen und Wandern. Beginnen Sie langsam, mit 15 bis 30 Minuten am Stück. Und trainieren Sie so, dass Sie nur leicht schneller atmen müssen und dabei noch reden können.*

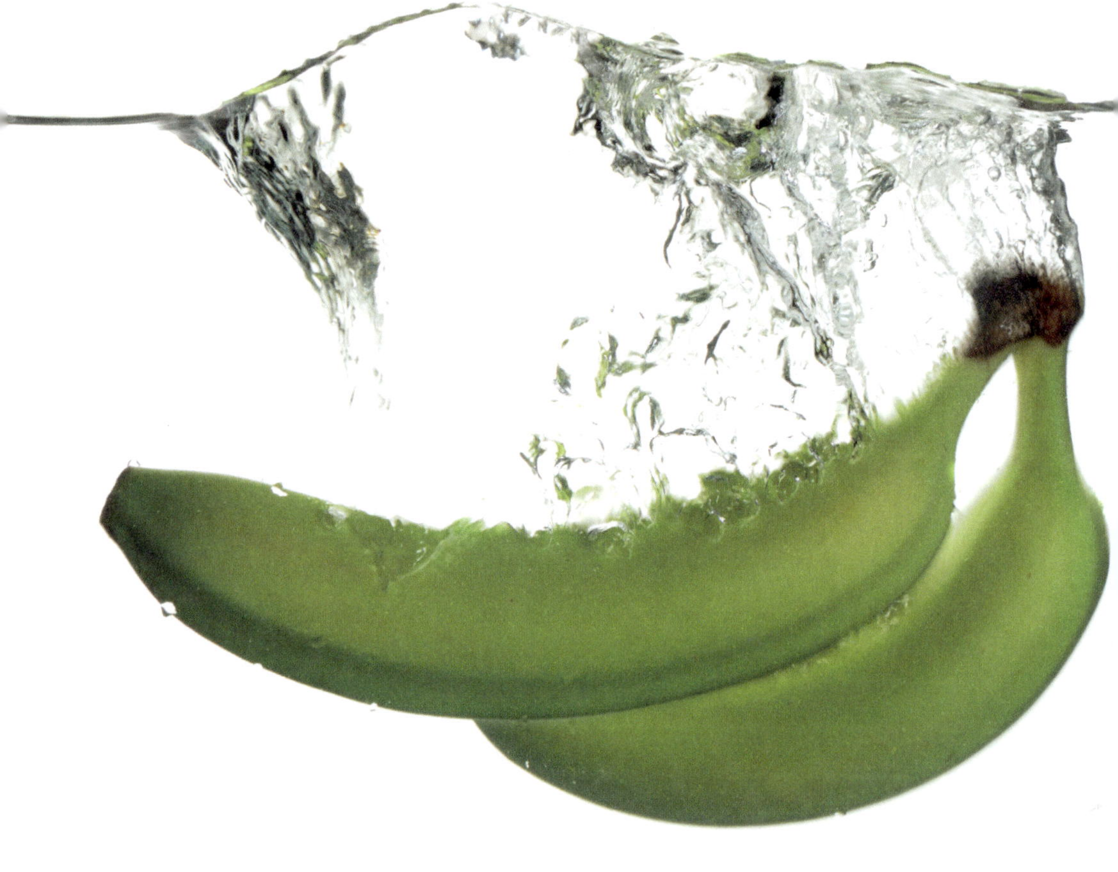

Diagnose Krebs. Und nun?

3

Vermutlich überstürzen sich die Dinge jetzt. Lesen Sie in diesem Kapitel nach, was dabei hilft, mit dem Schock zurechtzukommen.

Das tun, was gut für Sie ist

Jeder Mensch reagiert anders auf Diagnose und Behandlung. Mit der Ernährung einen gewissen Einfluss nehmen zu können, gibt ein gutes Gefühl.

Eins gleich vorweg: Es gibt bis heute keine Ernährungsform oder Diät, die Krebs heilen könnte. Trotzdem ist die Ernährung gerade bei einer Krebsdiagnose wichtig:

- Es gibt Hinweise und Erfahrungen, dass die Therapien besser wirken, wenn man die Ernährung umstellt und zum Beispiel weniger Kohlenhydrate und Zucker isst (siehe Seite 256).
- Über die Ernährung können Sie gezielt etwas gegen die unerwünschten Nebenwirkungen der Therapien unternehmen – indem Sie beispielsweise Ihr Immunsystem stärken oder etwas gegen die Übelkeit und gegen andere belastende Nebenwirkungen tun. Das ermöglicht es Ihnen, die Therapie so lange durchzuziehen wie nötig. Richtige Ernährung kann zudem die Lebensqualität während der Behandlungen verbessern.
- Sie werden nach der Diagnose einfach mitgerissen, verlieren den Boden unter den Füßen und müssen die Ratschläge der Ärzte befolgen. Sie werden quasi ins eiskalte Wasser geworfen und müssen mitschwimmen, ohne selbst etwas zur Genesung beitragen zu können. Mit der Wahl der Ernährungsweise haben Sie immerhin ein Mittel, mit dem Sie die Initiative ergreifen und Einfluss nehmen können.

Jeder Mensch reagiert anders

Menschen mit Krebs sind verschieden – eben eigene Persönlichkeiten, mit verschiedenen Krebsformen, verschiedenen Lebensweisen, Therapien, Behandlungen und Wünschen. Das bedeutet unterschiedliche Behandlungsweisen wie Operationen, Chemo- und Strahlentherapie sowie Antihormontherapie. Es bedeutet auch, dass Betroffene auf Therapien unterschiedlich reagieren. Sie erholen sich schneller oder langsamer, leiden nicht oder sehr stark unter Übelkeit, und sogar der Haarausfall tritt nicht bei jeder Behandlung auf. Es lohnt sich also, auch wenn es überhaupt nicht einfach ist, erst mal optimistisch an die Therapie heranzugehen.

Um Nebenwirkungen zu lindern, gibt es heute übrigens eine ganze Reihe hilfreicher Medikamente. Es gibt viele Krebspatienten, die trotz Therapie und Krankheit einen normalen, erfüllten Alltag leben. Und wenn das nicht möglich ist, dann sind Sie nicht die einzige Person, der es so geht. Dann geht es darum, wie Sie am besten mit der Situation zurechtkommen. Es ist schließlich kein Versagen, wenn jemand eine Therapie schlechter verträgt als andere Menschen.

GUT ZU WISSEN

Interessant ist die Ernährungsfrage auf jeden Fall: Etliche Studien, klinische Erfahrungen und eine Reihe von Labor- und Tierversuchen deuten darauf hin, dass Menschen mit Krebs weniger Kohlenhydrate, dafür aber mehr Eiweiß und vor allem mehr Fett essen sollten. Das führt möglicherweise sogar dazu, dass eine Chemotherapie besser greifen kann. ■

HINWEIS *Die hier vorgestellten Tipps und Ideen stammen aus Studienergebnissen. Aber auch aus dem großen Fundus von krebsbetroffenen Menschen, die ihre Erfahrungen weitergeben – weil es wenig sinnvoll ist, dass alle Erkrankten erst mal selbst herausfinden müssen, was ihnen guttut. Welche Tipps bei Ihnen helfen, merken Sie durch Ausprobieren am besten selbst.*

DIE KETOGENE DIÄT

Gewisse Ernährungsformen gehen davon aus, dass Krebszellen viel Zucker brauchen, um zu gedeihen. Die ketogene Diät wird zurzeit im Universitätsklinikum Würzburg erforscht. Ziel ist es, die Auswirkungen der fett- und proteinreichen Ernährung mit sehr wenig Kohlenhydraten auf den Stoffwechsel und das Wachstum von Tumoren zu untersuchen. Auch anderswo finden ähnliche Studien statt.

Heute gilt die ketogene Diät aufgrund erster Studienergebnisse als sehr vielversprechend. Falls Sie Ihre Ernährung entsprechend verändern wollen, probieren Sie sie aus. Dafür sind keine speziellen Lebensmittel nötig. Weil sie aber komplex ist und eine große Umstellung erfordert, sollten Sie sich fachlich beraten lassen (Adressen im Anhang). Lesen Sie dazu auch das Kapitel »Ketogene Diät – was ist das?« (Seite 258). ■

Die Stolpersteine

Es gibt ein paar Dinge, die Sie jetzt für Ihr Wohl tun können – und einige, die Sie lassen sollten.

Auch wenn die Diagnose Sie erst mal umhaut: Jetzt sind Ihr Mitdenken und Ihre Mithilfe gefragt. Es wird Ihnen viel besser gehen, wenn Sie darüber reden, was Sie beschäftigt. Es ist leider eine Tatsache, dass viele Patienten ihren Ärzten und Therapeuten zu wenig von sich selbst erzählen. Sie wagen es nicht, über ihre Nebenwirkungen zu reden, aus Angst, die ohnehin knappe Zeit des Gesundheitspersonals zu sehr zu strapazieren oder als Jammerlappen angeschaut zu werden.

TIPP *Überwinden Sie eine mögliche Unsicherheit und bringen Sie den Mut auf, von Ihrem Arzt die Hilfe einzufordern, die Sie brauchen. Das ist nicht einfach – doch halten Sie sich vor Augen, dass es für das Gesundheitspersonal »nur« um Zeit geht, für Sie aber um die lebenswichtige Gesundheit.*

Teilen Sie sich mit

Zu wenig Auskunft über das zu geben, was Sie beschäftigt, ist nicht hilfreich. Denn so wissen die Ärzte nicht, wie es Ihnen geht. Sie sind nicht in der Lage, Ihnen vielleicht andere oder zusätzliche Medikamente gegen die unerwünschten Begleiterscheinungen der Therapie zu verschreiben. Und sie können Sie nicht an weitere Fachleute verweisen, etwa an einen Psychoonkologen, an jemanden, der sich mit Alternativmedizin auskennt, oder an einen Ernährungsberater.

TIPP *Gehen Sie mit einer Vertrauensperson zu den medizinischen Gesprächen. So stellen Sie sicher, dass die Fragen, die Ihnen wichtig sind, tatsächlich gestellt werden. Und die Antworten gehört werden, selbst wenn Sie zu geschockt sind, um alles richtig zu verstehen.*

Oft kann der Arzt Sie beruhigen, indem er Ihnen zeigt, dass Ihre Fragen oder Probleme ganz normal und häufig sind. Wenn Sie offen sprechen, hilft das den Onkologen, Sie zu verstehen und sich ein ganzheitliches Bild Ihres Zustandes zu machen. Es ist nun mal etwas ganz anderes, selbst betroffen zu sein und zu wissen, wie sich das anfühlt. Oder »nur« zu behandeln und nicht in der Haut der erkrankten Person zu stecken.

Sicher nimmt Ihr Arzt auch gerne Tipps entgegen, die Sie als hilfreich empfunden haben. Er kann sie wiederum im Gespräch mit anderen Betroffenen weitergeben.

HINWEIS *Sie können mit Ihrem Arzt nicht reden, fühlen sich nicht ernst genommen oder unter Zeitdruck? Bedenken Sie: Sie können jederzeit den Arzt wechseln. Gerade in so einer schwierigen Situation ist es wichtig, sich gut und richtig behandelt zu fühlen und Vertrauen haben zu können. Wenn Sie möchten, suchen Sie sich außerdem andere Menschen in einer ähnlichen Situation, beispielsweise in Selbsthilfegruppen oder in Internet-Foren (siehe Anhang). Im Austausch mit ebenfalls betroffenen Menschen, die ganz genau wissen, wovon man redet, findet man oft die besten Tipps.*

Zusatzpräparate: nur mit ärztlichem Segen

Viele Patienten nehmen auf eigene Faust Zusatzpräparate ein. Das ist nicht ratsam! Denn sie vertragen sich möglicherweise nicht optimal mit einer Chemotherapie oder könnten deren Wirkung sogar schmälern. Fragen Sie Ihren Arzt, bevor Sie Vitamintabletten und Zusatzpräparate kaufen und einnehmen.

Gewisse Vitamine stehen sogar im Verdacht, die Wirkung von Chemotherapien zu stören. Während wasserlösliche Vitamine nicht lange im Körper bleiben, reichern sich fettlösliche Vitamine im Fettgewebe an und können so noch länger aktiv sein und die Wirkung der Chemotherapie behindern. Legen Sie deshalb einen »Sicherheitsabstand« von 3 Wochen zwischen der Einnahme von Vitaminpräparaten und dem Beginn der Chemotherapie ein.

Kleine Nothelfer gegen den Schock

Vielleicht möchten Sie zuerst gar nicht mehr essen, vielleicht können Sie auch nicht schlafen. In diesem Kapitel finden Sie Tipps, die jetzt helfen.

Die Diagnose Krebs zieht Ihnen wahrscheinlich den Boden unter den Füßen weg. Ein Schock, nie gekannte Ängste, der eigene Tod wird urplötzlich und mit voller Wucht vorstellbar. Bedenken Sie aber auch: Die heutige Medizin ist sehr weit entwickelt. Es gibt viele Möglichkeiten, zu heilen oder wenigstens möglichst lange eine gute Lebensqualität zu erhalten.

Die ersten Reaktionen »verdauen«

Es ist gut möglich, dass Sie erst mal überhaupt keinen Appetit mehr haben, nicht essen und nicht schlafen können. Das wird sich in ein paar Tagen legen. Vielleicht brauchen Sie ein Beruhigungsmittel oder ein Medikament zum Schlafen, vielleicht möchten Sie möglichst schnell zu einem Psychoonkologen gehen, der dabei hilft, den ersten Schock zu verarbeiten. Sprechen Sie Ihre Wünsche, Ängste und Probleme an, damit Ihnen geholfen werden kann.

Eine gute Anlaufstelle ist jetzt auch die Deutsche Krebshilfe (www.krebshilfe.de). Sie kann Ihnen helfen bei Fragen rund um den Arbeitsplatz, Finanzen, Versicherungen, die Kinderbetreuung etc. und hält viele hilfreiche Broschüren bereit.

Das hilft Ihnen, wieder zu essen

Der Magen ist eines der nervenreichsten Organe überhaupt. Kein Wunder, dass er jetzt, nach einer solchen Diagnose, rebelliert! Andererseits raubt es Ihnen komplett die Kräfte, wenn Sie nichts essen und trinken. Es gilt als bewiesen, dass die richtige Nahrungsmittelwahl Angst reduzieren, das Wohlbefinden fördern und beim Einschlafen helfen kann.

Die folgenden Ernährungstipps sind sozusagen ein Nothilfeprogramm aus der Küche. Sie können Sie auch nach der Krebsdiagnose und Behandlung immer einsetzen, wenn Sie mit einer belastenden Stresssituation konfrontiert sind (Jobverlust, Liebeskummer etc.).

Wenn Gefühle auf den Magen schlagen
Emotionen verändern sofort die Ernährungsgewohnheiten und die Auswahl der Nahrungsmittel. Besonders intensive Emotionen hemmen den Appetit eher. Negative Gefühle wie Alltagsstress und Ärger erhöhen vor allem die Lust auf fettreiche, zuckerhaltige Lebensmittel. Stress und Angst führen dazu, dass Sie wahrscheinlich schneller essen, weniger gut kauen und größere Bissen herunterschlucken. Das kann Verdauungsbeschwerden verursachen.

TIPP *Wenn Sie anfällig sind für Süßes: Essen Sie mehr Nüsse, Obst oder schwarze Schokolade anstatt süße Backwaren. Versuchen Sie, langsam zu essen und gut zu kauen. Hilfreich ist Kaugummi: Es ist bewiesen, dass das Kauen von Kaugummis in akuten psychischen Stresssituationen hilft, Stress abzubauen.*

Wenn Sie weiterhin kaum essen mögen: Ein, zwei Tage lang ist das nicht tragisch. Dauert die Appetitlosigkeit jedoch länger an, ziehen Sie Ihren Arzt hinzu, um sich mit Medikamenten, einer Ernährungsberatung oder einer psychoonkologischen Betreuung helfen zu lassen.

TIPP *Lassen Sie jetzt jemanden, den Sie mögen, für sich kochen. Setzen Sie sich zusammen an den Tisch, aber lassen Sie beim Essen das Thema Krebs außen vor. Sie werden noch genug Zeit haben, um sich darüber zu unterhalten. Genießen Sie das Essen jetzt ganz bewusst, denn möglicherweise kommt eine Zeit, in der es schwierig wird, genau das zu tun.*

Der Lust nachgeben
Worauf haben Sie Lust? Gönnen Sie sich gerade jetzt das, was Sie möchten. Das hilft meist, zumindest etwas. Denn was schmeckt, tut der Stimmung gut. Machen wir bestimmte Erfahrungen mit einem Lebensmittel, verknüpft unser Körper diese durch spezielle Marker mit dem Geschmacks-

sinn. Anhand dieser Marker fällt er seine Entscheidungen und teilt sie unserem Bewusstsein in Form von Appetit mit.

HINWEIS *Wenn sich die Lebensbedingungen neu einpendeln, werden sich prompt auch Ihre Geschmacksvorlieben wieder ändern.*

Geruchserinnerungen umgehen oder positiv nutzen

Geruchserinnerungen werden im Langzeitgedächtnis so gespeichert, dass wir Gerüche und Geschmacksempfindungen dauerhaft in Erinnerung behalten. Deshalb erinnern sie uns später viel stärker an unangenehme oder angenehme Erlebnisse und Erfahrungen als andere Sinneseindrücke wie etwa Sehen oder Hören. Sie haben in der schwierigen Zeit nach der Diagnose zwei Möglichkeiten:

- Sie essen jetzt etwas, das Sie ohnehin nicht besonders gerne mögen.
- Oder Sie nutzen gerade jetzt positive Geruchserinnerungen, beispielsweise an griechisches Essen in einem besonders schönen Urlaub, um sich Mut zu machen und sich abzulenken. Essen Sie griechisch und denken Sie daran, dass irgendwann der nächste Urlaub in Griechenland wieder kommen wird – auch für Sie.

Mit der zweiten Variante gehen Sie das Risiko ein, dass Ihnen der Appetit auf griechisches Essen für lange Zeit verloren geht, je nachdem, welche Erinnerungen später stärker sind: diejenigen an den schönen Urlaub oder diejenigen an die Tage nach der Diagnose. Überlegen Sie sich, welche dieser beiden Varianten Ihnen besser gefällt.

Das fördert den Schlaf und hebt die Stimmung

Tryptophan ist die Ausgangssubstanz für das Glückshormon Serotonin und gilt deshalb als »Entspannungsmolekül«, das unsere Stimmung aufhellt. Nach der Diagnose wird das Tryptophan schneller abgebaut, weil Sie durch den anhaltenden Stress besonders viel des Stresshormons Cortisol im Blut haben. Bei Stress ist deshalb der Tryptophanbedarf erhöht.

Zu wenig Tryptophan und eine zu geringe Serotoninsynthese machen auf Dauer depressiv. Das wiederum mindert Ihre Kraft, gegen den Krebs anzutreten.

Mehr Tryptophan – mehr Serotonin

Damit Sie abends einschlafen können, helfen Lebensmittel, die ein gutes Verhältnis zwischen der Aminosäure Tryptophan und Kohlenhydraten haben. Wird das Tryptophan-Serotonin-System optimal aktiviert, fühlen Sie sich wohler. Sogar die Angst nimmt ab, und Sie sind weniger schmerzempfindlich. Sie fühlen sich leicht schläfrig und können besser einschlafen. Kein Wunder, denn Serotonin hat einen direkten Einfluss auf die Zentren im Gehirn, die den Schlaf regulieren. Genügend Serotonin kann die Einschlafdauer verkürzen und ist außerdem die Ausgangssubstanz für das Nachthormon Melatonin. Melatonin wirkt nicht nur schlaffördernd, sondern – zumindest in Tierexperimenten – auch krebshemmend.

TIPP *Lebensmittel, die das Tryptophan-Serotonin-System und dadurch die Melatoninbildung optimal aktivieren, sind zum Beispiel Bananen, ein mit Honig gesüßter griechischer Joghurt oder eine warme Honigmilch.*

Tryptophanreiche Nahrungsmittel

Damit Ihr Körper genügend Serotonin bilden kann, benötigt er Proteine und in Maßen Kohlenhydrate bei jeder Mahlzeit. Aber Achtung: Bei sehr proteinreichen Mahlzeiten gelangt weniger Tryptophan ins Gehirn, weil dann sehr viele andere Aminosäuren ebenfalls ins Gehirn transportiert werden wollen, die dem Tryptophan dort Konkurrenz machen. Sobald jedoch etwas Insulin im Blut ist, was nach dem Essen von Kohlenhydraten der Fall ist, gelangen andere Aminosäuren vermehrt in die Muskulatur. Und das Tryptophan kann ungehindert ins Gehirn transportiert werden.

INFO *Tryptophanreiche Lebensmittel sind zum Beispiel Spinat, Haferflocken, Tofu, Thunfisch und anderer Fisch, Fleisch wie Hühnerbrust, Nüsse wie Haselnüsse, Erdnüsse, Mandeln, Paranüsse, Walnüsse, Cashewkerne, Bohnen, Erbsen, andere Hülsenfrüchte und verschiedene Käsesorten sowie andere Milchprodukte wie Quark.*

Allerdings stehen Kohlenhydrate sowie ein erhöhter Insulinspiegel auch im Verdacht, Krebszellen zu »füttern«. Wählen Sie deshalb Kohlenhydratquellen, die den Blutzuckerspiegel nur wenig ansteigen lassen: etwa Pumpernickel, frisches Obst oder Kichererbsen. Und essen Sie nur wenig Zucker oder

Weißmehlprodukte. Es sind auch wirklich keine großen Kohlenhydratmengen notwendig, damit das Tryptophan ins Gehirn gelangen kann.

SPINATSALAT MIT FETA UND KÜRBISKERNÖL

Das steirische Kürbiskernöl macht diesen Salat so besonders fein. Anstelle von Feta passt auch gehobelter Parmesan oder Mozzarella. Zusammen mit einem Stück Vollkornbrot liefert dieser Salat alles, was für die Bildung von Serotonin wichtig ist.

Für 3 – 4 Personen

200 g Blattspinat
2 EL Kürbiskerne
150 g Feta oder Mozzarella oder 100 g Parmesan
2 EL Kürbiskernöl
2 EL Olivenöl
Salz
2 EL Balsamico

Den Blattspinat waschen, von den Stielen befreien und abtropfen lassen. Die Kürbiskerne in einer Pfanne ohne Zugabe von Fett unter stetigem Rühren anrösten. Den Feta (Mozzarella, Parmesan) in kleine Würfel schneiden.

Kürbiskernöl in einer großen Schüssel mit Olivenöl, Salz und Balsamico-Essig gut zu einer Marinade verrühren. Die Spinatblätter in mundgerechte Stücke reißen, zur Marinade geben, gut durchmischen und auf Tellern anrichten. Zum Schluss die Feta-Würfel und die gerösteten Kürbiskerne darüber streuen. ■

TIPP *Essen Sie täglich eine Handvoll Nüsse. Sie liefern alles, was die Serotoninbildung anregt, aber auch beruhigendes Magnesium und Kalzium, und schützen zudem vor Herz-Kreislauf-Erkrankungen.*

Auch Fett ist wichtig für die Aufnahme von Tryptophan, da es freie Fettsäuren liefert, die ebenfalls die Tryptophanversorgung und damit die Serotoninbildung verbessern. Neben Tryptophan sind für die Serotoninbildung auch Zink, Vitamin B_6, Folsäure und Magnesium nötig. Diese Aktivatoren der Serotoninbildung stecken in folgenden Mahlzeiten und Snacks: Joghurt mit Weizenkeimen, Feldsalat mit gerösteten Kernen, Mozzarella und Ei, Pellkartoffeln mit Käse und grünem Salat, Vitello tonnato mit Salat und Roggenvollkornbrot, Müsli mit Haferflocken, Quark, etwas Honig, Bananen und Himbeeren.

HINWEIS *Den Schock einfach mit Alkohol wegtrinken? Das funktioniert leider nicht. Im Gegenteil, es wird danach alles noch schlimmer. Untersuchungen zeigen, dass Alkohol die Aufnahme von Tryptophan ins Gehirn stören kann, was dazu führt, dass erst recht weniger entspannendes Serotonin gebildet wird.*

SCHOKOLADENBANANEN

Ein altbewährtes, immer wieder leckeres Rezept. Bananen liefern reichlich Tryptophan und den Aktivator Vitamin B_6, der für die Serotoninsynthese notwendig ist. Außerdem liefern Bananen selbst Serotonin, das der Beruhigung der Nerven außerhalb des Gehirns dient. Gut im psychischen Notfall, aber bitte nicht jeden Tag!

Für 4 Personen

4 Bananen
4 Riegel Zartbitter-Schokolade

Backofen auf 160 °C vorheizen. Die Bananen auf der Innenseite der Rundung mit einem Messer ca. 5 – 10 cm (je nach Größe der Banane) aufschneiden, die Schale auseinanderziehen, sodass eine Öffnung entsteht und die Schale seitlich aufsteht. Einen Riegel Schokolade längs in jede Banane hineinstecken.

Die Bananen auf ein mit Backpapier belegtes Blech legen und in den heißen Backofen stellen. Nach etwa 10 Minuten ist die Schokolade geschmolzen. Bananen auf Teller legen und sorgfältig die Schale aufziehen (Achtung heiß!).

Direkt aus der Schale löffeln und genießen. ■

Der Trick mit der Schokolade

Nein, Schokolade kann Ihnen das Gefühl des Schocks und der Angst nicht nehmen. Leider. Trotzdem sollten Sie jetzt alles tun, was Ihnen hilft, sich wenigstens ein bisschen besser zu fühlen. Und Schokolade schmeckt so gut, dass sich die Stimmung sofort hebt. Sie setzt außerdem komplexe Mechanismen in Gang, die noch längere Zeit positiv auf die Psyche wirken.

Das Essen von Schokolade kann gut tun, wenn Sie kein Übergewicht haben und durch den Schokoladenverzehr nicht zusätzlich ein schlechtes Gewissen bekommen. In jedem Fall ist Schokolade aber eine bessere Wahl als Kekse, süße Getränke und Schleckzeug, wenn Sie durch den Stress eine unbändige Lust auf etwas Süßes verspüren.

GUT ZU WISSEN

Weiße Schokolade ist nicht wirksam, während schwarze, zartbittere Schokolade genauso gut wirkt wie Milchschokolade. Damit die in der Schokolade vorhandenen stimmungsaufhellenden Stoffe Koffein und Theobromin wirken können, sind etwa 50 g Schokolade nötig – und eine Stunde Geduld. So lange dauert es, bis die Wirkung dieser Stoffe eintritt. Weil aber auch alles in der Schokolade steckt, um die Serotoninbildung zu aktivieren, werden Sie sich schon schneller besser fühlen. ■

Safran für die Stimmung

In den vergangenen Jahren haben einige wissenschaftliche Studien belegt, dass Safran gegen Depressionen wirksam ist. Auch wer unter anderen seelischen Beschwerden leidet, sich etwa antriebslos und schlecht gelaunt fühlt, könnte von Safran profitieren. In Asien wurde das Gewürz übrigens schon seit jeher zur Behandlung von depressiven Verstimmungen verwendet.

Studien konnten aufzeigen, dass Patienten, die unter leichten Depressionen leiden, schon bei einer Menge von 30 mg Safran pro Tag anfangen, sich besser zu fühlen. Eine weitere Verbesserung der Stimmung konnte nach 6 Wochen beobachtet werden. Warum also nicht einen Versuch starten mit Safran, zum Beispiel in einem Safranrisotto?

Übrigens zeigte sich Safran in Tierexperimenten auch als wirksames Mittel gegen Schlafstörungen. Und da das teure Gewürz sogar gegen Krebszellen zu wirken scheint (siehe Seite 76), ist gegen den Safrangenuss nichts einzuwenden.

HINWEIS *Fragen Sie Ihren Onkologen, ob Sie Safran weiter verwenden dürfen, wenn die Chemotherapie beginnt.*

QUARKTORTE

Ein sehr schmackhaftes Rezept mit Safran. Übrigens tut es manchen Menschen gerade jetzt gut, sich in der Küche kreativ zu betätigen. Ein Stück Normalität und eine gute Ablenkung in schweren Zeiten.

Für eine Springform von 26 cm Durchmesser

Butter und Mehl für die Backform

120 g Butterkekse
70 g gemahlene Mandeln
60 g Butter
600 g ¾-Fett-Quark (30 %) oder Halbfettquark (20 %)
400 g Doppelrahmfrischkäse
200 g Zucker oder Kokosblütenzucker
2–3 Prisen Safran
1 Zitrone, abgeriebene Schale und Saft
4 Eier (getrennt)
30 g Maisstärke (z.B. Maizena)
20 g Mehl

Guss

300 g Crème fraîche
1 Beutel Vanillezucker
40 g Puderzucker

Backofen auf 130 °C vorheizen. Springform mit Butter einfetten und bemehlen. Butterkekse im Mixer fein mahlen, mit den Mandeln mischen. Butter in einer kleinen Pfanne schmelzen und dazugeben. Mischen und den Krümelteig auf den Springformboden drücken.

Den Quark mit Doppelrahmfrischkäse, 150 g Zucker, Safran und Eigelb verrühren, Zitronenschale und Saft daruntermischen. Eiweiß mit 50 g Zucker steif schlagen und unter die Masse heben. Die Maisstärke und das Mehl darunter rühren. Teig in die Springform gießen. Auf mittlerer Schiene 60 Minuten backen.

Für den Guss alle Zutaten verrühren und sofort auf den Kuchen streichen. Nochmal 10 Minuten backen. Backofen abschalten und den Kuchen 2 Stunden lang darin auskühlen lassen. ■

Tee trinken und abwarten
Orangenblütentee wirkt entspannend, ebenso Melissentee. Auch Minztee kann besser sein als Kaffee, denn ab der dritten Tasse Kaffee, unmittelbar hintereinander getrunken, treten vermehrt negative Effekte wie Nervosität, Gereiztheit, Herzklopfen oder Magenprobleme auf. Das verstärkt die Ängste und Stresssymptome.

Ein gewisses Maß an Koffein aus Kaffee oder schwarzem Tee ist jedoch empfehlenswert und hat eine stimulierende Wirkung auf den Serotoninspiegel. Auch Adrenalin und Dopamin werden vermehrt produziert: Dopamin fördert die Konzentrationsfähigkeit. Wer also ein wenig Kaffee trinkt, dürfte von einer verbesserten Denkfähigkeit profitieren. Das macht Sinn vor einem wichtigen Arztgespräch, damit Sie sich besonders gut konzentrieren können.

Bei Kräften bleiben

Vielleicht kaufen Sie sich, falls Ihnen der Appetit über längere Zeit abhanden kommt, ein gutes Proteinpulver für die Zubereitung von Drinks. Damit bleiben Sie bei Kräften. Denn Muskeln gehen schnell verloren, wenn man gar nichts mehr isst. Und auch das Immunsystem ist auf eine gute Proteinversorgung angewiesen.

Achten Sie auf eine hohe biologische Wertigkeit (ein Maßstab für Qualität von Nahrungsproteinen) von über 100. Eine biologische Wertigkeit von 100 entspricht der Qualität des Proteins vo einem Ei. Wird ein Nahrungsprotein besser als Eiprotein vom Körper verwertet, hat es eine biologische Wertigkeit von über 100. Wird ein Protein schlechter als Eiprotein vom Körper verwertet, liegt die biologische Wertigkeit dieses Proteins unter 100. Die biologische Wertigkeit steht auf dem Proteinpulver. Falls nicht, ist sie in der Regel eher ungenügend.

Gute Präparate sind im Sport-Fachhandel, in vielen Fitness-Studios oder per Internet-Versand erhältlich. Vergleichen Sie mehrere Produkte und achten Sie darauf, dass das Proteinpulver reichlich Tryptophan (siehe Seite 111) enthält und eher kohlenhydratarm ist.

Je nach gewähltem Pulver können Sie 2 bis 3 Esslöffel in einem Glas Wasser oder Milch auflösen und dreimal täglich trinken. Auch wenn Sie keinen Appetit haben, lässt sich das meistens machen.

TIPP *Damit Sie besser schlafen können, sollten Sie am Abend auf solche Drinks verzichten, denn Proteine wirken eher anregend und halten länger wach. Falls Sie trotzdem den Proteindrink trinken möchten, peppen Sie ihn mit Milch, einem halben Teelöffel Honig und einer halben Banane auf. Das geht am besten mit dem Stabmixer.*

Auch pürierte Gemüsecremesuppen »rutschen« in Stresssituationen recht gut. Am besten bestreut mit etwas geriebenem Käse, da der Tryptophan liefert. Ebenfalls gut: eine leicht verdauliche Hafersuppe – Hafer bringt ebenfalls reichlich Tryptophan mit sich.

Verdauungsbeschwerden lindern

Manche Menschen haben nach der Diagnose massive Verdauungsbeschwerden, zum Beispiel Sodbrennen. Stress, daneben auch Rauchen, Kaffee, Alkohol, schwarzer Tee und Cola lassen bei entsprechender Veranlagung den Schließmuskel des Magens erschlaffen. Dadurch kann der Mageninhalt inklusive Magensäure in die Speiseröhre zurückfließen. Wer außerdem sehr fettig und üppig, zu viel und zu hastig isst und trinkt, muss damit rechnen, dass sein Magen versucht, diesen Angriff mit einer Überproduktion von Magensäure abzublocken. Stress kann aber auch Blähungen verursachen, sogar ohne dass man blähende Lebensmittel wie Hülsenfrüchte und Kohlgewächse oder scharfe Gewürze wie Curry, Paprika, Knoblauch und Zwiebeln gegessen hat – weil man beim Hinunterschlingen Luft schluckt. Auch kohlensäurehaltiges Mineralwasser kann, zusammen mit Stress, plötzlich zu Blähungen führen. Was tun, wenn jetzt die Verdauung streikt? Diese Tipps helfen (siehe auch Seite 162):

- Essen Sie langsam, kauen Sie gut, hören Sie auf, wenn Sie satt sind.
- Konsumieren Sie, wenn Sie unter Sodbrennen leiden, so wenig Kaffee, Alkohol, schwarzen Tee, Zigaretten und Cola wie möglich.
- Verzichten Sie auf blähendes Gemüse wie Lauch und Zwiebeln und auf Rohkost wie Gurke oder Paprika. Gut verträgliche Gemüse sind beispielsweise Zucchini, Tomaten, Brokkoli, Fenchel und Spinat.
- Fettige Speisen liegen sehr lange im Magen, Süßigkeiten regen die Magensäureproduktion an. Also beides nur in Maßen genießen.

- Achten Sie darauf, ob Sie saure Speisen wie Joghurt und Zitrusfrüchte vertragen.
- Essen Sie fünfmal wenig anstatt dreimal viel. Das entlastet die Verdauungsorgane.
- Nehmen Sie am Abend die letzte (leichte) Mahlzeit rund zwei Stunden vor dem Schlafengehen ein.
- Schlafen Sie bei Neigung zu Sodbrennen mit leicht erhöhtem Oberkörper und auf der linken Seite. So kann die Magensäure weniger zurückfließen.
- Vermeiden Sie einengende Kleidung.
- Ein Glas Milch, schluckweise getrunken, ein Esslöffel Magerquark, einige Mandeln, ein roh geriebener Apfel: Sie alle können leichtes Sodbrennen verbessern.
- Anis, Fenchel oder Kümmel in Form von Gewürzen oder als Tee beugen Blähungen vor.

Vorsicht: Scharlatane und Abzocker

Nach allem, was die Wissenschaft bis zum heutigen Tag weiß, gibt es keine Krebsdiät, mit der man die Krankheit heilen könnte. Unseriöse Anbieter vermitteln dennoch gern den Eindruck, dass man mit ihrer Diät gesund wird – und dass man, wenn man das Falsche isst, selbst schuld ist, wenn die Krankheit fortschreitet.

Doch es ist wissenschaftlich ganz einfach falsch, dass man Krebs aushungern kann oder dass zum Beispiel Rote Beete-Saft Krebszellen abtötet. Und eine von Scharlatanenten beworbene 42-tägige Fastenkur kann die letzten Kräfte rauben, wenn jemand schon stark abgenommen hat. Erst recht gefährlich wird es, wenn sich erkrankte Personen gegen medizinisch angezeigte Therapien wie die Chemotherapie oder eine Bestrahlung entscheiden, in der Annahme, dieselben Heilungschancen durch eine Ernährungsumstellung zu haben.
Auch Nahrungsergänzungs- und Stärkungsmittel können nicht nur unwirksam sein, sondern unerwünschte Nebenwirkungen haben oder sogar schaden. Wunderheiler preisen beispielsweise die Genesung durch Megadosen von Vitaminen und Mineralstoffen, durch den Konsum

GUT ZU WISSEN
Die Ernährung hat einen Einfluss auf die Entstehung von Krebs – so viel ist sicher. Ebenso sicher ist aber, dass die Freude am Essen erhalten bleiben soll. Denn Krebs ist keine Strafe, für die man Buße tun muss, indem man das Essen nicht mehr genießt! ■

von Aprikosenkernen, grünem Hafertee, Papayablättern oder Noni (Indische Maulbeere). Hier wird mit der Angst und der Hoffnung von Krebspatienten gespielt und Geld gemacht. Seien Sie deshalb wachsam und kritisch.

INFO *Bedenken Sie, dass Nahrungsergänzungsmittel zu den Lebensmitteln gehören und nicht zu den Arzneimitteln. Ihre Wirkung muss deshalb wissenschaftlich nicht belegt werden können. Zwar dürfen sie auch nicht mit der Heilbarkeit von Krankheiten wie Krebs beworben werden, aber viele schwarze Schafe halten sich nicht daran. Fragen Sie also unbedingt Ihre Ärzte, bevor Sie auf eigene Faust irgendwelche Experimente starten!*

Diese Fragen helfen bei der Beurteilung

Folgende Fragen helfen Ihnen, zu erkennen, ob es sich bei den Anpreisungen einer Krebsdiät um Scharlatanerie handelt oder nicht. Können Sie auch nur eine der Fragen mit Ja beantworten, lassen Sie die Finger davon:

- Verspricht die Diät Heilung und/oder gibt es Beispiele von Spontanheilungen durch diese Art von Diät?
- Wird die Diät als Alternative zu schulmedizinischen Behandlungen wie etwa Chemotherapie empfohlen?
- Wird die Diät gleichermaßen für alle Krebserkrankungen empfohlen?
- Werden bestimmte Lebensmittel empfohlen, die man beim Anbieter kaufen muss?
- Werden gewisse Vitamine oder andere Produkte in hohen Dosen zur Therapie empfohlen?
- Verbietet die Krebsdiät angeblich krebsfördernde Lebensmittel wie beispielsweise Schweinefleisch, gekochte oder gebratene Lebensmittel oder andere?
- Werden Einläufe oder Fastenperioden empfohlen?
- Enthält die Krebsdiät Richtlinien zur Enthaltsamkeit, Askese oder zum Verzicht auf Genuss beim Essen?
- Macht die Krebsdiät ein schlechtes Gewissen, wenn man gewisse Richtlinien nicht befolgt?

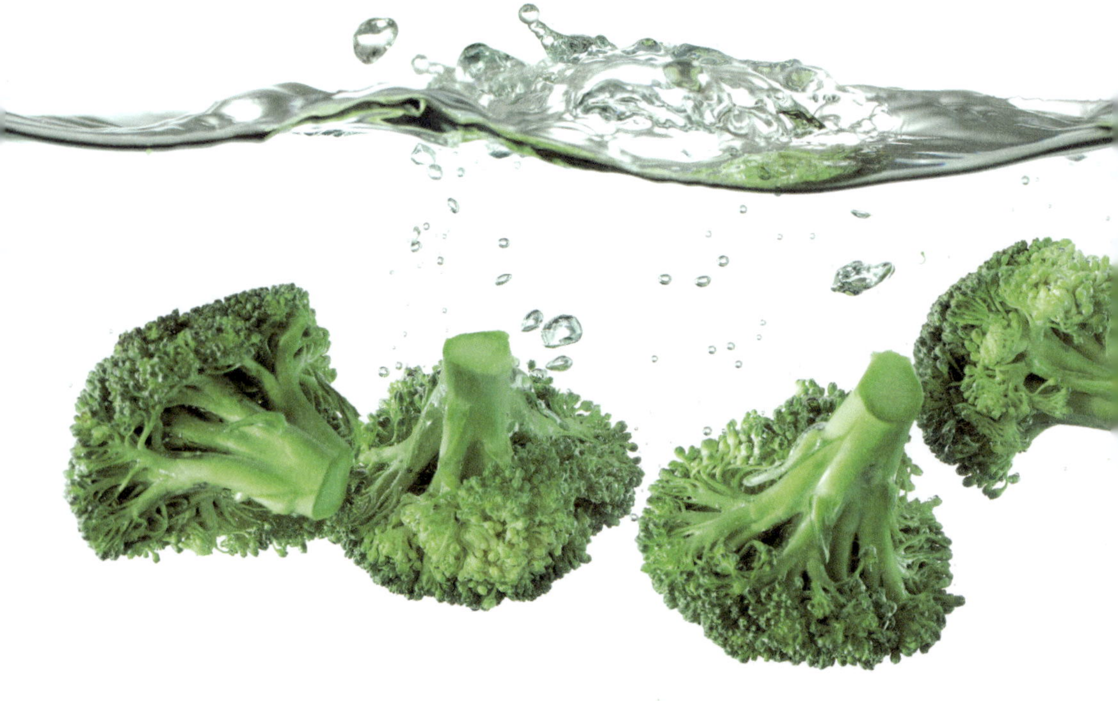

Die Folgen von Operationen bewältigen

4

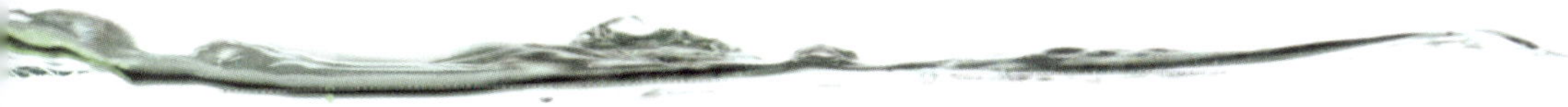

In diesem Kapitel finden Sie Empfehlungen und Ratschläge zur Linderung der Beschwerden, die nach Operationen auftreten. Und Sie erfahren, wie Sie Ihren Körper unterstützen können, damit Sie wieder zu Kräften kommen.

Mängel vermeiden, die Wundheilung fördern

Nach einer Operation ist der Körper besonders darauf angewiesen, dass Sie ihm alle Nährstoffe zuführen, die er für die Regenerierung braucht. Denn mit der Wundheilung hat er eine riesige Aufgabe zu bewältigen.

Wenn die Operation schon eine Weile zurückliegt und es Ihnen wieder gut geht, müssen Sie in der Regel keine besonderen Verhaltens- oder Ernährungsweisen mehr befolgen. Es sei denn, Verdauungsorgane sind direkt oder indirekt betroffen oder Sie haben nach Operationen im Kopf- und Halsbereich Schwierigkeiten beim Essen und Trinken.

TIPP *Jeder Mensch ist einzigartig und reagiert individuell auf einen Eingriff und in der anschließenden Heilungsphase. Deshalb empfiehlt es sich, ein Ernährungstagebuch zu führen. Es hilft Ihnen, die Übersicht zu behalten und sich zu erinnern, welche Speisen Sie gut vertragen und welche nicht. Das Tagebuch kann auch den Arzt oder den Therapeuten unterstützen.*

GEWICHTSVERLUST

Wenn Sie nach einer Operation weiterhin Gewicht verlieren oder verlorenes Gewicht nicht wieder zunehmen können – wegen Appetitlosigkeit, Unlust, Schwäche oder Schmerzen –, kann das zu einer dauerhaften Mangelernährung führen. Diese wiederum zum Abbau von Muskeln, einem geschwächten Immunsystem und erhöhter Entzündungsgefahr.

Sprechen Sie mit Ihrem Arzt! Er kann Ihnen Zusatznahrung verschreiben und andere unterstützende Maßnahmen ergreifen.

Wie sich der Körper erholt

Bösartige Tumore müssen häufig durch eine Operation entfernt werden. Es hilft, zu wissen, was nach einem solchen Eingriff im Körper abläuft.

Ganz egal, wo und welcher Art die Operation war – sie bedeutet für den Körper Alarm und Stress im höchsten Maß. Er wird durch den schnellen und gezielten Einsatz von Botenstoffen versuchen, den Stoffwechsel so zu aktivieren, dass wieder »Ordnung« einkehrt: Der Blutzuckerspiegel steigt, um die notwendige Energie bereitzustellen. Aus den Muskeln werden Proteine zur Reparatur des geschädigten Gewebes abgezogen und zur Wunde transportiert. Unter anderem deshalb fühlen Sie sich nach einer Operation schwach und kraftlos.

Schwerstarbeit für den Organismus

In der Wundheilungsphase ist Ihr Körper stark gefordert. Das bedeutet, dass Sie ihn mit allem, was er braucht, ausreichend versorgen müssen. Allem voran ist das besonders viel Eiweiß für den Muskelaufbau. Sie brauchen jetzt auch alle anderen lebenswichtigen Nährstoffe. Ganz besonders wenn Sie keinen Appetit haben, ist es wichtig, dass Sie mit Ihrem Arzt festlegen, wie Sie zu diesen Substanzen kommen (Tabletten, Zusatznahrung etc.).

Weisen Sie Ihren Arzt oder Ihre Ernährungstherapeuten darauf hin, wenn Sie viel Gewicht verloren haben. Durch Laboruntersuchungen kann Ihr Arzt feststellen, ob Sie ausreichend mit Proteinen, Vitaminen und Elektrolyten versorgt sind oder ob Sie eine Unterversorgung vorübergehend mit Ergänzungsmitteln ausgleichen müssen. Während der Regeneration kann der Bedarf an diesen Stoffen sehr viel höher sein als der einer gesunden Person. Eine optimale Versorgung mit bestimmten Substanzen kann die Wundheilung enorm beschleunigen – und damit auch Ihre Genesung.

HINWEIS *Handeln Sie bitte nicht eigenmächtig und nehmen Sie Vitamine oder Mineralstoffe nur in Rücksprache mit Ihrem Arzt oder Ihrem Therapeuten ein. Denn sie können bei zu hoher Dosierung sogar eher schaden als nützen.*

Wichtige Nährstoffe für eine optimale Heilung

- **Eiweiß** wird für den Muskelaufbau dringend benötigt. Fisch, Fleisch, Eier und Milchprodukte enthalten reichlich davon. Ihr Arzt kann Ihnen auch eine Formula-Diät mit genau definierten Nährstoffen und einem hohem Eiweißanteil oder mit Eiweißpulver verschreiben. Das können Sie in Ihre Speisen einrühren oder als Proteinshake genießen, um die Proteinaufnahme zu verbessern (mehr zu Eiweiß-Shakes siehe Seite 116).
- **Omega-3-Fettsäuren** (Fischöl) helfen, Entzündungen zu verringern oder zu verhindern. Auch Thrombosen können damit vermieden werden. Es konnte nachgewiesen werden, dass durch die Einnahme von Omega-3-Fettsäuren vor einer Operation weniger Schmerzmittel benötigt wurden und der Klinikaufenthalt kürzer ausfiel. Reden Sie vor einer Selbstmedikation aber unbedingt mit Ihrem Arzt.
- Das Spurenelement **Zink**, das am besten mit tierischen Lebensmitteln aufgenommen wird, ist entscheidend an der Wundheilung beteiligt und spielt eine bedeutende Rolle im Immunsystem. Es ist in Fleisch, Eiern, Innereien und Meeresfrüchten enthalten. Bei einem Mangel kann Zink am besten als Zinkhistidin aufgenommen werden. Fragen Sie Ihren Arzt nach geeigneten Präparaten.
- **Selen** ist ebenfalls an der Wundheilung beteiligt, die Dosierung muss aber beachtet werden. Deshalb suchen Sie auch hier am besten das Gespräch mit dem Arzt. Selen verbessert außerdem die Wirksamkeit bestimmter Chemotherapeutika und mindert deren Nebenwirkungen (mehr zu Selen siehe Seite 51).
- Von **Vitamin C** wird während der Wundheilung ein Vielfaches mehr benötigt als üblich, Ihr Arzt wird Sie über die tägliche Dosis informieren. Wenn Sie den Empfehlungen einer fettreichen Ernährung folgen (siehe Seite 256), sind Sie mit **Vitamin E** wahrscheinlich bereits gut versorgt, denn pflanzliche Öle und Nüsse enthalten viel davon.
- Bei **Vitamin A** (z.B. in Leber, Eigelb) und Betacarotin (in rotgelbem Gemüse und Obst) kann es zur Unterversorgung kommen, wenn Sie im Augenblick frisches Gemüse nicht gut vertragen. Da es aber gerade bei Vitamin A schnell zu Überdosierungen mit üblen Nebenwirkungen wie Schwindel, Übelkeit, Erbrechen und Verringerung der Knochendichte kommen kann, halten Sie auch hier Rücksprache mit Ihrem Arzt.

HINWEIS *Im Rahmen dieses Ratgebers ist es nicht möglich, Ihnen hilfreiche und sinnvolle Ratschläge zu geben für die Ernährung nach einer Operation, bei der das Immunsystem »ausgeschaltet« worden ist (z.B. Knochenmark- oder Stammzellentransplantation). Diese Situation führt zu veränderten, speziellen Bedingungen im Stoffwechsel Ihres Körpers, die zunächst ganz besondere Maßnahmen bei der Ernährung und im Lebensumfeld erfordern. Ihre Ärzte und Therapeuten helfen Ihnen bei der Zusammenstellung von Speisen und beraten Sie.*

Auswirkungen der verschiedenen Operationen auf die Ernährung

Mögliche Beschwerden nach einem chirurgischen Eingriff können sich ganz unterschiedlich gestalten, je nach Körperteil, an dem operiert wurde. In diesem Kapitel finden Sie viele Empfehlungen und Tipps, die Ihnen über die Runden helfen.

Wenn Sie für Ihre Familie kochen, bereiten Sie die Nahrungsmittel wie gewohnt zu und pürieren Sie sich einfach Ihren Teil. Richten Sie sich Ihren Teller aber genauso appetitlich und ansprechend wie möglich an, so steigern Sie das Essvergnügen.

Operationen im Mund-, Nasen- und Rachenraum

Nach Operationen im Mund-, Nasen- und Rachenraum sind Kauen und Schlucken oft unangenehm und schmerzhaft. Darum ist es wichtig, Speisen zu finden, die Ihnen schmecken und die Sie leicht schlucken können. Zuerst wird das Flüssignahrung sein, Astronautenkost, die Sie nach Geschmack und Zusammensetzung individuell aussuchen. Wenn Ihnen die milchige Konsistenz das Schlucken schwer macht, steigen Sie auf Trinknahrung um. Die ist klar und lässt sich besser schlucken. Probieren Sie aus, was Ihnen mehr zusagt.

Wenn Sie das Gefühl haben, dass Ihnen nach dem Schlucken der Speisebrei im Hals stecken bleibt, helfen diese Tipps:

- Essen Sie nur kleine Mahlzeiten, dafür häufig.
- Tragen Sie keine beengende Kleidung, öffnen Sie den Gürtel.
- Sitzen Sie aufrecht, versuchen Sie sogar, im Stehen zu essen.
- Sie können die Nahrung mit Öl, Sahne, Crème fraîche, Butter oder Brühe gleitfähiger machen.
- Weichgekochte Teigwaren, Rührei, Omelette, Fischfilet, Joghurt, mildes reifes Obst oder auch eine Sahne- oder Quarktorte rutschen oft gut herunter.

- Verzichten Sie vorerst auf sehr saure Obst- und Gemüsesorten, ebenso auf scharf gewürzte oder heiße Speisen.
- Scharfkantige Nahrung wie Knäckebrot, Nüsse etc. sind ungeeignet. Das Gleiche gilt für Alkohol.

Wenn Sie zu wenig oder gar keinen Speichel produzieren, kann Ihnen künstlicher Speichel aus der Apotheke helfen oder sanfte Bonbons, Honig und Kräutertees. Viel Flüssigkeit ist wichtig. Probieren Sie einfach aus, welche Getränke für Sie angenehm sind.

Nichts Saures, nichts Scharfes

Wenn Sie am Mund, an der Speiseröhre, am Magen oder am Darm operiert worden sind, verzichten Sie nach der Operation auf scharfe und saure Speisen, bis die Wundnähte abgeheilt sind. Das Abheilen kann durch zu scharfe oder zu saure Speisen verzögert werden, die frischen Nähte können durch Kontakt mit solchen Speisen schmerzen.

Verzichten Sie auch auf geräucherte, stark angebrannte und über Holzkohle gegrillte Speisen, genauso wie auf Frittiertes. Bei diesen Zubereitungsarten entstehen aggressive Stoffe, die das Abheilen der Wunden verzögern können.

Operationen im unteren Verdauungstrakt

Bei einer Operation im unteren Verdauungstrakt können Magen, Bauchspeicheldrüse, Leber, Galle sowie Dünn- und Dickdarm betroffen sein. Direkt, weil sie selbst durch einen Tumor geschädigt worden sind. Aber auch indirekt, wenn ein Eingriff an einem benachbarten Organ vorgenommen werden musste.

Operation und Wundheilung bedeuten bereits großen Stress für den Körper. Nach einem Eingriff im Bauchraum, ganz besonders im Verdauungstrakt, kommt dazu, dass eine normale Verdauungstätigkeit zumindest vorerst nicht möglich ist.

INFO *Alles, was wir an Essen und Trinken zu uns nehmen, wird zuerst im Mund durch Kauen zerkleinert und mit Speichel vorverdaut. Schlucken befördert diese Masse in die Speiseröhre und mit*

Muskelbewegungen in den Magen. Dieser dient als Speicher, vermischt die Speisen mit Magensaft und gibt sie durch den Magenausgang portionenweise zur weiteren Verdauung und Aufnahme in den Zwölffingerdarm ab. Der Dünndarm beschäftigt sich vorwiegend mit der Verdauung, der Dickdarm und der Enddarm entziehen den verdauten Speisen Wasser. Der Rest wird als Stuhlgang ausgeschieden.

Werden bei einer Operation Organe entfernt, die für das Essen und die Verdauung von Speisen notwendig sind – z.B. der Magen oder die Bauchspeicheldrüse –, lassen sich Probleme nicht vermeiden. Dann ist es zwingend notwendig, dass Sie Ihre bisherige Ernährungsweise umstellen.

Direkt nach der Operation, bis die Operationswunde so weit verheilt ist, dass der Magen-Darm-Trakt wieder selbständig arbeiten kann, wird er zu seiner Schonung »ausgeschaltet«. Sie werden über eine Infusion mit allen notwendigen Nährstoffen versorgt. Schon bald wird aber der Verdauungstrakt durch eine vorsichtige Schonkost wieder daran gewöhnt, selbstständig zu arbeiten.

Magenoperation

Wurde Ihnen der Magen ganz oder teilweise entfernt und ein Ersatzmagen angelegt, sind Sie schon nach geringen Mengen satt. Jetzt benötigen Sie Ernährungstipps, um nicht zu stark abzunehmen. Es besteht nämlich die Gefahr, dass die aufgenommenen Speisen zu schnell durch den Ersatzmagen transportiert werden (Dumping-Syndrom, Sturzentleerung). Die möglichen Folgen sind Oberbauchschmerzen, Durchfälle, Kreislaufprobleme oder Unterzuckerung.

Da der Muskel am Mageneingang fehlt, kann nun leicht Speisebrei in die Speiseröhre zurückfließen, und sie entzündet sich. Auch die Fettverdauung ist häufig beeinträchtigt. Und oft tritt als Folge der Operation eine Unverträglichkeit von Milchzucker auf. Bei einer Teilentfernung des Magens treten solche Probleme weniger stark auf.

Diese Tipps helfen:

- Da für Mahlzeiten nicht viel Platz vorhanden ist, essen Sie mehrmals pro Tag (5 bis 9 kleine Mahlzeiten).

- Essen und kauen Sie langsam und gut. Der untere Teil des Magens hatte die Fähigkeit, Speisen zu zerkleinern. Da diese »Magenmühle« nun fehlt, können zu große Happen den Dünndarm überfordern.
- Trinken Sie nicht zum Essen, sondern nehmen Sie die Mahlzeiten »trocken« ein. Trinken Sie frühestens eine Stunde danach. Ballaststoffreiche Getreideprodukte (Vollkornbrot, Flockenmüsli, Knäckebrot etc.) verlangsamen die Entleerung des Magens.
- Vermeiden Sie sehr fette Speisen. Da sie nicht mehr ausreichend mit den Verdauungsenzymen der Bauchspeicheldrüse vermischt werden, kann unverdautes Fett in den Stuhl gelangen, zu Durchfall und damit zu Gewichtsverlust führen.
- Anstelle von normalen Fetten verwenden Sie lieber MCT-Fette *(Middle Chain Triglycerides)* oder Kokosöl. Dies sind Fette mit einem hohen Anteil an mittelkettigen Fettsäuren, die vom Dünndarm besonders gut aufgenommen werden. MCT-Margarinen, -Öle oder -Brotaufstriche erhalten Sie in Reformhäusern. Mehr zu diesen Fetten lesen Sie auf Seite 29.
- Meiden Sie Nahrungsmittel, die zu Blähungen führen; das kann schmerzhaft sein. Und wegen des Völlegefühls essen Sie möglicherweise zu wenig. Als Folge stellt sich mit der Zeit eine Mangelernährung ein.
- Genussmittel wie Kaffee und Alkohol werden nicht mehr gut vertragen. Besonders anfangs sollten Sie keinen starken Kaffee trinken. Schränken Sie das Rauchen ein oder hören Sie ganz auf damit. Ihr Arzt kann Ihnen dabei helfen.
- Wenn Milchzucker (Milch, Milchpulver, Buttermilch, evtl. Joghurt und Käse) bei Ihnen zu Blähungen, Übelkeit oder sogar Durchfall führt, dann steigen Sie auf milchzuckerfreie (lactosefreie) Milchprodukte um.
- Essen und trinken Sie nicht zu heiß und nicht zu kalt. Der Dünndarm hat bisher körperwarmen Speisebrei aufgenommen, nun muss er sich zuerst an andere Temperaturen gewöhnen.
- Vermeiden Sie körperliche Aktivitäten – auch den Verdauungsspaziergang – unmittelbar nach dem Essen, da sonst das erwähnte Dumping-Syndrom auftritt. Der saure Mageninhalt kann nicht neutralisiert werden. Und die Verdauungsenzyme schaffen es in der kurzen Zeit nicht, die Nahrung vollständig in ihre Inhaltsstoffe zu zerlegen. Somit wandert ein Teil der Nahrung ungenutzt in die unteren Darmabschnitte, wichtige Nährstoffe gehen verloren.

- Säureblocker oder säurehemmende Medikamente sorgen dafür, dass der Mageninhalt weniger sauer ist, wenn er den Darm erreicht. Dadurch leiden Sie weniger unter Verdauungsproblemen und Schmerzen.
- Einen Mangel an Vitamin B_{12} und Eisen wird der Arzt durch eine Blutuntersuchung feststellen und Ihnen entsprechende Maßnahmen vorschlagen. Handeln Sie auch hier nicht eigenmächtig, indem Sie Eisen- oder Vitamin-B_{12}-Präparate einnehmen. Die Dosierung muss auf Ihren individuellen Fall abgestimmt sein.

Achtung, Infektionsgefahr

Der Magen stellt Salzsäure her. Diese tötet einen Teil der Bakterien ab, die unweigerlich mit der Nahrung aufgenommen werden. Je nach Magenoperation produzieren Sie nun keine Salzsäure mehr oder zu wenig, und die Gefahr von Infektionen nimmt zu. Achten Sie deshalb darauf, dass Sie nur hygienisch einwandfreie Lebensmittel essen. Das heißt: Obst gründlich waschen oder schälen, Fleisch und Fisch gut erhitzen, keine rohen Produkte essen (Milch, Milchprodukte, Wurst, Fleisch und Fisch).

Die Salzsäure macht auch rohes Eiweiß besser verdaulich. Da das nun schlechter verdaut wird, kann es vermehrt zu Durchfall kommen. Das ist ein weiterer Grund, warum Sie jetzt auf rohe Speisen verzichten sollten.

Durchfall

Operationen im unteren Verdauungstrakt haben – zumindest kurz nach dem Eingriff – eines gemeinsam: Sie können schwere Durchfälle nach sich ziehen. Auch kann, je nach Schwere und Ausmaß des Eingriffs, die Verwertung der Nahrung gestört oder die Aufnahme der Nahrungsbestandteile durch die Darmwand behindert sein.

Enzympräparate lindern die Beschwerden, sind jedoch zu Beginn zusammen mit dem Arzt zu dosieren. Mit der Zeit werden Sie genügend Erfahrung gesammelt haben und selbst wissen, wie hoch die Dosen sein müssen. Auch hier ist das Ernährungstagebuch ein wertvoller Begleiter.

HINWEIS *Als Folge von Durchfall kann zunächst eine Unterversorgung mit Eiweiß, Fett, Mineralstoffen und Vitaminen auftreten. In Labortests wird der behandelnde Arzt die jeweiligen Blutspiegel bestimmen und dem Mangel durch zusätzliche Gaben oder Infusionen entgegenwirken.*

Bauchspeicheldrüsenoperation

Bei einer teilweisen oder vollständigen Entfernung der Bauchspeicheldrüse helfen Ihnen Enzympräparate, nach einer Zeit der Anpassung wieder wie gewohnt zu essen. Behalten Sie die vielen kleinen Mahlzeiten bei und vergessen Sie die Enzyme nicht.

Die Bauchspeicheldrüse neutralisiert durch ihre Abgabe von Verdauungssaft den sauren Mageninhalt und sorgt mit den darin enthaltenen Enzymen dafür, dass der Darm Fett, Kohlenhydrate und Eiweiße aufnehmen kann. Außerdem produziert sie Hormone, die für die Regulierung des Blutzuckers wichtig sind, unter anderem Insulin. Die Enzyme wie auch das Insulin müssen bei teilweiser oder ganzer Entfernung der Bauchspeicheldrüse ersetzt werden. Der richtige Gebrauch von Insulin wird es Ihnen ermöglichen, ein beinahe normales Leben zu führen.

Leber- und Gallenwegsoperationen

Tumore und Metastasen in der Leber können heute nicht nur durch Operationen entfernt werden, sondern auch durch Chemotherapie, Bestrahlung oder andere Methoden zerstört werden. Schwere Eingriffe sind das trotzdem, da eine Schädigung oder Beeinträchtigung der Leberfunktionen zu starken Veränderungen im Stoffwechsel führt. Normalerweise kann aber die Leber selbst nach einer teilweisen Entfernung fast normal weiterarbeiten.

INFO *Die Leber entgiftet den Körper und versorgt ihn mit Nährstoffen. Sie bildet auch die Gallenflüssigkeit, die, zusammen mit den Enzymen der Bauchspeicheldrüse, für die Fettverdauung notwendig ist.*

Auch wenn die Funktion der Leber nicht eingeschränkt ist, sollten Sie sie entlasten:

- Meiden Sie Alkohol, Nikotin und schwere Speisen. Leicht verdauliche Lebensmittel sind bekömmlicher, Ballaststoffe helfen beim Unschädlichmachen und bei der Entsorgung von Abfallstoffen aus der Verdauung.
- Getreideflocken helfen bei der Entgiftungsarbeit der Leber und schonen sie, ebenso wie leicht verdauliches Eiweiß aus Quark, Joghurt und Fisch.

- Butter, MCT-Fette oder hochwertige, kalt gepresste Öle sind gut bekömmlich – im Gegensatz zu hoch erhitzten Fetten (mehr zu den MCT-Fetten und Ölen siehe Seite 29).

Wenn Sie unter schweren Funktionsstörungen der Leber leiden, zum Beispiel unter Wasseransammlungen in der Bauchhöhle, essen Sie möglichst kochsalzarm und verwenden Sie MCT-Fette. Trinken Sie aber auf keinen Fall weniger. Jetzt ist unbedingt eine spezielle Ernährungsberatung angezeigt. Lassen Sie sich von Ihrem Arzt an eine geeignete Fachperson überweisen.

Nach der Entfernung der Gallenblase kann die Fettverdauung gestört sein. Die Leber produziert wohl noch Gallenflüssigkeit, diese wird nun aber dauernd in den Darm abgegeben und nicht mehr nur bei Bedarf. Essen Sie viele kleine Mahlzeiten am Tag, dadurch wird die Fettaufnahme auf mehr Einzelportionen verteilt. Verdauungsenzyme können die Fettverwertung unterstützen.

Dünndarmoperation

Wenn Teile des Verdauungstrakts fehlen, wird der Darm bereits kurz nach der Operation trainiert, deren Aufgaben zu übernehmen. Dieses Training beginnt ganz vorsichtig und wird nach und nach durch die Erweiterung des Menüplans gesteigert. Damit gewährleistet ist, dass Sie alle notwendigen Nährstoffe erhalten, wird die Ernährung zunächst durch die Vene oder einen Port weitergeführt.

INFO *Im Dünndarm findet die eigentliche Verdauung statt. Der saure Speisebrei wird in Portionen neutralisiert und durch Zugabe von Gallenflüssigkeit basisch gemacht. Mit den Enzymen aus der Bauchspeicheldrüse und der Dünndarmschleimhaut werden die Nährstoffe aufgespaltet und wandern durch die Darmwand ins Blut zur Leber. Diese speichert sie, beziehungsweise leitet sie an die Körperregionen weiter, die einen entsprechenden Bedarf haben.*

Um dem Darm die Arbeit zu erleichtern, beachten Sie Folgendes:
- Essen Sie viele kleine Mahlzeiten über den Tag verteilt, auch nachts.

- Schleimsuppen aus Schmelzflocken (Reformhaus), Nudeln oder weichgekochtem Reis »cremen« die Darmschleimhaut.
- Binden Sie Gemüse- oder Fleischsuppe mit Mehl (z.B. kohlenhydratarmem Pfeilwurzelmehl) oder mit Stärke, damit sie cremiger werden.
- Steigern Sie langsam und vorsichtig die Menge an Fett. Verwenden Sie MCT-Fette (siehe Seite 29).
- Kochen Sie Gemüse weich, und essen Sie gedünstetes Obst oder Kompott.
- Essen Sie, wenn Ihr Dickdarm gesund ist, Lebensmittel mit vielen Kohlenhydraten. Darmbakterien im Dickdarm können die vom Dünndarm nicht mehr genutzten Kohlenhydrate und Ballaststoffe aufspalten, in Fettsäuren umbauen und aufnehmen. Damit trägt der Dickdarm zur Energieversorgung des Körpers bei.
- Statt Milch, die bei möglicher Lactoseunverträglichkeit zu Durchfällen führt, nehmen Sie lactosefreie Milch und Milchprodukte, Joghurt oder Quark zu sich.
- Verzichten Sie anfangs auf rohes Obst und Gemüse sowie auf Salat.
- Um den zeitweilig gesteigerten Eiweißbedarf zu decken, mischen Sie Eiweißpulver unter die Mahlzeiten, und nehmen Sie als Zwischenmahlzeit eiweißreiche Astronautenkost oder hochwertige Proteinshakes zu sich.
- Trinken Sie isotonische Flüssigkeiten.
- Trinken Sie nicht zum Essen, sonst wird der Speisebrei zu flüssig und fließt zu schnell durch den Darm. Die Energieaufnahme wird dadurch verringert. Trinken Sie stattdessen eine Stunde nach dem Essen.

Darmverschluss vermeiden

Durch die Operation kann es unter Umständen zu Verengungen oder Verwachsungen im Darm kommen. Er liegt nach dem Eingriff auch anders, sodass sich Darmschlingen bilden können. Langfaserige Lebensmittel können sich hier verknoten oder hängen bleiben, im schlimmsten Fall kann es zu einem Darmverschluss kommen. Meiden Sie deshalb Blattspinat, Bohnen, Paprika, Sauerkraut, Pilze, Stangensellerie, Spargel, Fenchel, Zwiebeln, Ananas, Mango, Orangen, Trockenfrüchte, rohen Schinken, Rauchfleisch, gekochtes Rindfleisch. Auch Körnerbrot oder Müsli mit ganzen Körnern können stecken bleiben und den Darm verschließen.

TIPP *Schneiden Sie die Lebensmittel quer zur Faser, hacken oder zerkleinern Sie sie mit einer Küchenmaschine.*

Ohne Probleme können Sie mehlige Wurzelgemüse wie Kartoffeln, Möhren, Topinambur, Petersilienwurzel, Sellerie, Kürbis, Auberginen, Zucchini und Avocados essen. Äpfel, Birnen, Bananen und Melonen eignen sich ebenfalls, ebenso wie Fisch, klein geschnittenes Fleisch oder Hackfleisch, Milchprodukte oder feines Flockenmüsli.

Den Energiebedarf decken

Da Sie kurz nach der Operation wahrscheinlich keinen großen Appetit haben und Ihrem Darm nicht zu viel zumuten wollen, wird Ihr Bedarf an Energie und Nährstoffen nicht gedeckt werden. Astronautenkost mit vielen Kalorien hilft Ihnen, die fehlende Energie zuzuführen. Nach ungefähr einem Jahr hat sich der Darm an die neuen Verhältnisse gewöhnt. Essen Sie aber weiterhin kleine Portionen, dafür 5- bis 7-mal am Tag. Der verkürzte Darm kann kleine Portionen besser verarbeiten.

Nährstoffe gelangen durch die Darmoberfläche in den Körper. Weniger Darm bedeutet weniger Oberfläche, und dadurch verringert sich die Nährstoffaufnahme. Nun haben Sie einen erhöhten Energiebedarf: er ist 1,5- bis 2-mal so groß, wie Sie es früher gewohnt waren. Reichern Sie deshalb Ihre Speisen mit Fett an, beachten Sie aber die Bekömmlichkeit der Fette und unterstützen Sie die Verdauungsarbeit mit Enzymen. Butter oder Sahne (Milchfette) und hochwertige kalt gepresste Öle sind bekömmlicher als hoch erhitzte Fette. Nach Rücksprache mit Ihrem Arzt greifen Sie zu Ergänzungen mit Omega-3-Fettsäuren und ersetzen Sie einen Teil der Speisefette durch MCT-Produkte (siehe Seite 29).

ACHTUNG

Meiden Sie jetzt Mangold, Spinat, Walnuss, Rhabarber. Diese Lebensmittel enthalten sehr viel Oxalsäure, die die Bildung von Nierensteinen begünstigt. ■

Das hilft bei Durchfall

Auch wenn Sie Ihre Mahlzeiten vorsichtig auswählen, kann es trotzdem zu starken Durchfällen kommen. Hier helfen und unterstützen Verdauungsenzyme, kalziumreiche Lebensmittel wie Quark oder Käse oder MCT-Fette. Nehmen Sie die Mahlzeiten trocken ein und trinken Sie erst eine Stunde nach dem Essen, am besten ein isotonisches Getränk.

Die Aufnahme von Vitamin B_{12} kann jetzt unmöglich sein. Hier hilft der Arzt mit regelmäßiger Kontrolle und den nötigen Injektionen.

Dickdarmoperation

Nach einer Operation am Dickdarm gelten die gleichen Regeln und Ratschläge wie bei Operationen am Dünndarm: kleine Mahlzeiten, über den Tag verteilt, Pürieren der Speisen, »Cremen« des Darms mit Schleimstoffen.

Meiden Sie Blähendes wie Kohl, Hülsenfrüchte, Zwiebeln oder Knoblauch, Lebensmittel mit langen Fasern, saure Säfte und Milch.

Wenn Sie die Tendenz zu Durchfall haben, verzichten Sie auf Mineralwasser mit Kohlensäure, saure Obstsäfte, Alkohol, Spinat, Salate, grobes Brot mit Körnern sowie auf frucht- und milchzuckerreiche Lebensmittel.

Nach einer Weile essen Sie mehr und mehr normale Kost. Aber auch hier gilt: Jeder Mensch ist ein Unikat, individuelle Unverträglichkeiten und Abneigungen kommen vor. Führen Sie ein Ernährungstagebuch, in dem Sie festhalten, welche Speisen Sie gut vertragen und worauf Sie besser verzichten.

Künstlicher Darmausgang

Hier gelten die gleichen Tipps wie bei der Dünndarmoperation. Wenn der ganze Dickdarm entfernt worden ist, wird es nötig sein, dass Sie Ihren Bedarf mit Zusatznahrung decken. Astronautenkost, die meist flüssig ist, kann als Zwischenmahlzeit in den Menüplan eingebaut werden. Essen Sie etwas Zwieback oder getoastetes Brot dazu. Meiden Sie stark blähende Lebensmittel wie Hülsenfrüchte, Zwiebeln, Lauch und Kohl.

Operationen an Niere und Blase

Ist die Nierenfunktion durch eine Krebserkrankung oder nach der Bestrahlung von umliegendem Gewebe gestört oder wurde eine Niere operativ entfernt, dann muss die zweite Niere die Aufgaben alleine übernehmen. Damit Sie verstehen, wie Sie Ihre Lebensweise und Ihre Ernährung anpassen können, um die verbleibende Niere nicht zu überlasten, hier zunächst ein kurzer Überblick über die Nierenfunktion.

Organe mit Reinigungsfunktion

Die Nieren dienen der Entgiftung des Körpers. Rund alle fünf Minuten durchfließt das ganze Blutvolumen die Nieren und wird dort gefiltert.

Wasserlösliche Endprodukte des Stoffwechsels und Fremdstoffe wie Medikamente und deren Abbauprodukte werden der Ausscheidung zugewiesen. Bestandteile, die wieder verwertet werden können, werden in den Körper zurückgeführt.

Die Nieren sind auch dafür verantwortlich, dass trotz wechselnder Bedingungen wie Schlaf, körperlicher Anstrengung, Sport, Ruhe und trotz unterschiedlicher Nahrungsmittel die chemische Zusammensetzung und der pH-Wert des Blutes fast konstant bleiben. Das ist eine Voraussetzung für einen funktionierenden Stoffwechsel. Um das zu bewerkstelligen, werden je nach Bedarf mehr oder weniger Elektrolyte wie Natrium, Kalium, Kalzium, Magnesium oder Phosphat über den Harn ausgeschieden.

Der Harn wird in der Blase gesammelt und über die Harnröhre ausgeschieden. Dieser Vorgang ist teilweise hormonell gesteuert, vor allem aber durch die Menge der aufgenommenen Flüssigkeit. Je mehr Wasser zum Lösen von unerwünschten Substanzen zur Verfügung steht, desto besser können Abfallstoffe über die Nieren entsorgt werden.

Die Nieren bilden aber auch Stoffe, die für den ganzen Stoffwechsel im Körper von Bedeutung sind: zum Beispiel solche für den Reifeprozess der roten Blutkörperchen im Knochenmark oder Stoffe, die Einfluss auf den Wasserhaushalt und den Blutdruck haben. Die Nebenniere, die mit der eigentlichen Nierenfunktion nichts zu tun hat, produziert Hormone wie zum Beispiel Adrenalin.

Die Nieren unterstützen

Da die Vorgänge bei Nierenerkrankungen oder Niereninsuffizienz sehr komplex sind, gibt es hier nur einige allgemeine Hinweise. Sie gelten, wenn die Nieren nach einer Behandlung und/oder Operation wieder voll funktionstüchtig sind. Sonst brauchen Sie eine individuelle ernährungstherapeutische Beratung. Lassen Sie sich von Ihrem Arzt an eine geeignete Fachperson überweisen.

Mit den nachfolgenden Tipps unterstützen Sie die Nieren bei ihrer Aufgabe als Ausscheidungsorgan und helfen beim Schutz vor Neuerkrankungen:

- Trinken Sie viel, etwa 2 bis 2,5 Liter, über den Tag verteilt. Wenn der Urin hell ist, haben Sie genügend getrunken. Wasser, Tees, Obst- und Gemüsesäfte sind geeignete Getränke. Milch, Milchprodukte und Suppen zählen nicht zu den Getränken, sondern sind Nahrungsmittel.

- Eine hohe Eiweißzufuhr belastet die Nieren. Deshalb muss die aufgenommene Eiweißmenge in der Nahrung Ihren individuellen Bedürfnissen angepasst werden. Ihr Arzt wird das durch Laborkontrollen beobachten und eine auf Ihre Bedürfnisse abgestimmte Ernährungstherapie verschreiben.
- Wenn Sie unter Wasseransammlungen in den Gelenken leiden, sollten Sie salzarm essen. Am einfachsten geht das, wenn Sie auf salzreiche Fertigprodukte wie Dosengemüse, Fertigsuppen, Schinken oder Wurstwaren verzichten und bei Tisch nicht nachsalzen. Kräuter und Gewürze machen Salz überflüssig und vermitteln ein neues Geschmackserlebnis.

Lymphknotenentfernung

Wurden bei Ihnen Lymphknoten entfernt, zum Beispiel im Zusammenhang mit einer Brustkrebs-, Prostata-, Blasen- oder gynäkologischen Operation, kann es zum Stau der Lymphen mit schmerzhaften Flüssigkeitseinlagerungen kommen, zum sogenannten Lymphödem. Auch eine Strahlentherapie kann Lymphknoten zerstören.

Leider gibt es keine gezielte Ernährungstherapie oder spezielle Lebensmittel, um die Beschwerden durch ein Lymphödem zu mindern. Die folgenden Tipps können eine physikalische Therapie, eine Lymphdrainage, jedoch unterstützen:

- Essen Sie salzarm. Kräuter und Gewürze schmecken genauso gut und sind sogar besser verträglich.
- Trinken Sie täglich 2 bis 2,5 l kaliumreiches Mineralwasser (> 20 mg/l). Haben Sie keine Angst, dass dadurch mehr Flüssigkeit eingelagert wird. Das Gegenteil ist der Fall: Die in der Lymphe gelösten Stoffe werden verdünnt und so besser abtransportiert und ausgeschieden.
- Essen Sie viel kaliumreiches Gemüse. Kalium hilft, die Niere anzuregen, und fördert die Ausscheidung von Flüssigkeit – und das sanfter und effizienter als Entwässerungstabletten. Kalium ist wasserlöslich und geht leicht in das Kochwasser über. Trinken Sie es als Brühe oder verwenden Sie es für eine Sauce. Kaliumreiche Lebensmittel sind unter anderem Kartoffeln, Hülsenfrüchte, Möhren, Kohl, Spinat, Tomaten, Kürbis, Pilze, aber auch Fisch wie Lachs, Forelle und Makrele, Fleisch wie Geflügel, Kalb, Lamm, Rind und Schwein. Auch Kokoswasser (siehe Seite 165) ist kaliumreich.

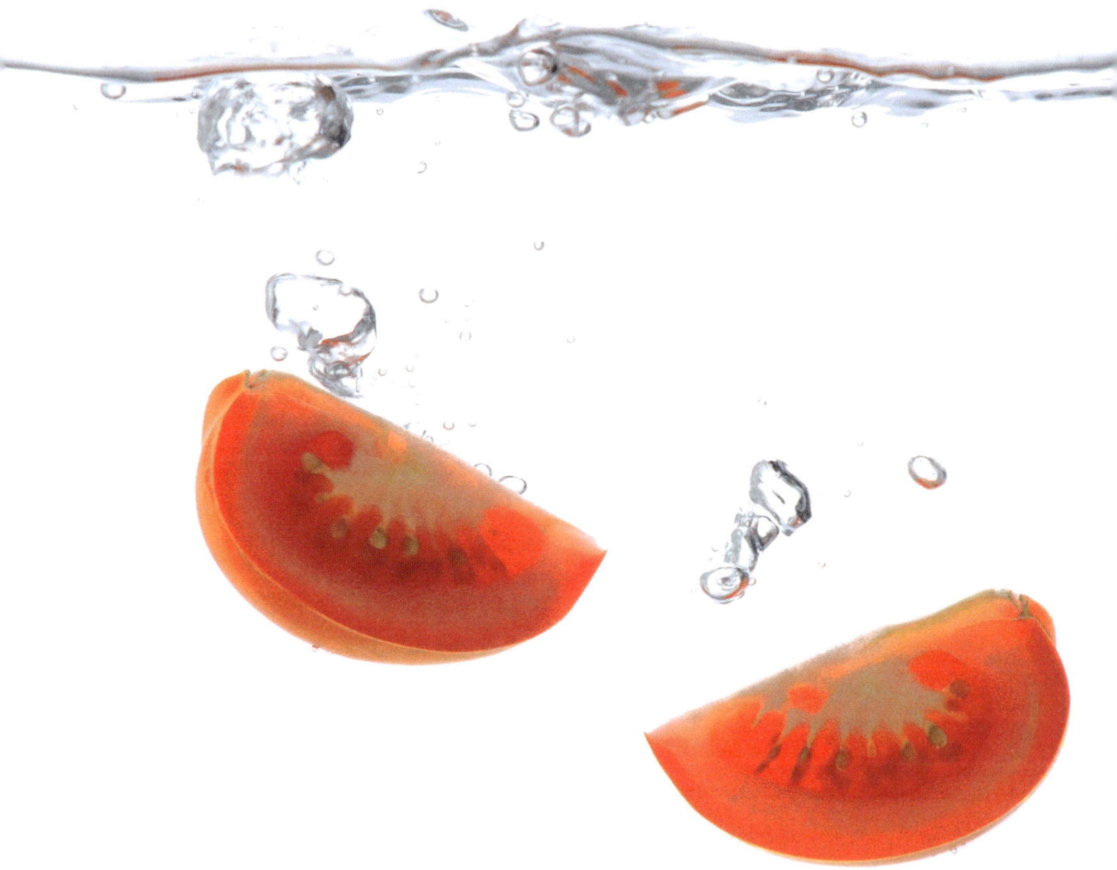

Chemo und Bestrahlung: Nebenwirkungen lindern

5

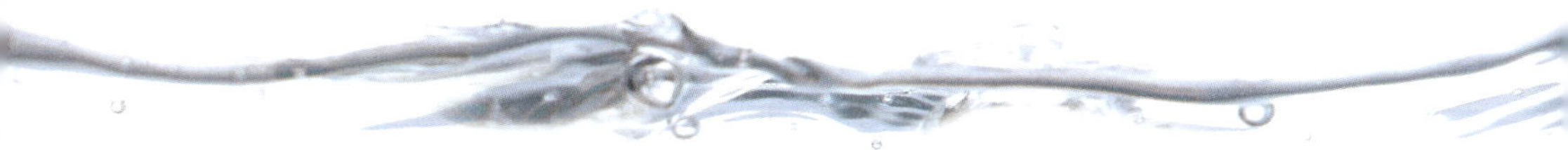

Chemotherapie und Bestrahlung setzen dem Körper zu. Dieses Kapitel geht der Frage nach, wie Sie den unangenehmen Nebenwirkungen mit geeigneten Lebensmitteln begegnen können.

Wie Krebsmedikamente wirken

Medikamente einer Chemotherapie, sogenannte Zytostatika, machen sich die Tatsache zunutze, dass sich Krebszellen häufig teilen. Das zieht auch gesunde Zellen in Mitleidenschaft.

Alle Körperzellen sind während der Zellteilung besonders empfindlich für Angriffe durch Strahlen oder Medikamente. Bei der Chemotherapie verabreichte Medikamente, die Zytostatika, bewirken, dass die Krebszellen sich nicht weiter vermehren und dass sie absterben. Die Mittel werden meistens in die Vene verabreicht, seltener als Tablette geschluckt. So gelangen sie ins Blut und verteilen sich im ganzen Körper. Dabei kommen verschiedene Wirkstoffe zum Einsatz, die entweder chemisch hergestellt werden oder aus der Natur stammen. Die Wirkstoffe aus der Natur – etwa die Taxane (Taxol oder Taxotere), die aus den Nadeln der pazifischen oder der europäischen Eibe gewonnen werden – sind ebenso wirksam oder giftig wie die chemisch hergestellten. Die Auswahl der Wirkstoffe hängt vor allem von der Krebsart ab. Oft werden mehrere Wirkstoffe miteinander kombiniert.

Auch gesunde Zellen sind betroffen

Die meisten Zytostatika greifen die Zellen in den Phasen der Zellteilung an. Sie schädigen die Zellen so, dass sie sich nicht mehr vermehren können. Tumorzellen unterscheiden sich von gesunden Körperzellen: Sie teilen sich häufiger, und sie hören damit nicht wieder auf. Deswegen wirken Zytostatika auf Tumorzellen stärker als auf gesunde Zellen. Die geschädigten Zellen werden dann vom Körper abgebaut, wie es bei abgestorbenen gesunden Zellen auch passiert. Während sich geschädigte gesunde Zellen nach der Chemotherapie wieder erholen, sollen die Krebszellen für immer verschwinden.

Weil Zytostatika hochpotent sind, verursachen sie durch den Angriff auf sich teilende gesunde Zellen unerwünschte Nebenwirkungen. Davon betroffen sind vorwiegend Zellen, die sich rasch teilen. Das sind beispielsweise die der Schleimhäute im Mund oder in den Verdauungsorganen, aber auch täglich wachsende Haarzellen. Als Folge davon können (müssen aber nicht) Geschmacksstörungen, Verdauungsprobleme und Haarausfall sowie weitere Nebenwirkungen wie Übelkeit, Erbrechen, chronische Müdigkeit, Veränderungen des Blutbildes, trockene, entzündete Haut und Schleimhäute auftreten. Gewisse Medikamente wie die aus der Eibe gewonnenen Taxane können zu Nervenschmerzen führen (Polyneuropathie).

GUT ZU WISSEN

Cortison verstärkt die Wirkung von Zytostatika. Es dämpft das Abwehrsystem und verhindert so Entzündungen und allergische Reaktionen. Außerdem bremst es das Wachstum bei bestimmten Zellarten und verhindert Übelkeit, weshalb es meistens unmittelbar vor der Infusion mit den chemotherapeutisch wirksamen Medikamenten verabreicht wird. ■

Lebensmittel, auf die Sie jetzt verzichten sollten

Kann Gesundes schaden? Während der Krebsbehandlung ja. In diesem Kapitel erfahren Sie, weshalb gewisse Vitamine und andere Stoffe jetzt tabu sind.

Gewisse Lebensmittel können die Wirkung einer Chemotherapie oder Bestrahlung beeinträchtigen. Lesen sie dieses Kapitel sorgfältig und fragen Sie Ihren Onkologen, welche Lebensmittel und andere, selbst gekaufte Medikamente Sie bei Ihrer Chemotherapie und während der Bestrahlung meiden sollten. Es ist wissenschaftlich bewiesen, dass manche pflanzlichen Inhaltsstoffe die Aufnahme, Ausscheidung, Verteilung und Wirkung von Krebsmedikamenten im Körper verändern.

Hände weg von Nahrungsergänzungsmitteln

Jetzt ist nicht der richtige Zeitpunkt, um sich mit einem Vitaminpräparat etwas Gutes tun zu wollen. Auch Lebensmittel, die mit Vitaminen angereichert sind oder solche mit einem hohen Anteil an zugefügten bioaktiven Substanzen (Antioxidantien) sollten Sie nicht konsumieren. Denn die können die Wirkung der Therapien reduzieren.

GUT ZU WISSEN

Antioxidantien schützen die Zellen vor dem Angriff durch freie Radikale. Sie kommen in Früchten, Gemüse, Salat, frischen Säften und Tees vor. Freie Radikale entstehen zum Beispiel durch Stress, Nikotin und beim Sonnenbaden. Sie greifen die Zellen an und beschleunigen die Alterung. Die sonst so nützlichen Antioxidantien können in großen Mengen aber während einer Chemotherapie ungünstig wirken, indem sie nicht nur die gesunden Zellen, sondern auch die Krebszellen schützen – unter anderem vor dem (erwünschten) Angriff durch die Zytostatika. ■

Am störendsten wirken sich die Antioxidantien und die antioxidativ wirksamen Vitamine C, E, A und Betacarotin aus. Gehen Sie auf Nummer sicher und fragen Sie unbedingt erst Ihren Arzt, bevor Sie auf eigene Faust ein Präparat wählen oder mit Vitaminen angereicherte Fruchtsäfte oder Ähnliches trinken oder essen. Im schlimmsten Fall stellen unkontrollierte Einnahmen nämlich den Erfolg der Therapie in Frage. Wenn Ihnen jedoch Ihr Arzt etwas verschreibt, das speziell auf Sie, Ihre Situation und Ihre Therapie zugeschnitten ist, dürfen (und sollen) Sie es ohne Bedenken einnehmen.

Das Essen dürfen Sie ebenfalls weiterhin ohne Angst und Sorgen genießen. Denn durch eine normale, ausgewogene Ernährung können Sie Vitamine und Mineralstoffe kaum überdosieren.

Präparate nur vom Arzt

Falls Sie nicht mehr in der Lage sind, sich während der Therapien ausgewogen zu ernähren, unter andauernden und/oder starken Durchfällen und unter Erbrechen leiden oder während der Chemo- oder Strahlentherapie starke Entzündungen der Mundschleimhaut bekommen, können sogenannte bilanzierte Vitamin- und Spurenelementgemische empfohlen werden. Sie enthalten die Tagesdosis aller lebensnotwendigen Vitamine und Spurenelemente und werden bei Bedarf vor oder während einer Chemo- oder Strahlentherapie verordnet. Sprechen Sie Ihren Arzt darauf an. Wichtig ist, dass das bilanzierte Vitamin- und Spurenelementgemisch kein Eisen enthält, das jetzt gesundheitsgefährdend ist (mehr dazu auf Seite 41). Die Präparate sind aufgrund der Richtlinien von Fachgesellschaften zusammengesetzt und decken den täglich empfohlenen Bedarf, es treten keine unerwünschten Nebenwirkungen auf.

TIPP *Am besten machen Sie eine Liste mit Ihren Fragen, wenn Sie zum Arzt gehen, damit Sie nichts vergessen. Schreiben Sie auch alles auf, was Sie an anderen Medikamenten, Nahrungsergänzungsmitteln etc. zu sich nehmen, bevor die Chemotherapie oder Bestrahlung beginnt. Der Arzt kann Ihnen sagen, was Sie weiterhin bedenkenlos (wann, in welcher Dosierung) nehmen dürfen und worauf Sie besser verzichten.*

Grapefruit ist tabu

In der Leber gibt es mehrere Enzyme, die unter anderem Medikamente abbauen und unwirksam machen oder sie so verändern, dass sie vom Körper ausgeschieden werden. Eines dieser Enzyme heißt CYP3A4. Es kann rund ein Drittel der verabreichten Menge an chemotherapeutisch wirksamen Medikamenten abbauen. Grapefruit enthält sehr viele Furokumarine, eine bioaktive Substanz, die das Enzym CYP3A4 ausschaltet und so die Wirkung der Chemotherapie unerwünscht verstärkt. Das führt dazu, dass die Chemotherapie stärker und giftiger wird und dass die Nebenwirkungen zunehmen, was gefährlich werden kann.

HINWEIS *Verzichten Sie während der Chemotherapie darauf, Grapefruits zu essen. Auch der Saft ist tabu. Halten Sie wegen des darin enthaltenen Vitamin Cs auch Maß mit anderen Zitrusfrüchten (siehe auch Seite 151).*

Krebshemmend, aber jetzt ungeeignet

Manche sehr gesunden, sogar krebshemmenden Lebensmittel und Gewürze sollten Sie jetzt vom Menüplan streichen. Dazu gehört Kurkuma (siehe auch Seite 73), das die Wirkung gewisser Chemotherapeutika abschwächen kann. Vor Beginn und nach Abschluss einer Chemotherapie ist es aber sehr zu empfehlen!

Auch größere Mengen an Beeren wie Heidelbeeren, Brombeeren oder Himbeeren lassen Sie jetzt besser sein. Die darin enthaltenen Antioxidantien gehören zu den stärksten überhaupt. Sie stehen aber im Verdacht, die Wirkung gewisser Medikamente zu beeinflussen.

Verzichten Sie auch auf Trauben, Erdnüsse und Wein. Der darin enthaltene bioaktive Stoff Resveratrol verringerte in Laborversuchen die Wirksamkeit von Chemotherapien.

Stimmungsaufheller Johanniskraut

Manche Lebensmittel oder Arzneien auf pflanzlicher Basis bewirken das Gegenteil von Grapefruit: Sie stimulieren die Produktion des CYP3A4-Enzyms, was die Wirkung einer Chemotherapie um bis zu 40% abschwächen kann. Sie können eine Chemotherapie im schlimmsten Fall unwirksam werden lassen. Zum Beispiel auch, indem sie gewisse Transportproteine aktivieren, die von Tumorzellen dazu genutzt werden, chemotherapeutische Medikamente so schnell wie möglich auszuscheiden – noch bevor sie ihre Wirkung entfalten können.

Ein typisches Beispiel dafür ist Johanniskraut, das gegen Depressionen eingesetzt wird. Lassen Sie während der Chemotherapie unbedingt die Hände davon! Ebenso meiden Sie während der Chemotherapie lieber die folgenden Heilkräuter und daraus hergestellte Präparate: Baldrian, Ephedra, japanische Pfeilwurzel, Sonnenhut (Echinacea), Ginkgo, Rotklee.

Hände weg von grünem Tee

Am besten lassen Sie den grünen Tee während einer Chemotherapie ganz weg. Das gilt besonders, wenn Sie mit Sunitinib, Erlotinib oder Bortezomib behandelt werden.

Grüner Tee scheint Krebs vorbeugen zu können. Ist man aber bereits daran erkrankt, sieht die Lage komplett anders aus. Studien zufolge könnte grüner Tee bei Männern mit fortgeschrittenem Prostatakarzinom zu schweren unerwünschten Nebenwirkungen führen. Auch Frauen mit einem hormonsensitiven Brustkrebs (d.h. Brustkrebs, der durch Hormone wächst) sollten vorsichtig sein: grüner Tee scheint die Wirkung von Tamoxifen zu stören. Auch hier gefährdet der Tee möglicherweise den Erfolg der Chemotherapie.

INFO *Leider ist über solche Wechselwirkungen noch viel zu wenig bekannt, weil entsprechende Studien fehlen. Generell gilt: Präparate mit den obengenannten Pflanzen sind weit wirksamer als die Nahrungsmittel an sich. Es ist daher kaum ein Problem, mal ein Pesto mit Knoblauch zu genießen. Eine Pille mit isoliertem und konzentriertem Knoblauchextrakt hingegen könnte die Wirkung einer Chemotherapie sehr stören.*

Lebensmittel, die die Behandlung unterstützen

Es gibt erste Hinweise, dass gewisse Lebensmittel die Wirkung einer Chemotherapie oder Bestrahlung positiv unterstützen und sinnvoll verstärken könnten. So scheinen zum Beispiel Shiitakepilze die Wirksamkeit einer Chemotherapie zu verbessern, ebenso wie Estragon, Minze, Kümmel, Salbei und Zitronengras. Aber auch Omega-3-reiche Lebensmittel und Öle wie Leinsamen, Leinöl, Walnüsse und fette Meeresfische. Doch: Eine erhöhte Wirksamkeit bedeutet auch eine größere Giftigkeit der Substanzen mit mehr Nebenwirkungen. Wer auf Nummer sicher gehen möchte, sofern das laut heutigem Wissensstand überhaupt möglich ist, lässt lieber die Finger davon oder bespricht den reichlichen Konsum solcher Lebensmittel vorher mit seinem behandelnden Onkologen.

Gut gerüstet zur Chemotherapie

Er ist alles andere als einfach, der Gang zur (ersten) Chemotherapie. Wie werden Sie sich nachher fühlen? In diesem Kapitel geht es darum, was Sie sich während und nach der Behandlung Gutes tun können.

Sicher ist: Eine Chemotherapie ist kein Spaziergang. Aber sie wird von vielen Menschen auch nicht als so schlimm empfunden wie befürchtet. Unter anderem, weil gegen die unerwünschten Nebenwirkungen heute eine Reihe guter Medikamente zur Verfügung steht.

Vorher essen?

Es bewährt sich, weder ganz nüchtern noch mit vollem Magen zur Chemotherapie oder zur Bestrahlung zu gehen. Idealerweise essen Sie rund 2 Stunden vorher etwas, das nicht zu schwer verdaulich ist und dass Sie gut vertragen. Wichtig ist auch, genügend zu trinken.

Essen Sie etwas, von dem Sie wissen, dass Sie sich nachher gut fühlen. Alles, was lange im Magen bleibt, beispielsweise Schweinshaxe, Frittiertes, Gebratenes, Paniertes oder stark Blähendes ist nicht empfehlenswert. Nehmen Sie auch keine üppige Mahlzeit zu sich, sondern so viel, dass Sie sich nach dem Essen möglichst wohl fühlen. Ziehen Sie etwas an, das Sie nicht einengt, also keine engen Gürtel oder ähnliches.

GUT ZU WISSEN

Bauen Sie folgende Lebensmittel regelmäßig in Ihren Menüplan ein: Walnüsse, Walnussöl, Avocados, Lachs, Hering, Makrele, Leinsamen, Leinöl. Sie enthalten wertvolle Omega-3-Fettsäuren (ALA, DHA, EPA, siehe auch Seite 32), die nicht nur vorbeugend gegen Entzündungen und Krebserkrankungen sind, sondern erwiesenermaßen auch die Wirksamkeit einer Chemotherapie verbessern können. ■

TIPP *Zahnschonende zuckerfreie Bonbons oder Kaugummis können helfen, den schlechten Geschmack im Mund, der oft durch eine Chemotherapie entsteht, zu übertönen, den Speichelfluss anzuregen und sich abzulenken und zu beruhigen.*

Hilfe für Niere und Blase

GUT ZU WISSEN
Je mehr Sie trinken, desto leichter ist es für Ihren Körper, die Nebenprodukte der Chemotherapie loszuwerden. ▪

Trinken Sie vor, während und nach der Chemotherapiesitzung viel, also über den Durst. Schließlich werden die Medikamente im Körper von der Leber oder Niere aus dem Blut gefiltert, zum Teil ab- oder umgebaut und dann mit dem Urin ausgeschieden. Damit diese Ausscheidung reibungslos ablaufen kann, muss genügend Flüssigkeit im Körper sein.
Falls Ihre Chemotherapie den Stoff Cyclophosphamid oder Ifosfamid enthält, ist reichliches Trinken besonders wichtig: Diese Medikamente greifen die Blase an und können zu Blasenentzündungen führen. Eine solche kann im schlimmsten Fall nach der Chemotherapie bestehen bleiben und chronisch werden. Wenn Sie viel trinken, gelangen die Zellgifte stark verdünnt in die Blase und können gut mit dem Urin ausgeschieden werden.

Trinken Sie also bereits vor der Chemotherapie, nehmen Sie eine große Flasche mit 1,5 l Mineralwasser mit und trinken Sie sie während der Infusion leer. Trinken Sie auch danach und an den nächsten Tagen genug. Es gibt auch Lebensmittel, die sehr viel Wasser liefern: Suppen, Salate, Gemüse, Früchte. Sie helfen mit, den Flüssigkeitsbedarf zu decken.

HINWEIS *Es ist sinnvoll, wenig auf einmal zu trinken, dafür zehn Minuten später wieder etwas usw. Sollten Sie trotz vorbeugender Medikamente erbrechen müssen, verlieren Sie zusätzliche Flüssigkeit. Kleine, häufig getrunkene Mengen an Flüssigkeit sind besser verträglich.*

Weil manche Chemotherapien einen schlechten Geschmack im Mund verursachen – und das bereits während der Infusion –, ist Mineralwasser mit Kohlensäure vielleicht angenehmer als solches ohne. Möglicherweise mögen Sie auch lieber verdünnte Fruchtsäfte: Mischen Sie ⅓ Apfel-, Trauben-, Orangen- oder Granatapfelsaft mit ⅔ Wasser mit oder ohne Kohlensäure. Auch Kaffee ist erlaubt oder ein aromatisiertes Light-Mineralwasser.

Gezuckerte Getränke lassen Sie besser stehen: Wie auf Seite 259 beschrieben, werden Krebszellen durch große Zuckermengen »gefüttert«, und ein hoher Insulinspiegel fördert deren Wachstum.

Den Gang zur Toilette nicht scheuen

Viele Krebspatienten trinken vor und während der Chemotherapie zu wenig, weil sie das Gefühl haben, dadurch zusätzlichen Stress zu verursachen. Aber Aufstehen ist gut möglich, und mit dem Infusionsständer können Sie problemlos auf die Toilette gehen. Sicher ist: Wer schon während der Chemotherapie genügend trinkt, fühlt sich rasch besser. Es lohnt sich deshalb, die Mühe auf sich zu nehmen, bei Harndrang aufzustehen, zur Toilette zu gehen und danach sofort weiterzutrinken.

TIPP *Neigen Sie zu Übelkeit? Nehmen Sie eine Thermoskanne mit mit warmem/heißem Ingwertee oder Brühe zur Chemotherapiesitzung mit. Beides wirkt beruhigend auf den Magen und dadurch vorbeugend gegen Übelkeit und Erbrechen.*

Schutz fürs Herz

Sowohl eine Chemotherapie (mit Anthrazyklinen) als auch eine Antikörpertherapie mit Trastuzumab können in seltenen Fällen das Herz schädigen. Herzspezialisten vermuten, dass zwei Substanzen vorbeugend wirken könnten: Coenzym Q10 (Ubichinon) und L-Carnitin.

Coenzym Q10 kommt in geringen Mengen in tierischen und pflanzlichen Zellen vor und wird somit auch über die Nahrung aufgenommen. Es kann aber auch vom Körper aus den beiden Aminosäuren Phenylalanin und Tyrosin hergestellt werden. Das Enzym ist ein wichtiger Katalysator für den Energiestoffwechsel der Muskel- und Herzzellen. Es scheint auch freie Radikale einzufangen, die während solcher Therapien gebildet werden und die Herzmuskelzellen schädigen können. Manche Ärzte empfehlen deshalb, während der Dauer der Chemotherapie täglich 300 mg Coenzym Q10 aufzunehmen.

Auch L-Carnitin scheint die Herzmuskelzellen gegen den Angriff der Zellgifte zu schützen. L-Carnitin ist eine Eiweißverbindung, die den Zellen hilft, Energie aus dem Fettstoffwechsel zu gewinnen. Es ist sozusagen ein Transportmittel für langkettige Fettsäuren. Die Herzzellen können durch hohe Konzentrationen an L-Carnitin gestärkt werden und sind so besser geschützt gegen Angriffe, etwa durch Anthrazykline. Übrigens kann der Körper L-Carnitin aus den Aminosäuren Lysin und Methionin auch selbst herstellen.

L-Carnitin ist als Nahrungsergänzungsmittel in Apotheken erhältlich. Die Dosierung, die während einer Chemotherapie sinnvoll ist, beträgt 250 mg zweimal pro Tag. Manche Eiweißpulver, die als Ersatz für Mahlzeiten oder für Sportler zum Muskelaufbau dienen, enthalten ebenfalls L-Carnitin.

Übrigens scheinen Coenzym Q10 und L-Carnitin im Doppelpack noch wirksamer zu sein als eine Substanz allein. Das belegen zumindest Tierversuche und Anwendungsbeobachtungen. Damit kann das Risiko von Herzschäden, die durch Anthrazykline und Trastuzumab verursacht werden, minimiert werden.

SPURENELEMENT MIT POWER: SELEN

Während andere Vitamine und Mineralstoffe während der Therapien deren Erfolg schmälern können, gibt es eine Ausnahme: Selen. Das Spurenelement kann offenbar die Wirksamkeit von Chemotherapien verbessern (5-FU, Oxaliplatin) und das Risiko für Nebenwirkungen reduzieren (siehe auch Seite 51). Sie sollten täglich etwa 100 bis 300 µg (Mikrogramm) aufnehmen. Aber auch hier gilt: Besprechen Sie das vorher mit dem Onkologen. Von Natur aus selenreich sind die Kokosnuss, die Paranuss, gewisse Kohlarten (je nach Boden) und Vollkorngerste. ■

Zwiespältiges Vitamin C

Sicher ist: Eine Ernährung, die reich an Vitamin C ist, kann Krebs vorbeugen. Offen ist jedoch bis heute die Frage, ob das Vitamin die Wirkung einer Chemotherapie abschwächen kann. Die Überlegung dahinter: Wenn Vitamin C die Nebenwirkungen reduziert, könnte es auch sein, dass die Tumorzellen weniger gut bekämpft werden können. Doch es gibt Hinweise, dass Vitamin C die Wirkung bestimmter Chemotherapien (etwa Cisplatin, 5-FU, Paclitaxel, Bleomycin und Doxorubicin) verstärkt oder die Unempfindlichkeit von Krebszellen gegenüber gewissen Chemotherapeutika reduziert. Momentan laufen etliche Studien zu solchen Themen. Weil gegenwärtig noch zu viele Fragen offen sind, wird von einer hochdosierten Vitamin-C-Gabe während der Chemotherapie jedoch abgeraten.

Kein Vitamin C während der Bestrahlung

Genießen Sie alle Zitrusfrüchte – Zitronen, Orangen, Mandarinen – nur maßvoll, wenn Sie sich einer Bestrahlung unterziehen müssen. Dasselbe gilt für andere Obstsorten, die reich an Vitamin C sind, etwa Kiwi, Agave, Sanddorn, Hagebutten, aber auch Beeren wie die schwarzen Johannisbeeren und gewisse Gemüse wie Paprika, große Mengen Petersilie oder Kohlarten.

INFO *Verzichten Sie auf Lebensmittel, die mit Vitaminen angereichert sind. Denn Vitamin C und andere Antioxidantien können die Wirkung der Strahlentherapie reduzieren.*

Enzyme – einen Versuch wert

Es gibt nur wenige empfehlenswerte Nahrungsergänzungsmittel zu kaufen, die keine Stoffe enthalten, die bezüglich des Krebswachstums bedenklich sind. Und in denen auch keine hinsichtlich der Krebsstandardtherapie bedenkliche Konzentrationen von Antioxidantien stecken. Sie sind nicht verschreibungspflichtig und in Deutschland frei verkäuflich. Auf ihre Wirksamkeit geprüft und während einer Chemo- oder Strahlentherapie empfohlen sind bisher Natriumselenit (Selen) und standardisierte Eiweiß spaltende Enzyme wie Papain, Bromelain sowie Lektin (aus Linsen).

Natriumselenit wirkt schützend auf die gesunden Körperzellen, Bromelain und Papain haben eine entzündungshemmende Wirkung auf den Körper, und pflanzliche Lektine aktivieren die Abwehrzellen in den Schleimhäuten. Dadurch scheinen sie schützend gegen die Nebenwirkungen einer Chemo- oder Strahlentherapie zu wirken.

Ein Beispiel für eine in Apotheken erhältliche bilanzierte Diät mit Natriumselenit, Bromelain aus Ananas, Papain aus Papaya und Lektin aus Linsen ist zum Beispiel Equizym MCA. Krebsspezialisten, die alternativmedizinisch arbeiten, gehen davon aus, dass es eine Optimierung der Therapie bewirken kann, indem es die Nebenwirkungen einer Chemo- und Bestrahlungstherapie verringert. Gleichzeitig verstärkt es ihre Wirkung, weil es hilft, Lymphödeme, Wassereinlagerungen und Schwellungen zu vermeiden und die Infektanfälligkeit von Schleimhäuten und damit Krankheiten wie Husten, Halsweh oder Nebenhöhlenentzündungen zu reduzieren.

TIPP *Wenn Sie während oder nach der Chemotherapie oder als Nebenwirkung der Antihormontherapie unter chronisch-rheumatischen Entzündungen, arthrotischen Gelenkbeschwerden oder rheumaähnlichen Muskel- und Gelenkschmerzen leiden, kann ein Enzym-Selen-Gemisch ebenfalls passend sein. Es gibt weitere hilfreiche Präparate aus der alternativen Medizin, die aus einem Gemisch von Vitaminen, Spurenelementen und Enzymen bestehen, beispielsweise Innovazym. Sprechen Sie mit Ihrem Arzt über diese Möglichkeiten.*

Fasten? Ein zweischneidiges Schwert

Während der Chemotherapie nicht zu essen und dadurch an Gewicht und Kräften zu verlieren, ist nicht sinnvoll. Viele Onkologen beobachten, dass solche Patienten anschließend zunehmend schwächer werden und keine Reserven mehr haben, um sich gegen Infektionen zur Wehr zu setzen. Im schlimmsten Fall müssen sie sogar ins Krankenhaus eingeliefert werden oder die Chemotherapie abbrechen.

Weil jedoch immer wieder propagiert wird, dass Fasten einen positiven Einfluss auf den weiteren Krankheitsverlauf haben könnte, wird hier näher auf das Thema eingegangen. Allerdings: Noch sind die Studien nicht abgeschlossen. Es bleibt abzuwarten, ob die Hoffnungen, die ins Fasten und in die sogenannte ketogene Diät gesetzt werden, sich in der Realität als zutreffend erweisen.

HINWEIS *Bevor Sie weiterlesen, die folgende Warnung: Beginnen Sie keinesfalls auf eigene Faust während der Chemotherapie eine Fastenkur. Es ist wichtig, dass Sie jetzt bei Kräften bleiben. Eine Chemotherapie ist eine Belastung für den Körper und die Seele,* *da sollten Sie sich nicht zusätzlich angenehme Dinge wie leckeres Essen verwehren.*

Was Fasten bewirkt

Dass hohe Blutzucker-, Insulin- und IGF*-Spiegel das Krebswachstum fördern können, ist mittlerweile bewiesen (mehr dazu Seite 89ff.). Fakt ist auch: Beim Fasten sinkt der Blutzuckerspiegel nur leicht ab, der Insulin- und der IGF-Spiegel jedoch sehr stark. Das wiederum mögen die Krebszellen gar nicht, denn sie brauchen die Signale, die sie von den beiden Hormonen empfangen, um wachsen zu können.

Studien, die hoffnungsvoll stimmen

Interessant sind die Studien des Wissenschaftlers Valter Longo von der Universität in Los Angeles. Er testet an Mäusen, ob es möglich ist, die Vorteile des Fastens zu nutzen, ohne Gewicht zu verlieren. Zu diesem Zweck ließ er krebskranke Mäuse zwei bis drei Tage lang fasten. Daraufhin durften sie fünf Tage lang so viel essen, wie sie wollten, bis sie wieder ihr Ausgangsgewicht erreicht hatten. Er wiederholte das mehrmals und stellte fest: Die Zyklen ohne Futter hemmten das Wachstum von Haut- und Brustkrebs genauso effizient wie Chemotherapiezyklen. Wurden die Tiere parallel zum Fasten mit Chemotherapie behandelt, verstärkte sich der Effekt massiv. Besonders beeindruckend war die Wirkung der Kombination Fasten-Chemotherapie bei Mäusen mit Metastasen. Sie blieben nach den Versuchen lange krebsfrei.

ACHTUNG

Langfristiges Fasten ist gefährlich. Einfach so zu fasten, wie es von einigen Alternativmedizinern und Wunderheilern angepriesen wird, um den Krebs zu heilen, kann definitiv nicht empfohlen werden. ■

Longo glaubt, dass solche Fastenzyklen bei Patienten in einem Frühstadium von Krebs eine Alternative zur Chemotherapie sein könnten. Aber er geht auch davon aus, dass eine Chemotherapie durch Fasten viel stärker wirken könnte als bei normaler Ernährung. Der Grund: Gesunde Zellen können sich gut an Hunger anpassen, indem sie Strategien dagegen entwickeln. Krebszellen schaffen das nicht und bekommen Probleme. Sie können sich nicht mehr teilen und beginnen, abzusterben. Kommt eine

* IGF = *Insulin-like Growth Factors* (insulinähnliche Wachstumsfaktoren) sind eine Gruppe von Wachstumsfaktoren, einer davon ist IGF-1 (siehe Seite 45f.).

Behandlung mit Zellgiften hinzu, sind sie erst recht chancenlos, während sich die gesunden Zellen danach wieder erholen.

Momentan laufen weitere Studien zu diesem Thema. Sichere Antworten auf die Frage, ob Longos Versuche mit Mäusen auch auf Menschen übertragbar sind, gibt es bisher nicht. Möglicherweise ist striktes Fasten gar nicht nötig, und dieselben Effekte eines niedrigen Spiegels von Blutzucker, Insulin und IGF lassen sich auch mit einer Ernährungsumstellung wie der ketogenen Diät (siehe Seite 258) erreichen. Dabei würden Menschen mit Krebs nicht abnehmen, sondern ihr Gewicht durch eine eiweiß- und fettreiche Ernährung halten, aber fast vollständig auf Kohlenhydrate in Form von Süßigkeiten, Brot, Reis, Teigwaren oder Kartoffeln verzichten. Das wiederum würde sicherstellen, dass die Betroffenen während der Chemotherapie bei Kräften bleiben.

INFO *Ob die ketogene Diät den wissenschaftlichen Nachweis in entsprechend zuverlässigen klinischen Studien erbringen kann, bleibt abzuwarten.*

Drohende Auszehrung

Es ist ein großes Problem vieler krebskranker Menschen, dass sie an Gewicht verlieren und ausgezehrt werden (Kachexie). Wenn Ihnen der Appetit fehlt, ist eine strikte Diät kontraproduktiv! In dieser Situation empfiehlt der Onkologe, eine hochkalorische Wunschkost – also das zu essen, was Sie möchten, mit möglichst vielen Kalorien.

TIPP *Sie sind normalgewichtig mit einigen Reserven oder übergewichtig? Besprechen Sie mit Ihrem Arzt, ob solche Fastenzyklen oder der Versuch mit der ketogenen Diät für Sie in Frage kommen könnten oder abzulehnen sind.*

Nebenwirkungen bewältigen

Gegen so manche Nebenwirkung kann Ihnen Ihr Arzt ein Medikament verschreiben. Es gibt aber ein gutes Gefühl, auch mit der Ernährung etwas zur Linderung beitragen zu können. Neben Tipps und Tricks finden Sie in diesem Kapitel auch feine Rezepte.

Denken Sie immer daran: Es müssen längst nicht alle Nebenwirkungen eintreten. Manche Menschen werden kaum davon geplagt, während andere stärker darunter leiden. Gehen Sie also möglichst unvoreingenommen an die Sache heran. Sicher ist es hilfreich, der Therapie positiv gegenüberzustehen und sie dankbar anzunehmen, in dem Wissen, dass sie zur Heilung führen kann.

INFO *Was nach der Therapie das Nachwachsen der Haare sowie das Überwinden der Erschöpfung – sowohl der physischen als auch der psychischen – verbessern kann, erfahren Sie in Kapitel 7 (Seite 221). Über die Nebenwirkungen der Antihormontherapie und wie man ihnen wirkungsvoll begegnet, lesen Sie mehr in Kapitel 6 (Seite 187).*

Übelkeit und Erbrechen

Heute gibt es eine ganze Reihe hochwirksamer Medikamente, die in der Lage sind, Ihnen diese unangenehmen Nebenwirkungen zu ersparen.

Wenn Sie den Eindruck haben, dass die von Ihrem Onkologen verordneten Medikamente zu schwach wirken, melden Sie sich umgehend bei ihm. Nehmen Sie eine Packung sogenannter Antiemetika, wie die Tabletten

GUT ZU WISSEN
Es ist wichtig, Übelkeit und Erbrechen schon im Voraus zu verhindern, damit im Kopf kein Lernprogramm stattfindet, das bereits beim Betreten der Arztpraxis erkennt: Chemo = Erbrechen. ■

gegen die Übelkeit heißen, mit nach Hause, um sofort reagieren zu können, falls Ihnen übel wird.

Diese Tipps können helfen

- Damit der Magen nicht rebelliert, hilft es, am Tag der Chemo und an den darauf folgenden lieber mehrere kleine als drei große Mahlzeiten zu essen. Essen Sie auch eine Kleinigkeit, wenn Sie nachts aufwachen. Der Magen sollte nie ganz leer, aber auch nie ganz gefüllt sein.
- Essen Sie morgens im Bett etwas Kleines, zum Beispiel ein Knäckebrot oder ein Stück Zwieback, bevor Sie aufstehen. Trinken Sie dazu einen Fencheltee oder einen schwarzen Tee. Das nimmt die Morgenübelkeit.
- Essen Sie langsam, kauen Sie gut.
- Versuchen Sie es mit Babygläschen: Sie sind hochwertig, sehr bekömmlich und leicht verdaulich.
- Versuchen Sie, starke Schwankungen des Blutzuckerspiegels und Insulinspitzen zu vermeiden. Dazu ernähren Sie sich, wie ab Seite 256 beschrieben, eher kohlenhydratarm, aber fett- und proteinreich.
- Trinken Sie regelmäßig, langsam und in kleinen Schlucken, eventuell mit einem Strohhalm. Verzichten Sie auf kohlensäurehaltige Getränke. Versuchen Sie, zu den Mahlzeiten weniger zu trinken, dafür viel zwischen den Mahlzeiten. Ideal sind Ingwertee und heiße Brühe.
- Essen Sie, worauf Sie Lust haben. Wenn Sie plötzlich eine Abneigung gegen ein Lebensmittel entwickeln, lassen Sie es weg. Essen Sie bei Übelkeit besser nicht Ihr Lieblingsgericht, sonst verleidet sie es Ihnen möglicherweise.
- Planen Sie Ihre Mahlzeiten nach der Chemo nicht zu strikt. Es ist gut möglich, dass Sie auf etwas Lust haben und es dann aber nicht mehr anschauen mögen, sobald es auf Ihrem Teller liegt. Versuchen Sie deshalb, im Vorrats- und Kühlschrank eine gewisse Auswahl bereitzustellen: Fertig- und Halbfertigmahlzeiten, die schnell zuzubereiten sind und nach Möglichkeit auch gefrorene Mahlzeiten.
- Bittersalate wie Chicorée, Endivie, Rucola, Löwenzahn oder Radicchio, aber auch bittere Getränke wie Tonic Water oder Bitter Lemon können den Appetit anregen, aber auch der Übelkeit vorbeugen.
- Neben Ingwer (siehe Seite 158) sind auch andere Gewürze hilfreich: Kardamom, Anis, Kümmel, Fenchel, Koriander, Kreuzkümmel, Zimt und Vanille. Probieren Sie aus, was bei Ihnen funktioniert. Es ist indi-

viduell verschieden, ob ein bestimmtes Gewürz hilft oder zu stark erscheint und die Übelkeit eher verstärkt.

- Gekochtes Gemüse wie Zucchini, Brokkoli, Möhren, Fenchel oder gedünsteter Salat, z.B. Chicorée oder Kopfsalat (probieren Sie es mal aus!), sind verträglicher als Rohkost.
- Braten Sie Fleisch und Fisch lieber nicht an, sondern pochieren oder dünsten Sie diese Lebensmittel.
- Essen Sie lauwarm oder kalt. Heiße Gerichte riechen intensiver und können die Übelkeit verstärken.
- Flüssige oder breiige Mahlzeiten werden oft besser vertragen, etwa Gemüsecreme- oder Kartoffelsuppen, Proteinshakes mit einer hohen biologischen Wertigkeit, Haferbrei oder Haferschleimsuppe. Haferflocken werden von vielen Menschen als sehr hilfreich gegen Übelkeit und Erbrechen beurteilt.
- Leinsamenschleim kann die Magen- und Darmschleimhaut schützen. Dazu weichen Sie Leinsamen in lauwarmem Wasser ein und essen den schleimigen Brei langsam und löffelweise. Versuchen Sie auch, ob Ihnen geschroteter Leinsamen, gemischt in Joghurt, hilft.
- Kochen Sie nicht selbst, oder kochen Sie vor, wenn es Ihnen gut geht. Dann müssen Sie nach der Chemo nicht lange in der Küche stehen.

TIPP *Schnallen Sie den Gürtel locker, legen Sie sich direkt nach dem Essen nicht flach hin, bewegen Sie sich an der frischen Luft. Das wirkt appetitanregend und hilft gegen Übelkeit. Auch eine Wärmflasche, auf den Bauch gelegt, kann helfen.*

Um diese Lebensmittel machen Sie lieber einen Bogen

Verzichten Sie auf schwer verdauliche Lebensmittel wie stark blähende Lebensmittel (Kohl, kohlensäurehaltige Getränke, Hülsenfrüchte), üppige, scharfe, stark schmeckende und riechende Gerichte, sehr fettige Lebensmittel und Gerichte wie Schweinshaxe oder Wurst, scharf Gebratenes, Frittiertes und Paniertes. Auch geröstete Lebensmittel wie Salznüsse haben eine lange Verdauungszeit und sind oft schlecht verträglich. Weil gerade Cortison aber Heißhunger auf alles Mögliche und Unmögliche verursacht, dessen Genuss Sie bald mit Erbrechen und Übelkeit büßen könnten, ist es besser, sich konsequent von diesen Lebensmitteln fernzuhalten. Anders ausgedrückt: Die Lust auf etwas Bestimmtes am Chemotag kann trügerisch sein.

Genialer Ingwer

Ingwer enthält spannende Inhaltsstoffe, etwa die Gingerole und das Galanolacton (siehe auch Seite 74). Diese wirken wie Medikamente, die gegen das Erbrechen eingesetzt werden, indem sie den 5-HT3-Brechreiz-Rezeptor im Gehirn blockieren, Und damit das Gefühl, erbrechen zu müssen. Es gibt spezielle Ingwerkapseln (Zintona) gegen das Erbrechen. Sie können eine Alternative zu anderen Medikamenten gegen die Übelkeit sein. Fragen Sie Ihren Arzt danach.

Auch das Trinken von Ingwertee ist hilfreich, am besten vormittags. Er wirkt anregend auf den Stoffwechsel und auf die Entgiftung.

TIPP *So verwenden Sie Ingwer: Für Ingwertee übergießen Sie 1 TL zerhackte frische Ingwerwurzel mit 300 ml kochendem Wasser und lassen den Tee 10 Minuten ziehen. Absieben und schluckweise trinken. Verwenden Sie Ingwer auch zum Würzen, zum Beispiel wenn Sie asiatisch kochen. Ebenfalls hilfreich: kandierter Ingwer oder milchsauer eingelegter Ingwer aus dem Asia-Shop, wie er zu Sushi serviert wird. Übrigens wirkt Ingwer auch bei Reiseübelkeit.*

Leckere Speisen – leicht verdaulich

MANDEL-ZIMT-CREME

Ein spezielles Rezept für den Abend nach der Chemotherapie. Bereiten Sie diese Creme 1 bis 2 Tage vor der Chemo zu, sie lässt sich im Kühlschrank aufbewahren und ist sehr bekömmlich. Zimt gehört zu den wärmenden Gewürzen und wirkt beruhigend, schmerzlindernd und leicht blutdrucksenkend. Das Gewürz gilt als verdauungsfördernd und hilft bei Übelkeit und Durchfall. Verwenden Sie unbedingt Ceylon-Zimt.

Mandeln sättigen gut und sind bestens verträglich.

Servieren Sie zu der Creme frische Beeren, Apfelmus oder Aprikosen-Ingwer-Kompott (Rezept siehe Seite 160), vorher eine heiße Brühe oder Gemüsecremesuppe. Wählen Sie Bio-Milchprodukte, weil Sie eine gesündere Fettsäurezusammensetzung haben und dadurch entzündungshemmend wirken können.

Für 6 – 8 Personen

800 ml	**Bio-Vollmilch**
200 ml	**Bio-Sahne**
1	**Bio-Zitrone**
1	**Stange Ceylon-Zimt**
200 g	**geschälte, gemahlene Mandeln**
50 g	**Reis- oder Mandelmehl (Reformhaus)**
80 – 100 g	**Birkenzucker (Xylit) oder Zucker**

Milch und Sahne in einen Topf geben und aufkochen. Zitronenschale dünn abreiben und dazugeben, Zimtstange hinzufügen. Zudecken und neben der Herdplatte 5 Minuten ziehen lassen. Zimtstange entfernen. Mandeln zugeben und nochmal zum Kochen bringen, danach über Nacht zugedeckt im Kühlschrank ziehen lassen. Am nächsten Tag durch ein Sieb gießen und die Mandeln dabei gut ausdrücken.

Einen Teil der Mandelmilch in ein extra Gefäß gießen, Reis- oder Mandelmehl dazugeben und gut rühren. Mit dem Birkenzucker zurück in den Topf geben und unter ständigem Rühren aufkochen, dann noch etwa eine Minute weiter rühren. In eine Schüssel gießen und erkalten lassen. Mindestens 3 Stunden kühl stellen. ■

APRIKOSENKOMPOTT MIT INGWER

Raffiniert und trotzdem ganz einfach. Das Kompott schmeckt auch mit Zwetschgen.

Für 6 Personen

1 kg Aprikosen, gefroren, aufgetaut
80 g Birkenzucker (Xylit) oder Kokosblütenzucker
1 Stück frischer Ingwer, 3 cm lang
60 g geschälte, ganze Mandeln

Aprikosen mit Zucker und geraspeltem Ingwer mischen und in einen Topf geben. 2 Stunden ziehen lassen, ohne zu erhitzen. Danach bei sehr niedriger Hitze zugedeckt 30 Minuten köcheln und anschließend abkühlen lassen. Den Backofen auf 200°C vorheizen. Die Mandeln auf ein mit Backpapier belegtes Blech geben und im Backofen goldbraun rösten. Über die Aprikosen streuen.

Tipp: Blutzuckerschwankungen können die Übelkeit verstärken. Birken- und Kokosblütenzucker lassen den Blutzuckerspiegel nicht übermäßig ansteigen. ■

HAFERSUPPE

Ein einfaches Rezept, das schnell zubereitet ist. Sie können es auch vor der Chemo vorbereiten und in den Kühlschrank stellen. So können Sie die Suppe rasch aufwärmen, wenn Sie wieder daheim sind. Sie hält sich im Kühlschrank maximal 3 Tage.

1 l Wasser
5 EL Haferflocken
2 Würfel Hühner- oder Gemüsebrühe
100 ml Sahne
Salz, Pfeffer
1 EL Petersilie, fein gehackt

Alle Zutaten außer der Petersilie in einen Topf geben, aufkochen und 15 Minuten bei kleiner Hitze köcheln lassen. Mit Salz und Pfeffer nach Belieben abschmecken, mit Petersilie bestreuen, servieren.

Dieses Rezept funktioniert auch mit Gerste, Reis und Leinsamen. ■

ASIATISCH ANGEHAUCHTE HÜHNERBRUST MIT AVOCADOSAUCE

Noch ein Rezept mit Ingwer, das besonders gut verträglich und leicht verdaulich ist. Auch dieses Gericht kann am Vortag zubereitet und sogar kalt gegessen werden. Dazu passt gedämpftes Gemüse (Zucchini, Gurken, Karotten, zarte Kohlrabi).

Für 4 Personen

1 Stück Ingwer
2–3 Stängel Zitronengras
1 TL Pfefferkörner
1 TL Koriandersamen
1,5 l Gemüse- oder Geflügelbrühe
4 Hühnerbrüstchen (Bio-Freiland)

Avocadosauce

2 Zweige Basilikumblätter
1 reife Avocado
½ Zitrone, nur Saft
Salz, Pfeffer
1 Prise Zucker
einige Löffel Hühner-Sud

Ingwer schälen und in dünne Scheibchen schneiden. Zitronengrasstängel mit einem Nudelholz faserig klopfen. Pfeffer- und Korianderkörner grob zerdrücken. Alle diese Zutaten mit der Brühe in einen großen Topf geben, aufkochen und 15 Minuten leise köcheln lassen. Die Hühnerbrüste in den leicht kochenden Sud legen, wenn nötig etwas Brühe nachgießen, damit das Fleisch komplett mit Flüssigkeit bedeckt ist. Die Hühnerbrüstchen zugedeckt knapp vor dem Siedepunkt je nach Grösse 15–20 Minuten gar ziehen lassen.

Für die Avocado-Sauce die Basilikumblätter in Streifen schneiden. In einen hohen Becher geben. Avocado halbieren, Stein entfernen und das Fruchtfleisch aus der Schale lösen. Mit dem Zitronensaft, etwas Pfeffer, Salz und Zucker in den Becher geben und mit dem Stabmixer fein pürieren. Mit einigen Löffeln Sud vom Hühnchenfleisch verdünnen und wenn nötig nachwürzen.

Hühnerbrüste aus dem Sud heben. Lauwarm oder ausgekühlt mit der Avocadosauce servieren. ■

Sodbrennen und andere Magenbeschwerden

Durch die Therapien kann die Magenschleimhaut gereizt werden, was ein Völlegefühl verursacht und zu Sodbrennen (saurem Aufstoßen) führt. Dagegen verschreibt Ihnen Ihr Arzt möglicherweise schon zu Beginn der Chemotherapie ein Medikament. Falls nicht, bitten Sie ihn darum. Denn Sodbrennen – das ätzende, saure Gefühl im Mund – ist wirklich lästig, vor allem nachts, wenn Sie schlafen möchten (siehe dazu auch Seite 117).

Diese Tipps können helfen

- Essen Sie häufig über den Tag verteilt, dafür jeweils nur wenig.
- Essen Sie zwei bis drei Stunden vor dem Schlafengehen zum letzten Mal, legen Sie sich auch tagsüber nicht direkt nach dem Essen hin.
- Proteine in Käse, Quark oder Eiweißpulver und -Shakes können die Magensäure neutralisieren und die Beschwerden lindern. Essen Sie aber auch davon nur kleine Mengen auf einmal.
- Das Knabbern von trockenen Sachen wie Knäckebrot oder Zwieback kann hilfreich sein.
- Kauen Sie langsam einige Mandeln.
- Meiden Sie scharf angebratene und geröstete Lebensmittel, sie fördern das Sodbrennen. Besser: dünsten und dämpfen.
- Machen Sie einen Versuch mit in Wasser eingelegten Leinsamen: Löffeln Sie deren Schleim, er schützt die sensiblen Schleimhäute in der Speiseröhre und im Magen.
- Ingwertee und spezielle indische Tees wie Yogi-Tees werden von vielen als nützlich empfunden.
- Meiden Sie Zucker, Süßigkeiten und Weißmehlprodukte.
- Verzichten Sie auf Würste und gepökeltes Fleisch wie Schinken und Aufschnitt.
- Würzen Sie nicht scharf, bereiten Sie die Salatsauce statt mit saurem Essig lieber mit Joghurt zu.
- Essen Sie warm oder lauwarm, sehr heiße und kalte Nahrung reizt stärker.
- Alkohol, Kakao, Kaffee, Cola, Pfefferminztee und schwarzer Tee fördern die Ausschüttung von Magensäure – meiden Sie diese Dinge.
- Schlafen Sie auf der linken Seite, so bleibt der saure Speisebrei eher im Magen.

Lactoseintoleranz

Haben Sie vor allem nach dem Genuss von Milch Probleme? Es ist möglich, dass durch die Behandlungen eine Lactose-Intoleranz aufgetreten ist. Es gibt einen einfachen Atemtest zum Nachweis – sprechen Sie Ihren Arzt darauf an. Lactosefrei sind Hartkäsesorten wie Greyerzer, Emmentaler oder Appenzeller. Es gibt im Handel außerdem eine große Auswahl an lactosefreien Milchprodukten und lactosefreie Milch. Joghurt wird meistens besser vertragen als Milch.

GUT ZU WISSEN

Versuchen Sie nach der Chemotherapie immer wieder, kleine Mengen an lactosehaltigen Milchprodukten zu konsumieren. Eine Lactose-Intoleranz kann von selbst besser werden. Wenn der Darm wieder auf Vordermann ist, werden Sie wieder größere Mengen an Milchzucker vertragen können. ■

Durchfall

Weil eine Chemotherapie oder Bestrahlung im Bauchraum die Schleimhautzellen im Darm schädigt, kann es zu Durchfall kommen. Der ist nicht nur lästig, sondern er führt auch zum Verlust von Flüssigkeit und Mineralstoffen und kann zudem ganz schön wehtun.

Diese Tipps können helfen

Hier eine Reihe von Empfehlungen gegen den Durchfall. Setzen Sie die um, die Sie am meisten ansprechen:

- Bereiten Sie sich eine Schleimsuppe aus Hafer, Gerste, Reis oder Leinsamenschrot zu (Rezept siehe Seite 160). Würzen Sie mit Kräutern, aber auch mit Anis, Fenchel und Kümmelsamen, weil diese entkrampfend wirken und damit gegen Blähungen wirksam sind.
- Bereiten Sie sich eine Karotten-Kartoffel-Suppe zu, die Sie mit dem Stabmixer fein pürieren.
- Bevorzugen Sie folgende Gemüsesorten: Kartoffeln, Karotten, Topinambur, Pastinake, Fenchel, Sellerie, Zucchini, Brokkoliröschen und gekochten Chicorée. Verzichten Sie auf abführendes Gemüse wie Spinat.

ACHTUNG

Medikamente gegen Durchfall, die die Hefe *Saccharomyces boulardii* enthalten, dürfen während der Chemotherapie nicht eingenommen werden! Der Hefepilz könnte sich im Darm ansiedeln und gefährlich werden. ■

- Essen Sie das Gemüse gekocht statt roh. Auch die meisten rohen Früchte und Fruchtsäfte wirken abführend.
- Essen Sie Babynahrung, beispielsweise Apfel, Banane-Apfel, Karotte-Kartoffel.
- Zerdrückte Bananen oder Heidelbeeren, vielleicht mit einem Löffel Joghurt, wirken stopfend.
- Trinken Sie stopfenden Heidelbeersaft oder den Tee von getrockneten Heidelbeeren (Reformhaus).
- Mit der Schale geraspelte Äpfel oder Apfelmus ohne Zucker liefern Pektin, das den Darminhalt verdickt und entgiftend wirkt.
- Essen Sie getoastetes Weißbrot, Salzstangen oder salzige Cracker.
- Essen Sie sehr dunkle Schokolade mit einem Kakaogehalt über 75 %.
- Salzen Sie alles stärker als normal, um den Salzverlust auszugleichen.
- 40 g Johannisbrotkernmehl (Reformhaus) wirkt stopfend und entgiftend, mit 1 l Wasser oder schwarzem Tee mischen und über den Tag verteilt trinken.
- Rühren Sie 1 bis 2 Teelöffel Heilerde in ein halbes Glas Wasser und trinken Sie es schluckweise.
- Schwarzer Tee hilft: Lassen Sie ihn mindestens 15 Minuten ziehen, damit die Gerbstoffe aus den Blättern gelöst werden können.
- Probieren Sie es mit Apfelpektinflocken oder Flohsamenhüllen (Reformhaus): Sie regulieren den Stuhlgang und wirken sowohl gegen Durchfall als auch gegen Verstopfung sehr gut.
- Verzichten Sie auf kohlensäurehaltige Getränke, Magnesiumpräparate und Zucker-Austauschstoffe wie Sorbit, Xylit und andere, die auf -it enden.
- Verzichten Sie auf alles, was schwer verdaulich oder fettig ist.
- Lassen Sie Milch und milchzuckerhaltige Lebensmittel (Buttermilch, Molke) weg.
- Würzen Sie mit Muskat: Das Gewürz verzögert den Transport der Lebensmittel im Darm.

- Trinken Sie viel (2 bis 3 l pro Tag), damit es nicht zu einem Flüssigkeitsmangel kommt. Probieren Sie aus, was Ihnen am besten hilft: Kokoswasser (isotonisch), alkoholfreies Bier (Kohlensäure rausrühren), isotonische Sportgetränke etc.
- Bauen Sie nach dem Durchfall die Darmflora wieder auf, indem Sie milchsaure Lebensmittel wie Joghurt oder Sauerkraut genießen. Ihr Arzt kann Ihnen auch sogenannte Probiotika zum Aufbau verschreiben.

Informieren Sie Ihren Arzt, wenn der Durchfall länger als 2 bis 3 Tage anhält. Es gibt wirksame Medikamente dagegen.

KOKOSWASSER

Kokoswasser, das aus frischen, jungen Kokosnüssen gewonnen wird, ersetzt einen hohen Wasserverlust optimal. Es wirkt isotonisch und hilft gegen Dehydrierung, die bei Durchfallerkrankungen oder auch bei Erbrechen droht. Kokoswasser ist eine ausgezeichnete Kaliumquelle (siehe Seite 196), liefert aber gerade mal 19 kcal und 4 g Kohlenhydrate pro 100 Milliliter. Es ist außerdem ziemlich reich an Selen: Wie Studien gezeigt haben, verbessert dieses Spurenelement die Wirkung einer Chemotherapie. Gut möglich, dass Ihnen Kokoswasser während der ganzen Chemotherapie bekommt, nicht nur, wenn Sie Durchfall haben. Schließlich liefert es auch viel Cytokinin, das die Regeneration von geschädigtem Gewebe verbessert und sogar die Wundheilung fördert. Kokoswasser ist in Bio-Läden oder im Reformhaus erhältlich. ■

Verstopfung

Sowohl die Chemotherapie als auch Medikamente gegen die Nebenwirkungen der Chemotherapie können Verstopfung verursachen.

Diese Tipps können helfen

- Viel trinken, mindestens 2 l pro Tag, das erste Glas schon morgens auf nüchternen Magen. Ideal sind verdünnter Pflaumensaft, verdünnter Traubensaft, verdünnter Feigensaft, Sauerkrautsaft oder ein Gemisch aus Wasser mit Zitronensaft, etwas Milchzucker oder einem Schuss Apfelessig.

- Essen Sie mehr Ballaststoffe: Hülsenfrüchte, Gemüse, Salate, Rohkost, frische Früchte. Steigern Sie die Menge langsam, damit Sie sie gut vertragen, trinken Sie genügend dazu.
- Essen Sie geschroteten Leinsamen, in Wasser eingeweicht und in Naturjoghurt verrührt.
- Verzichten Sie auf stopfende Lebensmittel wie Heidelbeeren, Banane, Schokolade, Kakao, geriebenen Apfel, Apfelmus, pürierte Karotten, schwarzen Tee, Weizenkleie.
- Essen Sie milchsauer vergorene Lebensmittel wie Joghurt oder Sauerkraut. Achtung: nur wenig Sauerkraut am Anfang, die Menge langsam steigern, sonst gibt's Blähungen und Bauchweh.
- Weichen Sie Trockenpflaumen oder -feigen in Wasser ein und essen Sie diese.
- Milchzucker (20 bis 40 g pro Tag) oder Milchzuckersirup (Lactulose) aus der Apotheke wirken leicht abführend.
- Apfelpektinflocken, Flohsamenschalen oder eingeweichter geschroteter Leinsamen (20 bis 50 g pro Tag) wirken auch gegen Verstopfung. Unbedingt viel Wasser dazu trinken!
- Präparate mit Escherichia coli (Bioflorin) einnehmen.
- Spezielle Joghurts mit Bifidus, Acidophilus einnehmen (z.B. LC1, Actimel, Activia). Aber nur, wenn Ihr Immunsystem nicht zu sehr geschwächt ist – fragen Sie Ihren Arzt.
- Bewegen Sie sich, das bewegt auch Ihren Darm!

Kaufen Sie nicht von sich aus irgendwelche Abführmittel oder vermeintlich harmlose abführende Tees wie Faulbaumrinde oder Sennesblätter. Sie helfen zwar, bergen aber die Gefahr der Gewöhnung, verschlimmern dadurch langfristig die Verstopfung oder können sogar zu starken Durchfällen führen.

HINWEIS *Länger anhaltende Verstopfung kann zu Komplikationen führen und muss richtig behandelt werden. Wenn die oben genannten Tipps nicht innerhalb kurzer Zeit nützen: Ihr Arzt kann Ihnen hilfreiche Medikamente gegen die Verstopfung verschreiben. Und auch gegen Hämorrhoiden, die eventuell als Folge davon auftreten.*

Appetitlosigkeit und Gewichtsverlust

Allein die Angst kann den Appetit hemmen, aber Appetitlosigkeit kann auch als Nebenwirkung der Therapien auftreten. Schuld daran ist möglicherweise auch der Tumor selbst: Er kann Signale aussenden, die das Hungergefühl unterdrücken. Wichtig ist, dass Sie mit Ihrem Arzt reden, wenn Sie sehr unter Appetitlosigkeit leiden und deswegen abnehmen.

Diese Tipps können helfen

Probieren Sie aus und finden Sie heraus, was Ihnen am besten gefällt:

- Essen Sie nicht allein, sondern mit jemandem, den Sie mögen. Oder lenken Sie sich beim Essen mit Lesen oder TV ab. An den Krebs zu denken, ist alles andere als appetitfördernd.
- Lassen Sie die Küchentür geschlossen und räumen Sie das Essen schnell wieder weg, damit es nicht mehr zu riechen ist.
- Manchmal hilft Trinknahrung (Astronautenkost) oder Nahrung aus dem Babygläschen.
- Essen Sie häufig, dafür nur wenig auf einmal. Lassen Sie keine Mahlzeit ausfallen.
- Das Auge isst mit: Richten Sie das Essen liebevoll und schön garniert an, überfüllen Sie den Teller nicht.
- Essen Sie, worauf Sie Lust haben. Auch wenn es nicht besonders »gesund« ist: Für eine kurze Dauer schadet es Ihnen nicht, wenn Sie sich von Grießbrei oder Zwieback ernähren.
- Kaltes Essen und kalte Getränke machen meistens mehr Appetit als heiße.
- Füllen Sie den Vorrats- und Kühlschrank mit Dingen, auf die Sie Lust haben könnten: cremige Joghurts, Schokolade, Käsesorten etc.
- Trinken Sie Eiweiß-Shakes/Proteindrinks (mit Mandelpüree, Lein- oder Hanföl und/oder Sahne angereichert), Milchmixgetränke, Shakes aus Eis, Früchten und Milch oder frische Smoothies. Sie rutschen oft besser als etwas, das Sie erst lange kauen müssen.
- Essen Sie fettreich: Reichern Sie Ihre Mahlzeiten mit Butter, Sahne, Oliven- oder Rapsöl, Lein- oder Hanföl an, wählen Sie Doppelrahmfrischkäse oder fettreiche Käsesorten.
- Trinken Sie lieber zwischen den Mahlzeiten als während des Essens.
- Säure – zum Beispiel etwas Zitronensaft auf dem Fleisch – kann appetitanregend wirken. Sie regt übrigens auch die Leber an.

OMELETT MIT GEMÜSE

Ein einfaches Rezept, das alles liefert, was gesund ist, gut tut, und den Verdauungstrakt nicht zu sehr belastet. Verwenden Sie je nach Saison anderes Gemüse.

Für 4 Personen

6 frische Eier
Salz
250 g Brokkoliröschen
8 Stangen weißer Spargel
100 g Erbsen, gefroren und aufgetaut
4 Frühlingskarotten
½ Bund Petersilie
4 EL Butter oder Kokosöl

Die Eier verquirlen und mit Salz würzen. Das Gemüse putzen, in Stücke schneiden und in wenig Salzwasser knackig kochen. Abtropfen lassen. Die Petersilie hacken und mit dem Gemüse mischen. 1 EL Butter in der Teflon-Bratpfanne schmelzen, ein Viertel der Eier hineingeben. Unter stetem Rühren die Masse langsam gerinnen lassen. Ein Viertel des heißen Gemüses darauf verteilen. Sobald nur noch die Oberfläche feucht ist, die Pfanne am Stiel schräg anheben. Den oberen Rand des Omeletts vom Pfannenboden lösen, einklappen und aufrollen. Das Omelett auf einen vorgewärmten Teller gleiten lassen. Die anderen drei Omeletts auf gleiche Weise zubereiten. ■

- Ein alkoholhaltiger Aperitif kann, wenn der Arzt das erlaubt, den Appetit fördern (Sherry, Weißwein, Wermut). Auch ein alkoholfreier Start mit einem pikant gewürzten Tomatensaft oder einer Fleischbrühe können appetitanregend sein.
- Verwenden Sie appetitanregende Kräuter und Gewürze wie Anis, Basilikum, Dill, Fenchel, Ingwer, Lorbeer, Nelken, Rosmarin, Schnittlauch, Wacholder, Zimt, Senf, Chili, Pfeffer. Verzichten Sie auf Curry wegen seines Gehalts an Kurkuma (siehe Seite 73).
- Schreiben Sie auf, was Ihnen besonders gut tut oder was Sie besonders gerne essen, obwohl Sie keinen Appetit haben. Das kann helfen, sich wieder daran zu erinnern.
- Tragen Sie keine einengende Kleidung.

- Bewegen Sie sich, am besten an der frischen Luft. Schon ein kurzer Spaziergang kann den Appetit anregen.

Ihr Arzt kann Ihnen zusätzlich appetitfördernde Medikamente verschreiben, etwa Artischockenextrakt oder Pepsin.

HINWEIS *Wenn gar nichts mehr geht und Sie abnehmen, kann Ihnen der Arzt eine Ergänzungsnahrung (Astronautennahrung) verschreiben. Je nach Produkt erhalten Sie eine hochkalorische, eiweiß-, mineralstoff- und vitaminreiche Trinknahrung, die oft zusätzlich mit Omega-3-Fettsäuren angereichert wird, weil die einem Gewichtsverlust vorbeugen.*

Achtung, Heißhunger!

Nicht immer fehlt der Appetit, manchmal passiert das Gegenteil: Durchschnittlich, so die Erfahrung von Onkologen, nehmen Menschen während der Chemotherapie 5 kg an Gewicht zu.

Ein Grund dürfte die Verabreichung von Cortison sein. Cortison ist ein Steroidhormon mit Cortisolwirkung, das wichtig für den Kohlenhydrathaushalt, den Fettstoffwechsel und den Proteinumsatz ist. Cortisol ist aber auch ein Stresshormon, das zum Überessen führt, weil es bei den Urmenschen als Notsignal ausgeschüttet wurde, wenn zu wenig Nahrung da war. Deshalb kann Cortison Heißhunger und Appetit auslösen.

GUT ZU WISSEN
Wer weniger als 6 Stunden schläft – und sogar noch schlecht –, der isst mehr und nimmt mit hoher Wahrscheinlichkeit zu. ■

Es ist verständlich, wenn nach einer Krebsdiagnose und Chemotherapie viele Stresshormone ausgeschüttet werden, die den Hunger fördern. Cortison bzw. Cortisol erhöht den Blutzuckerspiegel. Vielleicht haben Sie aus Angst und Sorge außerdem zu wenig geschlafen. Schlafmangel und -störungen verstellen das Hormonsystem. Dabei wird zu wenig des Sättigungshormons Leptin ausgeschüttet, gleichzeitig aber zu viel Ghrelin, das Hunger verursacht. Essen Sie, wenn Sie gesteigerten Appetit oder Heißhunger haben, lieber Mahlzeiten mit einer niedrigeren Energiedichte. Also solche, die voluminös und schwer sind, aber gleichzeitig wenig Kalorien liefern.

HINWEIS *Als Faustregel gilt: Je höher der Wassergehalt eines Lebensmittels, desto niedriger seine Energiedichte. Gemüse, Blattsalate und Obst sowie reines Muskelfleisch, Fisch und Geflügel sind sehr wasserreich und haben dementsprechend eine sehr geringe Energiedichte.*

GUT ZU WISSEN

Milchprodukte sind beste Kalziumlieferanten. In den letzten Jahren haben verschiedene Studien den fettverbrennenden Effekt von Kalzium untersucht. Es gibt überzeugende Beweise dafür, dass viel Kalzium die Fettverbrennung direkt nach einer Mahlzeit, vielleicht sogar für den ganzen restlichen Tag, ankurbelt. ■

Diese Tipps können helfen

- Stellen Sie sich auch während der Therapie einmal wöchentlich auf die Waage. So erkennen Sie, in welche Richtung das Gewicht tendiert. Achtung: In den ersten 3 bis 4 Tagen nach der Chemotherapie, also so lange, wie Sie Cortison einnehmen, sind Sie wegen der zusätzlichen Wassereinlagerungen immer etwas schwerer.
- Trinken Sie genug. Aber bitte keine zuckerhaltigen Getränke!
- Essen Sie mindestens 5 Portionen Früchte, Gemüse und/oder Salat pro Tag. Das bekommt Ihrer Figur und Ihrem Vitaminhaushalt.
- Achten Sie unbedingt auf eine ausreichende Eiweißzufuhr, z.B. mit Fleisch, Fisch, Eier, Hülsenfrüchten, Milchprodukten. Diese Nahrungsmittel sättigen besonders gut und lange.
- Konsumieren Sie täglich drei Portionen Milchprodukte (Käse, Quark, Joghurt).
- Gönnen Sie sich immer wieder etwas Gutes für sich allein (Schaumbad, Friseurbesuch, Mittagsschlaf, Lesen). Je besser es Ihnen psychisch geht, desto weniger essen Sie über Ihr Bedürfnis.

TIPP *Nüsse enthalten viel Eiweiß und hochwertige Fettsäuren. Sie sättigen dementsprechend lange. Übrigens stecken in einer Handvoll Mandeln (28 g) 170 Kalorien, der Körper nimmt davon aber nur 128 Kalorien auf. Die »verlorenen« Kalorien stammen aus Fetten, die vom Körper nicht vollständig verdaut und dadurch nicht aufgenom-*

men werden können. Allerdings: Mandeln sind eher schwer verdaulich und am Chemotag daher nicht empfehlenswert.

Wassereinlagerungen

Cortison kann als Nebenwirkung zu vermehrten Wassereinlagerungen im Körper führen, was man zum Beispiel am »Vollmondgesicht« sieht. Körper und Gesicht sind entsprechend aufgedunsen, die Waage zeigt 2 bis 3 kg mehr an. Das gibt sich wieder, sobald die Medikamente nicht mehr nötig sind. Befolgen Sie die Tipps auf Seite 187 (im Kapitel »Antihormontherapie und Ernährung«).

Wenn Essen wehtut

Zellen wie die Schleimhautzellen im Mund-Rachen-Bereich, die sich schnell erneuern, werden von der Chemotherapie besonders stark in Mitleidenschaft gezogen. Typische Folgen sind Kau- und Schluckbeschwerden, Entzündungen im Mund-Rachen-Raum, trockene, gereizte Schleimhäute, verminderter Speichelfluss. So kann das Essen und manchmal sogar das Trinken wehtun und qualvoll werden. Erzählen Sie Ihrem Arzt, wie es Ihnen geht. Er kann Ihnen Medikamente verschreiben, die Linderung verschaffen.

Diese Tipps können helfen

- Myrrhe bekämpft Entzündungen und ist lokal schmerzstillend. Lassen Sie sich in der Apotheke Myrrhentinktur herstellen: 1 Teil Myrrhe auf 5 Teile Ethanol 70 %. Zum Spülen und Gurgeln 5 bis 8 Tropfen in ein Glas Wasser geben.
- Auch gut: Spülen und Gurgeln mit Thymian- oder Salbeitee. Oder mit Isländisch-Moos-, Fenchel- und Kamillentee.
- Achten Sie auf perfekte Mundhygiene, spülen Sie den Mund regelmäßig mit einer geeigneten Mundspülung. Um einer Pilzbesiedlung (Soor) vorzubeugen, hilft es, den Mund regelmäßig mit Naturjoghurt oder Buttermilch zu spülen.
- Lutschen Sie bei Mundtrockenheit immer wieder zuckerfreie, milde, rund geformte Bonbons (Salbei, Isländisch Moos).

Essen, das gut rutscht

Geeignet sind jetzt:

- Cremesuppen wie Kartoffel- oder pürierte Gemüsesuppen
- Glasnudeln mit Gemüse und klein geschnittenem Fleisch
- Avocados, zum Beispiel klein geschnitten oder als (mild gewürzte) Guacamole
- Babygläschen, mit Butter, Crème fraîche und Salz oder Zucker verfeinert
- weich gekochtes, gehacktes oder püriertes Gemüse, z.B. Selleriepüree oder Kartoffelbrei
- Kartoffeln oder Teigwaren mit viel Sauce
- Eiergerichte wie Rührei oder Eier im Töpfchen (Rezept siehe Seite 175)
- Fisch ohne Gräten, gedünstet oder pochiert oder als Fischterrine oder Mousse (z.B. Hechtklösschen, Lachsmousse)
- milde Hackfleischgerichte
- Melonen und andere nicht saure Früchte wie Mango oder Papaya
- Joghurt, Buttermilch, Quark, Milch; sie fördern die Schleimbildung in Mund und Hals
- Proteinshakes, mit Milch angemacht
- leicht getoastetes Weißbrot, noch heiß mit Butter bestrichen
- Eis wie Sahneeis oder nicht saures Fruchteis

Getränke, die sich jetzt eignen

Trinken Sie lieber kein Leitungswasser. Es bringt keine Erleichterung, sondern kann sich sogar schmerzhaft anfühlen. Besser sind:

- stark verdünnte Fruchtsäfte
- mit Wasser verdünnte und mit etwas Lein- oder Hanföl angereicherte Gemüsesäfte
- Milchmischgetränke oder Trinkjoghurts
- eiskalte oder lauwarme Getränke (sie sind besser verträglich als heiße).

Das eignet sich jetzt nicht

Auf diese Dinge verzichten Sie jetzt lieber, weil es die Entzündungen im Mund fördert oder Schmerzen verursacht:

- harte Lebensmittel wie rohe Karotten und anderes hartes Gemüse, knuspriges Brot, Knäckebrot, Körnerbrot, scharfkantige Bonbons, Nüsse …
- scharfe Gewürze wie Chili, Pfeffer, aber auch stark gesalzene Lebensmittel

- Süßigkeiten und Schokolade. Sie fördern die Entzündungen im Mund. Falls Sie doch naschen möchten, danach unbedingt sofort die Zähne putzen!
- saure Lebensmittel wie Essig, saure Salatsaucen, Zitronensaft, Zitrusfrüchte, Johannisbeeren, Himbeeren, Sauerkirschen, Rhabarber, Ananas, Aprikosen, Tomaten, saure Getränke wie Fruchtsäfte und Früchtetees
- sehr heiße Gerichte und Getränke
- grobe, zähe, große Fleischstücke, die man lange kauen muss
- Alkohol

MANGOLASSI

Rasch zubereitet, wenn alle Zutaten aus dem Kühlschrank kommen. Geht auch runter, wenn der ganze Mund wehtut! Omega-3-Fettsäuren aus Lein- oder Rapsöl wirken entzündungshemmend.

Für 4 Portionen

500 g	**ungezuckertes Mangopüree**
500 ml	**eiskaltes Wasser**
500 g	**kalter Naturjoghurt**
3 EL	**Mandelmus, nach Belieben**
2 EL	**Lein- oder Rapsöl**
	nach Belieben gemahlener Kardamom

Alle Zutaten verrühren, mit dem Stabmixer mixen oder im Mixer pürieren. Evtl. mit einer guten Prise Kardamom würzen.

Tipp: Mangopüree in der Dose ist z.B. im Asiashop erhältlich. Wählen Sie ungezuckertes und stellen Sie es über Nacht in den Kühlschrank. So schmeckt das Lassi besonders frisch. Sie können statt Mangopüree auch anderes, reifes Obst verwenden, z.B. Papaya oder Erdbeeren. Falls zusätzliche Süße nötig ist: etwas Birkenzucker oder Agavendicksaft verwenden. ■

EI IM TÖPFCHEN

Eier gehören zu den gehaltvollsten Lebensmitteln überhaupt. Sie versorgen den Körper mit wertvollen Vitaminen und Mineralstoffen und stellen dank ihrer hohen biologischen Wertigkeit die Proteinversorgung sicher. Dieses Rezept ist kohlenhydratarm und sättigt, wie alle Eierspeisen, lange. Es eignet sich übrigens auch für eine ketogene Diät (siehe Seite 258).

Die im Ofen oder in der Pfanne pochierten Eier sind schnell zubereitet und eignen sich auch für den Singlehaushalt. Außerdem können sie mit vielen Zutaten angereichert werden.

Zutaten pro Person:

Etwas Butter
1 EL Sahne
1 möglichst frisches Ei
Salz, Pfeffer aus der Mühle

Grundrezept

Souffleeförmchen (klein) oder Tasse sehr gut ausbuttern, die Sahne auf den Boden geben. Das Ei hineinschlagen, mit Salz und Pfeffer würzen. Förmchen in ein heißes Wasserbad stellen und im Backofen bei 220 °C oder zugedeckt auf dem Herd in einer Pfanne 10 – 12 Minuten ziehen lassen (auch im Dampfgarer gelingt das Rezept perfekt). Das Eigelb soll noch flüssig sein.

Variationen

- 1 Eigelb mit 4 EL Sahne, reichlich Schnittlauch, Salz und Pfeffer mischen und über das aufgeschlagene Ei geben. Die Garzeit verlängert sich um ca. 2 Minuten.
- 1 EL frische gehackte Kräuter (Schnittlauch, Petersilie, Salbei, Thymian, Basilikum…) mit der Sahne mischen.
- 1 EL ganz fein gehackten Kochschinken, geriebenen Käse und nach Belieben frische Kräuter in die Förmchen verteilen.
- Beliebiges Gemüse (z.B. Möhren, Sellerie, Zucchini) in ganz feine Streifen schneiden, in wenig Butter kurz andünsten und auf dem Förmchenboden verteilen.
- Geflügel- oder Bratenreste fein hacken, mit etwas Sahne mischen, pikant würzen und auf dem Förmchenboden verteilen.
- 1 – 2 EL Frischkäse auf dem Boden verteilen.
- frischen, grob gehackten Spinat mit wenig Sahne mischen, mit Salz, Pfeffer und Muskat würzen. Auf dem Förmchenboden verteilen, das Ei darüber schlagen, 2 EL fertig gekaufte Sauce Hollandaise darüber verteilen und 15 Minuten überbacken. ■

PANNA COTTA MIT GEMÜSE UND KALTER TOMATENSAUCE

Das typische italienische Dessert ist salzig, gehaltvoll, sehr appetitlich und gut rutschend – auch dann, wenn alles wehtut.

Für 6 Portionen

3	**Blatt Gelatine**
200 g	**beliebiges Gemüse (Kürbis, Blattspinat, Paprika, Zucchini, Möhren)**
1	**Lorbeerblatt**
100 ml	**Gemüsebrühe, kräftig**
½ TL	**Safranfäden**
250 ml	**Sahne**
½ TL	**Salz**
	wenig Pfeffer

Tomatensauce

1	**Dose gehackte Tomaten, klein**
	etwas Wasser
1 EL	**Olivenöl**
	Salz, Pfeffer

Gelatineblätter in reichlich kaltem Wasser einweichen. Gemüse putzen und würfeln. Gemüsebrühe aufkochen, Gemüse und Lorbeerblatt hineingeben und weich kochen. Lorbeerblatt entfernen. Gemüse mit dem Stabmixer fein pürieren, das kann bis zu 10 Minuten lang dauern. Safranfäden mit dem Salz in den Mörser geben und zu feinem Pulver zerreiben. Zusammen mit der Sahne zum Gemüsepüree geben. Auf kleiner Stufe weitere 2 Minuten kochen lassen. Die Pfanne vom Herd ziehen und nach Belieben mit Pfeffer würzen. Nach Bedarf nachsalzen. Die Gelatine ausdrücken und in der heißen Gemüsesahne auflösen. Durch ein Sieb in 6 kalt ausgespülte Portionsförmchen gießen und im Kühlschrank mindestens 3 Stunden gelieren lassen.

Für die Tomatensauce alle Zutaten mischen und mit dem Stabmixer fein pürieren. Die Panna cotta kurz in heißes Wasser stellen, auf Teller stürzen und mit der kalten Tomatensauce umgießen. Dazu passt leicht getoastetes Toastbrot und – wenn der Mund später mal nicht mehr weh tut – ein gemischter Salat. ■

GURKENCREMESUPPE

Gurken können gekocht werden und sind dann sehr bekömmlich. Dieses Rezept ist schnell zubereitet.

Für 4 Personen

1	**Salatgurke**
2	**Frühlingszwiebeln**
1 EL	**Butter**
100 ml	**Weißwein oder Wasser**
1 EL	**Mehl**
400 ml	**Hühnerbrühe**
½	**Bund Dill**
120 g	**Crème fraîche**
	Salz, schwarzer Pfeffer aus der Mühle
2 EL	**Schmand**

Gurke schälen, längs halbieren und die Kerne mit einem Löffel herausschaben. In Würfel schneiden. Die Frühlingszwiebeln mitsamt schönem Grün putzen und in Ringe schneiden.

In einer mittelgroßen Pfanne die Butter erhitzen. Die Frühlingszwiebeln darin andünsten. Gurken hinzufügen und kurz mitdünsten. Mit Mehl bestäuben, kurz andünsten. Weißwein oder Wasser sowie Brühe dazu gießen und aufkochen. 5 Minuten köcheln lassen. Grob gehackten Dill zufügen. Die Suppe mit dem Stabmixer sehr fein pürieren. Crème fraîche dazugeben und alles nochmal kurz mixen.

Suppe mit Salz sowie Pfeffer abschmecken. In Suppentellern anrichten und mit je 1 EL Schmand garnieren.

Tipp: Schneiden Sie etwas Räucherlachs in Würfel und lassen Sie ihn in den letzten Minuten sanft in der Suppe ziehen, bis er innen gar ist. Lachs liefert entzündungshemmende Omega-3-Fettsäuren und wertvolle Proteine. ■

Wenn nichts mehr schmeckt

Verändertes Geschmacks- und Geruchsempfinden ist sehr unangenehm: Sie nehmen eine Gabel voll in den Mund, erwarten, dass es so schmeckt, wie es aussieht und immer geschmeckt hat, aber das tut es nicht. Es schmeckt im Gegenteil zum Beispiel nach Metall – oder nach gar nichts.

Wenn Sie durch eine Chemo- oder Strahlentherapie den Geruchs- und/oder den Geschmackssinn verlieren, ist es enorm schwierig, die Lust am Essen zu behalten. Es ist auch möglich, dass Lebensmittel zu bitter, zu süß oder zu salzig schmecken. Oder dass Sie Dinge nicht mehr riechen mögen, die Sie bisher geliebt haben.

Diese Tipps können Ihnen helfen

- Trösten Sie sich damit, dass nach der Therapie das Geschmacks- und Geruchsempfinden wieder zurückkommt. Schließlich erneuern sich die Geschmackszellen innerhalb von 7 bis 10 Tagen.
- Erklären Sie Ihren Angehörigen, warum Sie manchmal etwas plötzlich ablehnen, das Sie eben noch gerne gemocht haben.
- Trinken Sie immer wieder etwas, am besten mit Kohlensäure, um den schlechten Geschmack im Mund zu vertreiben.
- Lassen Sie wenn möglich jemand anderes kochen. Oder halten Sie sich an die genauen Rezeptangaben beim Würzen, wenn Sie das Essen selbst nicht mehr richtig schmecken können und dazu neigen, zu überwürzen oder zu versalzen.
- Meiden Sie Speisen mit einem starken Eigengeruch, bevorzugen Sie also Gedünstetes statt Frittiertes oder Gebratenes, essen Sie Geflügel statt Rindfleisch.
- Verzichten Sie auf stark gezuckerte Süßspeisen, sie werden besonders oft als unangenehm empfunden.
- Spülen Sie den Mund vor dem Essen mit viel frischem Wasser.
- Bittere Getränke wie schwarzer Tee (ohne Zucker), Tonic Water oder Bitter Lemon, aber auch Bonbons und Kaugummi regen den Speichelfluss an und helfen gegen den schlechten Geschmack im Mund.
- Schmecken Sie die Speisen mit etwas Zitronensaft ab.
- Versuchen Sie, Speisen zu essen, die komplett neu für Sie sind. So wissen Sie nicht im Voraus, was Sie erwartet, und Sie sind einfach überrascht von dem, was Sie spüren.

- Rühren Sie geschmacksneutrales Eiweißpulver, Sahne oder Crème fraîche in Ihre Speisen, das dämpft den für Sie unangenehmen Geschmack.
- Essen Sie lauwarm oder kalt, dann sind die Aromen weniger spürbar.
- Würzen Sie mit viel frischen Kräutern wie Petersilie oder Dill, aber auch mit Oregano, Basilikum und Rosmarin.
- Verzichten Sie jetzt besser auf Ihre Lieblingsgerichte, Sie können nur enttäuscht werden.
- Wenn alles nach Metall schmeckt, kochen Sie am besten in Glasbehältern und essen mit Plastik- anstatt mit Metallbesteck.

ACHTUNG
Der Geruchs- und Geschmackssinn hat unter anderem die Aufgabe, uns vor schlechten und verdorbenen Lebensmitteln zu warnen. Dieses Warnsystem ist jetzt ausgeschaltet. Achten Sie unbedingt auf das Haltbarkeitsdatum von Lebensmitteln. Beschriften Sie Reste mit Datum, damit Sie sie nicht zu lange aufbewahren. ■

Ekliger Zungenbelag

Auch das kommt vor. Manchmal hilft es, Milch und Milchprodukte einige Tage lang wegzulassen, weil die im Rachenraum einen unangenehmen Schleim bilden können. Abhilfe schafft auch kohlensäurehaltiges Mineralwasser. Aromatisieren Sie es mit einigen Spritzern frischem Zitronensaft und trinken Sie zwischendurch immer wieder davon, oder spülen Sie den Mund damit. Manchen Patienten hilft es auch, ein Stück einer zerbrochenen Vitamin-C-Brausetablette auf die Zunge zu legen und mit einem Schluck Wasser zum Schäumen zu bringen. Danach ausspucken und nicht runterschlucken. Auch Ölziehen (siehe unten) hilft. Ist der Mund sehr trocken, kauen Sie Kaugummi oder versuchen Sie es mit zuckerfreien Bonbons.

TIPP *Achten Sie auf eine gute Mundhygiene. Die Chemotherapie kann die Zusammensetzung Ihres Speichels verändern und zu mehr Karies und Zahnproblemen führen. Am besten gehen Sie vor Beginn der Behandlung zum Zahnarzt – und danach auch wieder.*

GEHEIMTIPP ÖLZIEHEN

Ein praktischer, wissenschaftlich nicht gesicherter Tipp: Kokosöl (im Reformhaus erhältlich) wirkt antibakteriell. Nehmen Sie davon täglich einmal 1 EL in den Mund und spülen Sie damit so lange wie möglich den Mundraum, indem Sie das Öl mit der Zunge hin- und herbewegen. Ideal sind 10 bis 20 Minuten. Anschließend ausspucken. Das verbessert die Mundflora und schützt vor Entzündungen und Pilzen. Ausprobieren lohnt sich! ■

Essen fürs Blut und fürs Immunsystem

Wenn bei einer Kontrolluntersuchung festgestellt wird, dass Ihre Leukozytenzahl (Zahl der weißen Blutkörperchen) unter einen bestimmten Wert gesunken ist (sogenannte Neutropenie), ist Ihr Immunsystem nicht mehr stark genug, um mögliche Krankheitserreger abzuwehren. Das bedeutet, dass Sie sich möglichst keimarm ernähren sollten:

- Meiden Sie rohes Fleisch, rohen Fisch, rohe Eier, rohe Milch und Milchprodukte sowie mit diesen Zutaten hergestellte Lebensmittel wie Sushi, Tatar, Salami, andere Rohwurstprodukte, frische Mayonnaise oder Tiramisu.
- Essen Sie keinen Rohmilchkäse und Weiß- oder Blauschimmelkäse wie Camembert, Brie, Gorgonzola, Roquefort. Bevorzugen Sie Käse aus pasteurisierter oder thermisierter Milch (Deklaration lesen).
- Essen Sie gekochtes Gemüse, und lassen Sie Salate stehen, vor allem solche in abgepackten Beuteln.
- Braten Sie das Fleisch »well done«, also weder blutig noch rosa, sondern gut durchgebraten.
- Werfen Sie Lebensmittel nach Ablauf des Verbrauchsdatums weg. Prüfen Sie Lebensmittel mit allen Sinnen, bevor Sie sie essen.
- Stellen Sie die Lebensmittel nach dem Einkauf sofort in den Kühlschrank, um die Kühlkette nicht zu unterbrechen. Überprüfen Sie die Temperatur des Kühlschranks: Sie sollte nicht über 5 °C betragen.
- Erhitzen Sie Lebensmittelreste, bis sie wirklich sehr heiß sind. Bevorzugen Sie frisch zubereitete Mahlzeiten.

- Seien Sie vorsichtig mit Probiotika (siehe Seite 46). Sie könnten während der Neutropenie mehr schaden als nützen.

HINWEIS *Wenn Sie zu wenig weiße Blutkörperchen haben, sollten Sie vorübergehend auf Sport verzichten. Ein Trost: Bei sportlich aktiven Menschen dauern die Neutropenie-Phasen viel kürzer an als bei denen, die sich nicht bewegen.*

Gefühlsstörungen (Neuropathie)

Gewisse chemotherapeutische Medikamente greifen die Nervenzellen an und stören das Empfinden, führen aber auch zu Schmerzen, Taubheit oder »Ameisenlaufen«. Vor allem Taxane, die zum Beispiel gegen Brustkrebs eingesetzt werden, führen zu solchen Nervenstörungen. Sie bilden sich nach dem Ende der Chemotherapie größtenteils wieder zurück. Weil sich Nervenzellen aber nur langsam erholen, bedeutet das, dass Sie ganz schön viel Geduld brauchen. Sprechen Sie mit Ihrem Arzt, welche vorbeugenden Medikamente sinnvoll sein können. In der Alternativmedizin etwa wird manchmal zusammen mit Misteln Stibium gespritzt.

Diese Tipps können helfen

- Sicher ist, dass genügend Kalzium und Magnesium die Symptome verbessern. Lesen Sie zu Kalzium in Kapitel 7 den gleichnamigen Abschnitt (Seite 227). Magnesium lassen Sie sich am besten von Ihrem Arzt verschreiben, es gibt viele gute Präparate.
- Untersucht ist bis dato die Wirkung der Alpha-Liponsäure (Thioctsäure). Sie wirkt als Antioxidans und ermöglicht den reibungslosen Ablauf bestimmter Vorgänge in den Nervenzellen. Sie kann bereits vorbeugend eingesetzt werden und gilt erwiesenermaßen als hilfreich. Im Handel sind verschiedene Präparate erhältlich, besprechen Sie das mit Ihrem Arzt. In der Natur sind übrigens rotes Fleisch und tierische Fette eine reiche Quelle an Liponsäure.

Mit B-Vitaminen Nervenschädigungen vorbeugen

Die Gefahr von Nervenschädigungen lässt sich außerdem durch eine gute Versorgung mit den Nervenvitaminen B_1, B_6 und B_{12} vermindern. Sie spielen im Nervenstoffwechsel eine wichtige Rolle. Auch hier gibt es verschiedene Präparate im Handel, lassen Sie sich von Ihrem Onkologen beraten. Essen Sie außerdem so, dass Sie viele B-Vitamine aufnehmen:

Vitamin B_1 (Tagesbedarf 1,4 bis 1,8 mg): Die wichtigsten Quellen sind Vollkornprodukte und Fleisch. Beim Fleisch haben besonders Leber sowie Schweinefleisch einen hohen Gehalt an Vitamin B_1. Schweineschnitzel sind dabei die bessere Quelle, weil beim langen Schmoren viel Vitamin B_1 abgebaut wird.

Beim Schälen von Vollkorngetreide geht ein Großteil von Vitamin B_1 verloren, da das Vitamin hauptsächlich in den äußeren Getreideschichten zu finden ist. Reich an Vitamin B_1 sind Weizenkeime, Vollkorngetreide, Erbsen, Hefe, Haferflocken und Naturreis.

Vitamin-B_6-reich sind (Tagesbedarf 1,6 bis 2,1 mg): Lachs, Leber, Sojabohnen, Linsen, Walnüsse, Cashewnüsse, Truthahn, Pute, Thunfisch, Kiwi, Bananen, Feldsalat, Weizenkeime, Spinat, Avocado, verschiedene Kohlsorten, Vollkorngetreide und Kartoffeln.

Vitamin B_{12} (Tagesbedarf 3 µg) wiederum ist vorwiegend in tierischen Lebensmitteln wie Fleisch, Eier, Leber, Fisch, Milch, aber auch in Algen vorhanden; Champignons und Ingwer liefern ebenfalls kleine Mengen davon. Ein leckeres Rezept für Wakame-Salat finden Sie auf Seite 61.

Therapie und Sport

Im Idealfall hören Krebspatienten während der ganzen Behandlung nicht auf, sich zu bewegen. Bewegung kann Nebenwirkungen wie Müdigkeit, psychische Probleme und Ängste, Depressionen, Appetitlosigkeit, Schlafprobleme, Wallungen und Hitzeschübe, Osteoporose, Störungen des Blutbildes durch Abfall der weißen Blutkörperchen (Neutropenie), Nervenstörungen an Händen und Füßen lindern oder vorbeugen.

Am Chemotag selbst sollten Sie keinen Sport treiben. Wer sich dagegen an den anderen Tagen während der Therapien bewegt, fühlt sich nachweislich körperlich und seelisch besser. Allerdings sind anstrengende körperliche Sportarten nicht sinnvoll, weil sie Niere und Herz zu stark belasten. Sprechen Sie mit Ihrem Arzt und versuchen Sie, die Bewegungsart herauszufinden, die für Sie optimal ist. Tanzen, Wassertherapie, leichter Ausdauersport wie Nordic Walking, Wandern oder Joggen, Yoga,

Tai Chi, Krafttraining, Step-Aerobic … Alle haben ihre Vor-, aber auch Nachteile und sind nicht in jeder Phase der Therapie gleich empfehlenswert. Aber bereits der tägliche Spaziergang hilft, dass es Ihnen besser geht. Es gibt übrigens spezielle Krebssportgruppen, erkundigen Sie sich bei der Deutschen Krebshilfe oder Ihrer Krankenkasse nach den Angeboten und Kursen.

Gerichte, die gut für die Nerven sind

NUSSBRATEN

Nüsse sind reich an Vitamin B_6, gehaltvoll, sättigend und proteinreich. Zum Nussbraten passen gedämpfter Brokkoli und Rosenkohl (ebenfalls reich an Vitamin B_6) sowie Feldsalat mit Avocadowürfeln (auch die sind reich an Vitamin B_6) und eine selbst gemachte Tomatensauce.

250 g	**gemischte Nüsse (Walnüsse, Cashewkerne, Mandeln, Macadamia)**
	Butter zum Einfetten der Form
100 g	**Schalotten, fein gehackt**
1	**Dose gehackte Tomaten (400 g), abgetropft**
3	**Eier**
150 g	**Greyerzer-Käse, gerieben**
½ TL	**getrockneter Thymian**
	einige Blätter Salbei, frisch, gehackt
½ TL	**getrocknete Minze (aus Teebeutel)**
½	**Bund Petersilie, gehackt**
1 EL	**Sojasauce**
1 TL	**frisch gepresster Zitronensaft**
	Salz, Pfeffer

Die Nüsse in einer Pfanne bei mittlerer Hitze ohne Fett rösten, bis sie goldbraun sind und duften. Dabei behutsam rühren und darauf achten, dass sie nicht verbrennen. In eine Schüssel geben und abkühlen lassen. Anschließend in der Küchenmaschine sehr fein hacken (die Mischung sollte locker und nicht klebrig sein.)

Den Backofen auf 180 °C vorheizen. Eine Kastenform mit Butter einfetten und mit Backpapier auslegen, dann das Papier einfetten.

In einer großen Schüssel Nüsse, Schalotten, Tomaten, Eier, Käse, Kräuter, Sojasauce, Zitronensaft, Salz und Pfeffer sorgfältig vermischen. Die Mischung in die vorbereitete Form füllen und 45 – 60 Minuten backen, bis sie fest und goldbraun ist. Etwas abkühlen lassen, auf einen Servierteller stürzen und das Papier abziehen. Den Nussbraten in Scheiben schneiden und mit Tomatensauce und Salat oder Gemüse servieren. ■

SCHWEINEFILETGRATIN »STROGANOFF«

Ein Gericht, das viel Vitamin B_1 aus dem Schweinefleisch liefert. Es lässt sich sehr gut vorbereiten. Dazu passt Naturreis, ebenfalls reich an Vitamin B_1.

Für 4 Personen

2 EL Olivenöl
500 g Schweinefilet, in 1 cm dicke Scheiben geschnitten
1 EL Vollkornmehl
1 EL Butter
1 Zwiebel, fein gehackt
300 g Champignons, in Scheiben geschnitten
1 EL Vollkornmehl
1 EL Paprikapulver, edelsüß
2 EL Ketchup
300 ml Fleischbrühe
200 ml Sahne, lauwarm
1 EL Cognac
Salz, Pfeffer
4 kleine Essiggurken, in kleine Würfel geschnitten
1 EL Petersilie, fein gehackt
½ grüne Paprika, in feine Streifen geschnitten
½ rote Paprika in feine Streifen geschnitten
2 Tomaten, in Scheiben geschnitten
1 EL Petersilie, fein gehackt

Olivenöl in der Bratpfanne erhitzen. Die Filetscheiben in Vollkornmehl wenden und von beiden Seiten kurz anbraten. Auf eine Gratinplatte legen, leicht salzen und warm stellen.

Butter in Pfanne erhitzen. Zwiebeln andünsten, Champignons zugeben, kurz dünsten. Mehl drüberstreuen und gut umrühren. Paprikapulver und Ketchup dazugeben. Mit der Fleischbrühe ablöschen und leicht köcheln lassen. Sahne zugeben, sofort vom Herd nehmen.

Mit Cognac, Salz und Pfeffer abschmecken. Gurken über das Fleisch verteilen. Sauce ebenfalls über das Fleisch geben. Schweinefilet-Gratin mit Paprika und Tomaten garnieren. Bei ca. 200 °C 10 Minuten lang im Ofen gratinieren. Mit frischer Petersilie garnieren. Dazu passt gedünstetes Gemüse. ■

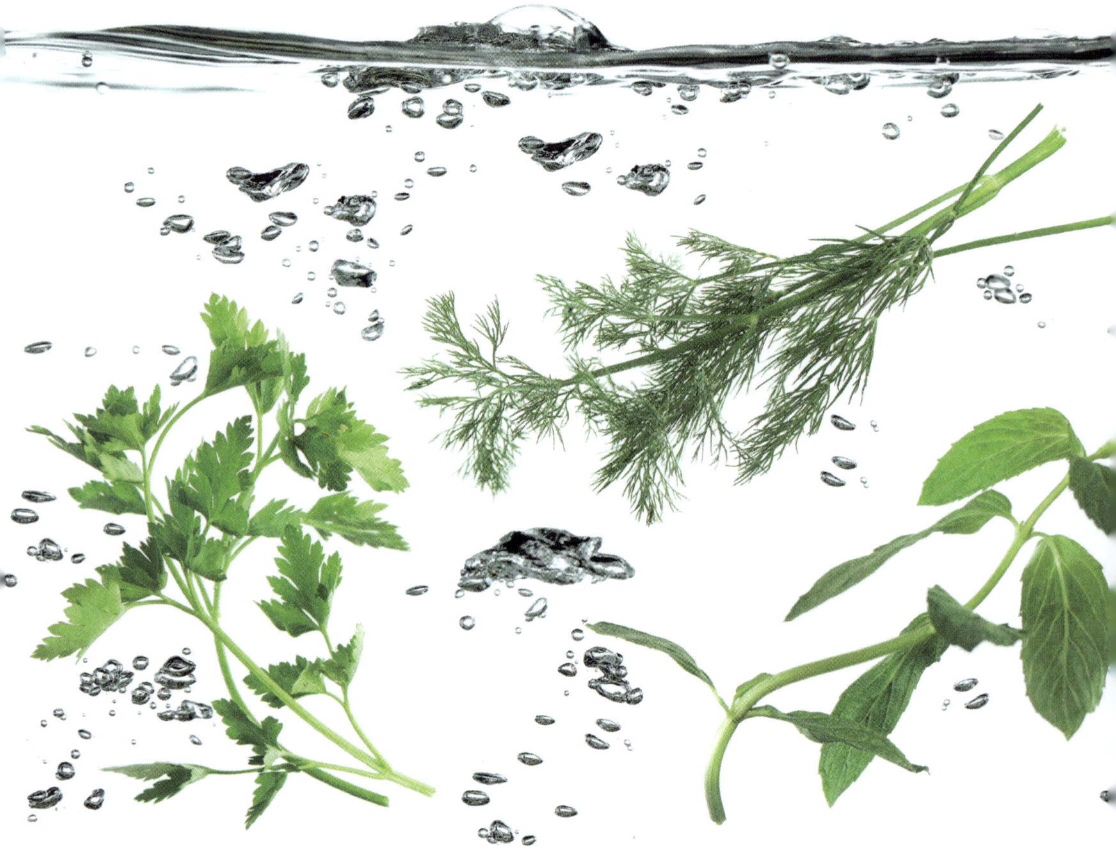

Antihormontherapie und Ernährung

6

Die Antihormontherapie – kurz AHT – bremst das Zellwachstum von hormonabhängigen Tumoren. In diesem Kapitel finden Sie Hintergrundinformationen und Tipps, wie Sie unangenehme Begleiterscheinungen lindern können.

Wie die Antihormontherapie wirkt

Die AHT senkt das Risiko einer Rückkehr des Krebses. Noch besser wirkt sie in Kombination mit einer optimalen Ernährung und Sport.

Weibliche und männliche Geschlechtsorgane besitzen Andockstellen für Hormone, sogenannte Rezeptoren. Bei Frauen sind das zum Beispiel die Rezeptoren für Östrogen und Progesteron an den Brustdrüsenzellen. Auch Krebszellen können solche Rezeptoren haben, sie werden dann »hormonrezeptorpositiv« genannt. Diese Tumore werden durch die weiblichen Hormone Östrogen und Progesteron »gefüttert«, ihre Zellen teilen sich rascher und sie wachsen schneller. Bei einer solchen Diagnose wird eine Antihormontherapie (AHT) verschrieben, die das Zellwachstum bremsen soll.

Typische Medikamente sind Tamoxifen und Aromatasehemmer. Tamoxifen blockiert die Wirkung der Östrogene. Aromatasehemmer wiederum unterdrücken die Herstellung von Östrogen im Körper, indem sie das Enzym Aromatase hemmen, das für die Bildung von Östrogen benötigt wird. Auch Prostatakrebs bei Männern kann mit Hilfe einer Antihormontherapie im Wachstum gehemmt werden.

Vorzeitige Wechseljahre

Eine Antihormontherapie senkt den Hormonspiegel und führt bei Männern und Frauen zu Nebenwirkungen. Bei Frauen sind die vergleichbar mit jenen, die von Natur aus während der Wechseljahre auftreten würden: Hitzewallungen, Schweißausbrüche, Schlafstörungen, Gewichtszunahme, depressive Verstimmungen und Stimmungsschwankungen, Gelenkschmerzen, Kopfschmerzen und Trockenheit der Schleimhäute. Bei Männern und Frauen können außerdem Störungen der sexuellen Lust, beim Mann Erektionsstörungen auftreten. Die Wechseljahre bzw. die Antihormontherapie führen außerdem zu folgenden Veränderungen:

GUT ZU WISSEN
Was kann die Ernährung? Keine Ernährungsform kann die Nebenwirkungen der Antihormontherapie völlig aus dem Weg schaffen. Sie können sie aber lindern. ■

- Der Stoffwechsel verlangsamt sich.
- Die Hormone Östrogen und Progesteron fallen als Schutzfaktoren vor Osteoporose und Herz-Kreislauf-Erkrankungen weg.
- Die Körperzusammensetzung verändert sich, Muskel- und Knochenmasse nehmen ab, dafür wächst der Fettanteil im Körper.
- Die Körpersignale werden etwas schwächer: Es wird schwieriger, Hunger, Durst und das Sättigungsgefühl richtig wahrzunehmen.
- Der Geschmacks- und der Geruchssinn nehmen ab, weshalb Sie vielleicht das Gefühl bekommen, mehr würzen, salzen und zuckern zu müssen.

Hormonproduktion im Fettgewebe

Bei Frauen vor den Wechseljahren werden die Östrogene unabhängig von der Ernährung in den Eierstöcken, bei Frauen nach den Wechseljahren vorwiegend im Fettgewebe gebildet. Letzteren könnte eine Ernährungsumstellung auf eine kohlenhydratarme oder sogar ketogene Diät (siehe Seite 258) helfen, weil dadurch das Körperfett und damit die Östrogenproduktion reduziert werden. Aber: Keine Ernährung kann die Antihormontherapie komplett ersetzen! Allerdings können Sport und die damit verbundene Reduzierung von Körperfett mindestens so gut wirken wie eine Antihormontherapie (siehe nächste Seite).

Mit Nebenwirkungen zurechtkommen

Eins vorweg: Es ist kein Muss, dass Sie alle Nebenwirkungen zu spüren bekommen! Und wenn doch, dann finden Sie in diesem Kapitel Maßnahmen, um sie zu lindern.

Ob und wie stark Sie von Nebenwirkungen betroffen sein werden, lässt sich im Voraus nicht sagen. Denken Sie positiv: Sie würden diese Veränderungen auch spüren, wenn Sie natürlicherweise in die Wechseljahre kämen. Auch dann leidet nicht jede Frau automatisch unter grässlichen Wallungen, und nicht jede nimmt 20 kg zu. Außerdem können Sie mit der Ernährung viel gegen die möglichen Nebenwirkungen tun.

HINWEIS *Vorbeugen ist besser als heilen. Es ist einfacher, eine Osteoporose erst gar nicht entstehen zu lassen oder bei der ersten geringen Gewichtszunahme durch die Antihormontherapie gleich gegenzusteuern, damit Sie gar nicht erst übergewichtig werden.*

Sport und Bewegung tun gut

Sport ist auch jetzt sehr empfehlenswert. Körperliche Bewegung fördert das Selbstwertgefühl, baut Stresshormone ab, schützt Herz und Kreislauf nach dem Eintritt der Wechseljahre, beugt Osteoporose und der Gewichtszunahme vor oder hilft beim Abbau von Fettgewebe. Zudem werden die Organe inklusive der Beckenorgane besser durchblutet, was der Schleimhauttrockenheit entgegenwirken kann. Nicht zuletzt leiden Menschen, die bei der Ausübung von Sport schwitzen, nachweislich weniger unter Hitzewallungen und Schweißausbrüchen. Und noch etwas: Menschen, die sich bewegen, sind fitter und leistungsfähiger und leiden seltener und weniger lang unter Fatigue (siehe Kasten nebenan).

Von all diesen Vorteilen profitieren auch junge Frauen, die durch eine Brustkrebserkrankung bzw. eine Antihormontherapie Hals über Kopf künstlich in die Menopause versetzt werden. Gerade sie leiden oft besonders stark unter den Nebenwirkungen der Therapie.

GUT ZU WISSEN

Fatigue (franz.: *fatigue* = Ermüdung, Mattigkeit) ist ein krankhafter Ermüdungszustand, der bei Krebs häufig auftritt und durch die üblichen Erholungsmaßnahmen wie ausreichend Schlaf oder längere Pausen nicht verschwindet. Die Betroffenen fühlen sich anhaltend körperlich und geistig erschöpft. Die Schwäche und Müdigkeit, die unabhängig von Sport, Arbeit oder anderen Anstrengungen auftreten, beeinträchtigen den Alltag und die normale Funktionsfähigkeit teilweise massiv. ■

Bewegung wirkt vorbeugend

In einer großen Studie konnte moderater Ausdauersport (3 bis 5 Stunden Laufen oder gleichwertige Übungen pro Woche) das Risiko, an Brustkrebs zu sterben, um 50 % senken. Es gibt zur Zeit in der Medizin keine einzige Therapie, die einen solchen Effekt annähernd erreichen könnte. Frau Prof. Kiechle, eine renommierte Brustkrebsexpertin, sagte am Symposium Sport und Krebs im Jahr 2008 in München dazu folgendes: »Derartige Resultate, das muss man ganz ehrlich sagen, erreichen wir mit keiner anderen Therapie, sei es Chemo- oder Antikörpertherapie!«

Andere Studien zeigten, dass die Überlebensrate bei sportlich aktiven Frauen mit einem hormonabhängigen Brustkrebs im Gegensatz zu denen von körperlich inaktiven Frauen besonders erhöht ist. Anders ausgedrückt: Frauen, die einen hormonrezeptorpositiven Tumor haben, können am meisten von einer ausreichenden körperlichen Aktivität profitieren. Dafür reichen schon 2 bis 3 Stunden moderate Bewegung pro Woche aus! Denn eine der Hauptquellen von Östrogen neben den Eierstöcken ist das Fettgewebe. Vor allem übergewichtige Patientinnen mit Brustkrebs haben nach den Wechseljahren häufig einen hohen Östrogenspiegel und damit eine ungünstigere Überlebensprognose als normalgewichtige Frauen. Aber auch bei Männern wird im Fettgewebe Östrogen gebildet. Sind sie älter und übergewichtig, kann die Östrogenkonzentration sogar hoch sein. Das wiederum scheint bei der Entstehung und beim Fortschreiten von Prostatakrebs eine große Rolle zu spielen.

HINWEIS *Es wurde wissenschaftlich bestätigt, dass eine Tamoxifen-Einnahme über mehr als zwei Jahre das Risiko, an Leberkrebs zu erkranken, versechsfacht. Folgende Kräuter helfen, die Leber* *zu schützen: Essig oder Tinkturen aus Löwenzahn, Großer Klette, Schafgarbenwurzeln oder Mariendisteln. Besprechen Sie mit Ihrem Arzt, ob er Ihnen so ein Mittel empfehlen würde.*

Nahrungsmittel, die problematisch sein könnten

Manche Lebensmittel können die Wirkung von antihormonell wirksamen Medikamenten verstärken oder abschwächen. Natürlich soll eine Antihormontherapie voll wirken können, sonst verfehlt sie ihr Ziel, den Krebs für immer zu verbannen. Und weil eine Antihormontherapie mehrere Jahre dauert, geht es darum, die entscheidenden Lebensmittel weitgehend wegzulassen.

Granatapfel

Granatapfelsaft wirkt nicht nur nachweislich gegen Entzündungen, sondern reduziert auch die Bildung von Östrogenen im Körper. Dem liegt derselbe Wirkmechanismus zugrunde, der auch bei einem Aromatasehemmer genutzt wird. Dabei wird ein Enzym blockiert, das im Hormonhaushalt eine zentrale Rolle spielt. Wenn es gestört wird, kann der hormonrezeptorpositive Tumor schlechter wachsen. Es wäre allerdings komplett falsch, den Aromatasehemmer wegzulassen und stattdessen Granatapfelsaft zu trinken! Ebenso kann bei hormonrezeptorpositiven Tumoren laut heutigem Wissensstand noch nicht empfohlen werden, Granatapfelkonzentrate einzunehmen. Gegen den Genuss von Granatapfelsaft oder Früchten spricht aber nichts.

Phytoöstrogenhaltige Lebensmittel

Menschen mit hormonrezeptorpositiven Tumoren sollten auf Nahrungsergänzungsmittel mit hochdosierten Extrakten aus Pflanzen verzichten. Die sogenannten Phytoöstrogene, die ähnlich wirken wie körpereigenes Östrogen und etwa gegen Wechseljahrsbeschwerden verschrieben werden, könnten schädlich sein und die Antihormontherapie negativ beeinflussen. Meiden Sie vor allem die Heilpflanzen Rotklee, Soja und wilde Yamswurzel. Auch Ginseng kann nicht empfohlen werden, weil er bei hormonrezeptorpositivem Brustkrebs und bei Gebärmutterkrebs das Zellwachstum stimulieren könnte.

Soja

Was den Konsum von Soja angeht, sind noch längst nicht alle Fragen geklärt. Soja enthält Isoflavone. Und Wissenschaftler befürchten, dass diese die wachstumsfördernden Eigenschaften der echten Hormone imitieren und dadurch hormonabhängige Tumoren wie Brust- oder Prostatakrebs beschleunigen könnten. Eine aktuelle Bevölkerungsstudie (Xiao OS, JAMA von 2009) gibt hingegen Anlass zur Hoffnung, dass das Essen von Soja das Rückfallrisiko nach Brustkrebs und die Sterblichkeit reduziert. Manche Forscher vermuten jedoch, dass Sojakonsum das Antihormon Tamoxifen weniger wirksam machen könnte. Wer also Tamoxifen nehmen muss, sollte vorsichtig sein und höchstens einmal pro Woche Soja essen.

GUT ZU WISSEN

Gegen normale gelegentliche Sojamengen (verarbeitet in Form von Tofu usw.) spricht laut aktueller Datenlage nichts. Literweise Sojamilch oder viel Sojamehl kann aber wegen der Phytoöstrogene ungünstig sein. ■

INFO *Es wird davon abgeraten, Nahrungsergänzungsmittel mit Isoflavonen einzunehmen. Eine zu hohe Isoflavon-Dosis kann das Wachstum von Brustkrebszellen stimulieren.*

Grüner Tee

Verzichten Sie auf den Genuss von grünem Tee, wenn Sie mit Tamoxifen behandelt werden. Gewisse Inhaltsstoffe des grünen Tees scheinen die Wirkung von Tamoxifen zu steigern, was laut heutigem Wissensstand nicht erwünscht ist. ebenso führt grüner Tee bei Männern mit einem fortgeschrittenen Prostatakarzinom zu unerwünschten Nebenwirkungen – egal, ob sie eine Antihormontherapie machen müssen oder nicht. Hier ist Vorsicht angesagt!

GUT ZU WISSEN

Lassen Sie den gesunden Menschenverstand walten: Es macht einen Unterschied, ob Sie täglich drei Tassen grünen Tee trinken oder einmal pro Monat eine. Variante eins ist nicht empfehlenswert, Variante zwei ist risikofrei. ■

Erdnüsse, Trauben und Rotwein

Resveratrol ist eine bioaktive Substanz, die in Erdnüssen, Schalen und Kernen von Trauben vorkommen (mehr dazu auf Seite 82). Es wirkt ähnlich wie körpereigenes Östrogen. Menschen mit hormonabhängigem Brust- oder Prostatakrebs sollten Resveratrol deshalb laut heutigen Erkenntnissen eher meiden, weil es einen ungünstigen Einfluss haben könnte. Weil Wein lange gärt, enthält er übrigens im Vergleich zu Trauben das Zehnfache an Resveratrol. Wer einen hormonabhängigen Brust- oder Prostatakrebs hat, sollte Weintrauben und Rotwein nur sehr maßvoll genießen, ebenso roten Traubensaft. Weißer Traubensaft scheint weniger kritisch zu sein, ebenso wie Weißwein. Bedenken Sie aber, dass Alkohol das Krebsgeschehen generell fördern kann.

INFO *Nehmen Sie während der Tamoxifen-Einnahme keine Johanniskraut-Präparate, da Wechselwirkungen möglich sind. Weichen Sie auf Bachblüten, homöopathische Mittel, Akupunktur oder auch Sport aus. Diese Dinge können bei seelischen Gleichgewichtsstörungen genauso hilfreich sein.*

Herz-Kreislauf-Erkrankungen

Sie können vorbeugen, indem Sie nicht übergewichtig werden und sich nach den Bräuchen der Mittelmeerländer ernähren. Also viel Fisch, Oliven- und Rapsöl, sehr viele Früchte, Gemüse und Salate, eher wenig Fleisch. Meiden Sie Mahlzeiten mit großen Kohlenhydratmengen. Alles, was die Zellen schützt (siehe Kapitel 2), schützt auch das Herz-Kreislauf-System. Deshalb sind Nüsse so empfehlenswert. Essen Sie täglich eine Handvoll, aber bitte ohne Erdnüsse (siehe oben). Sie beugen natürlich auch vor, indem Sie nicht rauchen, sich viel bewegen und Stress vermeiden.

GUT ZU WISSEN

Kurkuma ist nicht nur zur Krebsvorbeugung sinnvoll, sondern auch während der AHT: Studien zeigen, dass das gelbe Wundergewürz auch Diabetes Typ 2 vorbeugen kann. Damit leistet es einen wichtigen Beitrag zum Schutz vor Herz-Kreislauf-Erkrankungen. ■

HINWEIS *Medikamente wie Tamoxifen können das Thromboserisiko erhöhen. Die Kräuter Wiesenklee, Brennnessel und Schach-*

telhalm eignen sich zur Stärkung der Venen und zur Vorbeugung von Blutgerinnseln: Lassen Sie sich in der Apotheke einen Tee daraus mischen. Bereiten Sie sich täglich 2 bis 3 Tassen à 200 bis 300 ml Tee zu, lassen Sie ihn 15 Minuten ziehen. Übrigens beugt auch Sport der Entstehung einer Thrombose vor – und wenn es nur Spazierengehen ist.

Wallungen

Rund zwei von drei Menschen mit Brustkrebs oder Prostatakrebs leiden unter Hitzeschüben und vermehrtem Schwitzen. Beides ist oft stärker ausgeprägt als während der Wechseljahre. Wallungen sind eine Nebenwirkung der Antihormontherapie. Sie sind, das mag vielleicht ein Trost sein, zwar lästig, aber nicht gefährlich. Die Ursache dafür liegt in der gestörten Temperaturregulation im Gehirn, ausgelöst durch das hormonelle Ungleichgewicht.

Diese Tipps können helfen

Probieren Sie Folgendes aus:

- Auf Alkohol verzichten.
- Trinken Sie viel, damit der Flüssigkeitsverlust durchs Schwitzen ausgeglichen werden kann.
- Essen Sie regelmäßig geschroteten Leinsamen, ersetzen Sie einen Teil des Mehls in Backrezepten durch gemahlenen Leinsamen.
- Vor allem abends: Curry, Chili, Ingwer und andere scharfe Gewürze vorsichtig dosieren oder darauf verzichten.
- Den Konsum von Kaffee und schwarzem Tee reduzieren: Mehr als 2 bis 3 Tassen täglich sollten es nicht sein. Vor allem Kaffee und schwarzer Tee am Abend führen oft zu Wallungen.
- Salbei- oder Frauenmanteltee trinken. Gegen Schlafstörungen wirkt auch Hopfentee, gemischt mit Salbei und Weißdorn.

TIPP *Fragen Sie Ihren Arzt, ob er Ihnen Traubensilberkerze (Cimicifuga racemosa) gegen die Wallungen verschreibt.*

Wassereinlagerungen

Durch das Cortison bei einer Chemotherapie oder Bestrahlung, aber auch durch Medikamente wie Tamoxifen, kann es zu einer erhöhten Wassereinlagerung im Körper kommen. Was tun? Essen Sie nicht allzu salzig (Salznüsse lieber meiden), würzen Sie dafür reichlich mit Kräutern. Achten Sie darauf, genügend Proteine zu konsumieren.

TIPP: *Bereiten Sie sich ein Solebad: Dafür brauchen Sie mindestens eine gute Handvoll Meersalz, das Sie ins ca. 37 °C warme Badewasser geben. Das Wasser sollte bis auf Nierenhöhe reichen, Sie sollten eine halbe Stunde im Solebad sitzen bleiben. Das führt dazu, dass ungewollte Wassereinlagerungen vom Körper ausgeschieden werden können.*

Kalium

Der Mineralstoff Kalium regt die Nieren an und kann helfen, überschüssiges Wasser auszuscheiden. Wenn Sie das Gefühl haben, durch die Antihormontherapie vermehrt Wasser einzulagern, versuchen Sie es mit dem Essen kaliumreicher Gemüsesorten. Das wirkt sanfter als Entwässerungsmedikamente. Sprechen Sie aber unbedingt auch Ihren Arzt auf neu auftretende Ödeme bzw. Wassereinlagerungen an.

Besonders kaliumreich sind: Kartoffeln, Hülsenfrüchte, Karotten, Artischocken, verschiedene Kohlsorten wie Brokkoli, Sauerkraut oder Grünkohl, Tomaten, Pastinaken, Kürbis, Pilze, aber auch Fisch und Geflügel-, Kalb-, Lamm-, Rind- und Schweinefleisch sowie Kokoswasser. Sie finden auch im großen Angebot an Mineralwässern viele mit einem hohen Kaliumgehalt (er sollte über 20 mg/l betragen).

INFO *Trinken Sie genug: Ausreichend Wasser führt nicht zu mehr Wassereinlagerungen, sondern dazu, dass gelöste Stoffe in den Wassereinlagerungen besser aus dem Körper gelangen können.*

Weil Kalium wasserlöslich ist, sollte Gemüse im Dampfgarer zubereitet oder mit möglichst wenig Wasser gedämpft werden. Ein Glas Tomatensaft als Apéritif versorgt Sie ebenfalls mit wichtigem Kalium. Auch Kokoswasser ist sehr kaliumreich.

Spargel zubereiten

Auch Spargel ist für Menschen, die etwas entwässern wollen, ideal. Spargel enthält mit 210 mg Kalium pro 100 g sehr viel von diesem Mineralstoff, der wassertreibend wirkt. Aber auch Asparaginsäure, die die gleiche Wirkung hat.

Gerade für die Menschen, die weniger Kohlenhydrate essen wollen, ist ein Spargelgericht ideal – aber bitte ohne Brot dazu. Dafür darf es eine Sauce Hollandaise sein. So bereiten Sie Spargel zu: Gut putzen, hinteren Teil wegschneiden, (bei grünem Spargel nur hinten, weiße ganz schälen, außer die Spitze). In einem großen Topf Wasser mit 1 EL Salz, 1 TL Zucker, etwas Zitronensaft und 20 g Butter erhitzen. Die Spargelstangen in etwa 8 bis 12 Minuten bissfest kochen. Dazu Mayonnaise, Kräuterquarksauce, verfeinert mit einem hochwertigen Öl (Leinöl), oder eine Sauce Hollandaise und/oder Rohschinken; vorher Salat mit Hüttenkäse oder einem hartgekochten, gehackten Ei, da Spargel wenig Proteine enthält.

HINWEIS *Ideal und ebenfalls entwässernd wirken Löwenzahn, Brennnesseln und Bärlauch, als Salat, Gemüse oder Tee. Übertreiben Sie damit aber nicht: Eine Tasse Tee pro Tag reicht – und auch das nicht das ganze Jahr lang.*

Schlaflosigkeit

Sind Sie nervös, können nicht schlafen? Verzichten Sie trotzdem auf Baldrian. Er scheint die Wirkung der Chemotherapie, aber auch von Tamoxifen, zu stören. Verzichten Sie wegen der möglichen Wallungen abends auch auf scharfe Gewürze und schwarzen Tee sowie Kaffee.

Versuchen Sie es mit den Tipps in Kapitel 3, Seite 110. Ihre Anwendung hat keine negativen Wechselwirkungen mit der Antihormontherapie.

Die leidige Sache mit dem Gewicht

Fallen die weiblichen Hormone weg, sinkt der Energieverbrauch. Entweder essen Sie entsprechend weniger – oder Sie bewegen sich mehr, steigern den Energieverbrauch und dürfen daher auch mehr essen.

Das sagen Studienresultate

Versuchen Sie, eine Gewichtszunahme zu verhindern – jetzt lohnt es sich tatsächlich besonders, normalgewichtig zu bleiben. Wenn Sie durch die folgenden Studienergebnisse nicht beunruhigt werden möchten, springen Sie gleich zu den Tipps unten und versuchen Sie, die umzusetzen.

Falls Sie schlagende Argumente brauchen, weshalb Sie normalgewichtig werden oder bleiben sollten, hier sind sie: Eine ausgeprägte Gewichtszunahme im Rahmen der Brustkrebsbehandlung erhöht das Rezidivrisiko. Betroffen sind nach einer Studie, die 2011 auf der Jahrestagung der American Association for Cancer Research in Orlando/Florida vorgestellt wurde, vor allem Frauen, die vor der Diagnose Brustkrebs schlank waren. Das zeigte die Auswertung von Daten von mehr als 18 000 Patientinnen. Eine leichte Zunahme des Körpergewichts hatte keinen Einfluss auf die Prognose, ein Anstieg um mehr als 10 % allerdings erhöhte das Risiko für einen Brustkrebsrückfall um 14 Prozent. Tatsächlich nahm jede sechste Frau mindestens so viel zu – unter den Frauen, die vor der Diagnose schlank waren, war es sogar jede fünfte. In dieser Gruppe wirkte sich die extreme Gewichtszunahme besonders ungünstig aus. Diese Frauen erkrankten nicht nur häufiger an einem Rezidiv, auch die Krebssterblichkeit stieg um mehr als 25 %.

Lieber Gürtel als Waage

Die Waage ist ein schlechtes Instrument zur Beurteilung der Figur. Besser ist es, den Taillenumfang zu messen. Beträgt er über 80 cm bei Frauen und über 94 cm bei Männern, so bedeutet das nachweislich ein erhöhtes Risiko, später einmal an Diabetes Typ 2 oder Herz-Kreislauf-Krankheiten zu leiden.

LIEBLINGSJEANS

Tipp: Messen Sie Ihren Gewichtsverlust an Ihrer Lieblingsjeans. Wenn die anfängt lockerer zu sitzen, sind Sie auf dem richtigen Weg. ■

INFO *1 kg Fett ist dreimal voluminöser als 1 kg Muskeln. Wer also weniger isst und gleichzeitig mehr Sport treibt, sieht den Unterschied der veränderten Lebensweise vielleicht gar nicht auf der Waage, kann aber trotzdem den Gürtel enger schnallen.*

Sicher ist: Zum Abnehmen gehört neben der Ernährungsumstellung auch mehr Bewegung. Heute wird neben dem Ausdauertraining auch ein Krafttraining empfohlen. Dadurch erhöht sich der Grundumsatz des Körpers. Im Idealfall essen Sie zwei Stunden nach dem Sport nichts – so kann die Fettverbrennung ungestört weiter laufen.

Viele Gewichtsveränderungen sind übrigens lediglich auf mehr oder weniger Wassereinlagerungen im Körper zurückzuführen. Was Sie dagegen unternehmen können, lesen Sie auf Seite 196 nach.

Wenn Sie beim Abnehmen oder Nicht-Zunehmen Unterstützung brauchen, kann eine Ernährungsberatung helfen. Fragen Sie Ihren Arzt nach einem qualifizierten Ernährungsberater.

Diese Tipps helfen beim Abnehmen

Um das Gewicht halten oder etwas abnehmen zu können, beachten Sie die folgenden Punkte:

Satt dank Lebensmitteln mit geringer Energiedichte
Dauerhaft wenig essen ist schwierig – umso wichtiger ist es, sich an Nahrungsmitteln satt zu essen, die wenig Stärke und Zucker enthalten, dafür viel Wasser, Ballaststoffe und Proteine. Sie werden als Lebensmittel mit niedriger Energiedichte bezeichnet. Mit Energiedichte wird die Energiemenge bezeichnet, die pro Gewichtseinheit (beispielsweise 100 g) aufgenommen wird. Sie ist in der heutigen, modernen Ernährung durch die Vielzahl an raffinierten, wasser- und ballaststoffarmen Convenience-, Snack- und Fastfood-Nahrungsmitteln meist sehr hoch. Das bedeutet viele Kalorien auf kleinem Raum – und wenig Sättigung im Verhältnis zur Energiezufuhr.

GUT ZU WISSEN
Die Dehnung der Magenwand löst im Gehirn Sättigungssignale aus. Als entscheidende Größen hierfür haben sich Volumen (zum Beispiel durch einen hohen Ballaststoffanteil) und Gewicht der gegessenen Nahrung erwiesen. Der Energiegehalt einer Mahlzeit, also ihr Kalorienanteil, ist für den Magen bzw. das Sättigungsgefühl bedeutungslos! ■

HINWEIS *Mahlzeiten mit einer niedrigeren Energiedichte liefern viel Volumen und sind schwerer. Trotzdem haben sie weniger Kalorien, machen satt und helfen dabei, nicht zuzunehmen.*

Als Faustregel gilt: Je höher der Wassergehalt eines Lebensmittels, desto niedriger ist seine Energiedichte. Gemüse, Blattsalate und Obst sowie reines Muskelfleisch, Fisch und Geflügel sind wasserreich und haben eine entsprechend geringere Energiedichte. Bei bewusster Kombination der Lebensmittel kann deswegen sogar eine Mischkost mit relativ hohem Fettanteil eine niedrige Energiedichte haben. Denn die Anteile schwerer und voluminöser, also wasser- und ballaststoffreicher Lebensmittel, können mengenmäßig viel – den überwiegenden – Raum auf dem Teller einnehmen.

Hunger, Durst und Sättigung wahrnehmen

Bei vielen Erwachsenen sind die Körpergefühle für Hunger und Durst verloren gegangen. Besonders ältere Frauen spüren ihre Körpersignale schlechter. Das hilft:

- Achten Sie gut darauf, genug zu trinken, denn das Durstgefühl geht schneller verloren als das Hungergefühl.
- Trainieren Sie die Wahrnehmung des Hunger- und Durstgefühls. Beobachten Sie sich: Welche Körpersignale teilen Ihnen mit, ob Sie hungrig, durstig oder schon satt sind?
- Das Sättigungsgefühl tritt frühestens nach 15 bis 30 Minuten ein. Wenn Sie sehr schnell essen, haben Sie nach dieser Zeit bereits zu viel gegessen. Essen Sie also möglichst langsam. Und es gibt einen Trick: Die ersten Bissen einer Mahlzeit schmecken besonders gut. Doch plötzlich kommt der Augenblick, wo Sie feststellen, dass Ihnen das Gericht etwas weniger gut mundet. Jetzt ist der Moment gekommen, wo Sie satt sind.
- Man weiß aus Studien, dass warme Mahlzeiten besser sättigen als kalte. Beginnen Sie das Essen also mit einer warmen Suppe oder mit einem warmen ungesüßten Tee.
- Ein regelmäßiger Mahlzeitenrhythmus hilft Ihnen ebenfalls, Hunger, Durst und Sättigung besser wahrzunehmen. Vor und nach den geplanten Mahlzeiten bleibt die Küche geschlossen. Versuchen Sie, zwischen den Mahlzeiten möglichst lange Pausen einzulegen, damit der Blutzuckerspiegel ganz absinken kann – erst dann werden Fettde-

pots angegriffen. Vergessen Sie jedoch nicht, trotzdem genug Wasser zu trinken.

- Wenn Sie zu Gast sind und Ihre Gastgeber Ihnen nachfüllen möchten, obwohl Sie satt sind: Sagen Sie freundlich, aber bestimmt, dass das Essen wunderbar war. Aber dass Sie sich besser fühlen, wenn Sie jetzt damit aufhören. Ihr Umfeld kann sicherlich nachvollziehen, dass Ihnen Ihre Gesundheit wichtig ist und Sie infolge der Medikamente besser darauf achten müssen, wie viel Sie essen, zumal Übergewicht das Rückfallrisiko erhöht.

Langsam essen

Manche Menschen mit Gewichtsproblemen essen zu schnell – und dadurch zu viel. Die Mahlzeit sollte mindestens eine Viertelstunde dauern, besser 30 Minuten. Folgende Tipps helfen:

- Legen Sie nach jedem Bissen das Besteck hin. Bereiten Sie sich während des Kauens nicht schon die nächste volle Gabel vor.
- Messen Sie einmal die Zeit, bis Sie Ihren Teller leer gegessen haben. Zögern Sie das Ende der Mahlzeit so lange heraus, bis mindestens eine Viertelstunde vergangen ist.
- Oft essen Ihre Tischnachbarn genauso schnell wie Sie. Versuchen Sie, Ihr Tempo davon nicht beeinflussen zu lassen.
- Legen Sie Pausen ein. Nach dem Salat, nach der Suppe, nach dem Hauptgang. So können Sie, falls Sie satt sind, den nächsten Gang wie zum Beispiel das Dessert ausfallen lassen.
- Das Essen schmeckt nur im Mund, denn da sitzen die unzähligen Geschmacksknospen für süß, sauer, bitter, scharf oder salzig. Versuchen Sie, diesen Moment zu verlängern. Behalten Sie also lieber ein Stückchen Schokolade so lange im Mund, bis es zergeht, als in kürzester Zeit zwei Riegel herunterzuschlingen. Das Essen macht nur im Mund Freude, danach nicht mehr. Weder im Magen noch im Darm – und schon gar nicht am Bauch oder an den Hüften.
- Füllen Sie zu Hause das Essen schon in der Küche auf. So vermeiden Sie es, mehr zu essen, als Sie ursprünglich geplant haben. Volle Schüsseln auf dem Esstisch verleiten dazu, das Sättigungsgefühl zu überhören und weiter zu futtern.
- Richten Sie Ihr Essen auf blauem Geschirr an – die Farbe Blau dämpft den Appetit.

Schalttage einlegen

Es wird immer wieder Situationen geben, in denen Sie trotz aller guten Vorsätze etwas mehr essen – die Snacks auf der Party schmecken lecker, ein gutes Gespräch fesselt Sie und lenkt Sie vom Sättigungsgefühl ab, ein feines Dessert verlockt Sie. Mit einem Ausrutscher ist nichts verloren. Ausnahmsweise können Sie nach einem solchen »Futtertag« auch einen Schalttag einlegen, zum Beispiel einen Gemüse-Salat-Tag: Wählen Sie Gemüse- und Salatsorten aus, die Sie gut vertragen, und essen Sie sich einen Tag lang satt daran. Oder trinken Sie einen Tag lang nur dreimal einen hochwertigen Eiweiß-Shake mit wenig Kohlenhydraten.

Auch sogenanntes intermittierendes Fasten, bei dem Sie kurze Fastenperioden von 16 bis 20 Stunden einlegen, schadet nicht. Erwiesenermaßen setzt bei einer Fastendauer bis 24 Stunden auch der Jojo-Effekt nicht ein. Das ist ein Erbe der Evolution, denn die Urmenschen hatten auch nicht jederzeit Zugang zu Nahrung. Probieren Sie es aus, wenn Sie mögen – und trinken Sie genug!

Sich mehr bewegen

Bewegung ist neben einer reduzierten Zufuhr von Kalorien das zweite Standbein für eine erfolgreiche Gewichtsreduzierung. Wenn Sie sich körperlich betätigen, verbrauchen Sie mehr Energie, die Fettverbrennung verbessert sich. Neben gesteigerter körperlicher und geistiger Leistungsfähigkeit hilft Bewegung auch bei Stressabbau und Entspannung. Dank eines besseren Körpergefühls steigt das Selbstvertrauen, und Sie tun etwas für Ihre Gesundheit.

TIPP *Essen Sie 3 Stunden vor und mindestens 1 Stunde, besser noch 2 bis 3 Stunden nach dem Training nichts – so kann der Fettabbau ungestört stattfinden. Vermeiden Sie jedoch Heißhungerattacken! Gönnen Sie sich dann einen hochwertigen Proteinshake (siehe Seite 116), er fördert unter anderem die Regeneration der Muskeln. Trinken Sie aber immer genügend, auch während des Trainings.*

Stress abbauen

Stress macht dick, denn bei Stress schüttet der Körper Cortisol aus. Das Stresshormon führt zu einem höheren Blutzuckerspiegel, zu besserer Fetteinlagerung und zu einer Umverteilung vom Fett am Körper zu Bauchfett.

Es steht daher im Verdacht, Krebs zu fördern. Stresshormone werden unter anderem durch körperliche Aktivität abgebaut. Regelmäßige Entspannungsübungen (Yoga, Meditation etc.) wirken sich ebenfalls positiv auf Leib und Seele aus.

Folgende Gerichte lassen sich schnell und stressfrei zubereiten:

- gedämpftes Gemüse der Saison mit einem pochierten Ei
- Feldsalat mit einem hartgekochten Ei und gerösteten Kürbiskernen oder Nüssen
- Rucola mit hauchdünn gehobelten Birnen und Parmesan, beträufelt mit Balsamico-Essig und einem kalt gepressten Olivenöl, darüber einige geröstete und gehackte Walnüsse
- im Ofen geschmortes Wintergemüse (Kohlrabi, Fenchel, Karotten, Sellerie, Rote Beete in Würfel schneiden, mit Salz, Pfeffer, frischen Kräutern und Olivenöl mischen, in Gratinform im Ofen bei 200 °C etwa 45 Minuten schmoren, dazwischen zweimal wenden, Fetawürfelchen und eine Salatsauce darüber geben (Salatsauce aus Olivenöl, Weißweinessig, Senf, Salz, Pfeffer, gepresstem Knoblauch)
- Pergamentfolie mit Fischfilet und ganz vielen Gemüsestreifchen (Zucchini, Lauch, Möhren), abgeriebener Bio-Zitronenschale, etwas Olivenöl und ein paar Löffeln Weißwein belegen bzw. beträufeln, Pergamentfolie gut verschließen und bei 180 °C im Ofen ca. 20 Minuten garen
- großer Salat mit einem in Streifen geschnittenen gebratenen Hühnerbrüstchen belegen oder statt mit Huhn mit Lachs (frische Lachstranche in Streifen schneiden, in Olivenöl anbraten)
- Müsli mit geriebenen Mandeln oder Kokosraspeln statt Flocken, ganz vielen frischen Früchten, tiefgekühlten Beeren, Joghurt oder Quark, gesüßt mit sehr wenig Agavendicksaft, Erythrit oder Birkenzucker (Xylit)
- und vor dem Essen eine heiße Brühe gegen den größten Appetit!

Genug schlafen

Das wichtigste Mittel zur Entspannung und Regeneration ist Schlaf. Erwachsene benötigen in der Regel 7 bis 8 Stunden Schlaf, um den Körper- und Hirnzellen ausreichend Möglichkeit zur Erholung zu geben. Wer weniger als 5 oder 6 Stunden schläft, hat ein höheres Risiko, Übergewicht, Diabetes, Herzinfarkt und Krebs zu entwickeln. Tatsache ist: Wer in der Nacht nicht gut oder viel zu kurz geschlafen hat, verspürt am nächsten Tag

GUT ZU WISSEN
Umfangreiche Analysen mit Daten von über 600 000 Erwachsenen und über 30 000 Kindern aus der ganzen Welt belegen eindrucksvoll, dass ein Schlafdefizit bei Erwachsenen die Wahrscheinlichkeit, Übergewicht zu haben bzw. zu entwickeln, im Vergleich zu Normalschläfern um etwa 50 % erhöht. Bei Kindern und Jugendlichen stieg dieses Risiko sogar um 68 %, bei besonders großem Schlafdefizit sogar um 92 %. Die Aussichten, dick zu werden, sind also umso größer, je kürzer der Schlaf ist. Zudem ist belegt, dass Schlafmangel ein Risikofaktor für viele weitere Zivilisationskrankheiten ist, allen voran Herz-Kreislauf-Erkrankungen und Krebs – selbst wenn die Betroffenen nicht übergewichtig sind. ■

mehr Hunger als sonst und isst auch mehr und öfter. Hält der Schlafmangel über zwei oder drei Nächte hintereinander an, kann sich ein regelrechter Bärenhunger entwickeln.

Leider hat das negative Auswirkungen: Schlafmangel bewirkt schon nach wenigen Nächten eine Insulinresistenz (siehe Seite 89), die allerdings verschwindet, sobald man wieder genügend schläft. Langfristig ist eine Insulinresistenz ungesund: Sie erhöht das Risiko für die Entwicklung des metabolischen Syndroms (Störungen im Zuckerstoffwechsel, Übergewicht, Fettstoffwechselstörungen und Bluthochdruck), für Diabetes Typ 2, Herzinfarkt und auch für Krebs.

Schlafen Sie also 7 bis 8 Stunden pro Nacht, und achten Sie auf einen regelmäßigen Schlaf-Wach-Rhythmus.

Raus an die Sonne

Um Vitamin D bilden zu können, braucht der Körper Sonnenlicht. In der Haut entsteht die Vorstufe von Vitamin D, das später im Gewebe zum aktiven Hormon umgebaut wird (mehr über Vitamin D siehe Seite 53). Ist die Versorgung mit Vitamin D schlecht, steigt das Risiko für Übergewicht.

GUT ZU WISSEN
Die Nahrung liefert nicht genügend Vitamin D. Die mit Abstand beste Quelle ist fetter Seefisch. Um den Tagesbedarf mit fettem Hering decken zu können, müssten Erwachsene aber täglich 1,5 bis 2 kg des Fisches essen! ■

Übergewichtige Menschen wiederum sind Studien zufolge schlechter mit Vitamin D versorgt. Mit besserer Vitamin-D-Versorgung kann man das Gewicht einfacher halten oder sogar besser abnehmen. Und: Vitamin D wirkt vorbeugend gegen Osteoporose (siehe Seite 216).
Fazit: Um gesünder und schlanker zu leben, sollten Sie die Kraft der Sonne nutzen. An trüben, nebligen Tagen, vor allem während des Winterhalbjahres, sollten Sie ein Vitamin-D-Präparat einnehmen. Vor allem, weil Wissenschaftler vermuten, dass es auch vor Krebs schützen könnte.

Sich kohlenhydratarm ernähren

Stärke und Zucker machen nicht fit und wach, sondern hungrig und schlapp. Reduzieren Sie die Kohlenhydrate, und wählen Sie Ihre Kohlenhydratquellen bewusst aus. Sicher ist, dass die gleichzeitige Anwesenheit von Kohlenhydraten und Fetten auf dem Teller das Übergewicht fördert. Lieber also Salatteller mit Eiweiß, Gemüseteller mit Eiweiß, eine Gemüsesuppe mit etwas Fleisch – ohne Brot oder andere Stärkebeilage. Sinnvoll sind auch lange Pausen zwischen den Mahlzeiten. Denn Fettzellen werden erst angegriffen, wenn längere Zeit kein Kohlenhydratnachschub erfolgt. Genau deswegen sollten Sie, wenn möglich, höchstens dreimal täglich essen – und dazwischen nicht naschen. Das gibt dem Körper die Gelegenheit, die eigenen Fettdepots anzugreifen, anstatt sich den immer von neuem ankommenden Kohlenhydraten zu widmen – das Gewicht sinkt.

Es ist außerdem empfehlenswert, das Abendessen rechtzeitig (zum Beispiel um 18 statt um 22 Uhr) einzunehmen und danach auf einen Spätimbiss und Knabbereien zu verzichten. Die führen nachts zu einem hohen Insulinspiegel und zum Speichern von Fett.

TIPP *Lesen Sie einmal die Deklaration auf Lebensmittelverpackungen oder besorgen Sie sich eine gute Nährwerttabelle (z.B. bei der DGE, siehe Anhang). Eine einfache Faustregel besagt: Alles, was mehr als 10 g Kohlenhydrate pro 100 g enthält, lassen Sie im Regal liegen – oder genießen es nur ausnahmsweise und in kleinen Mengen.*

Wenn Sie sich kohlenhydratarm ernähren möchten, sieht das in der Praxis so aus:

ÜBERSICHT: KOHLENHYDRATDICHTE VON LEBENSMITTELN

Nahrungsmittel	Kohlenhydratgehalt pro 100 g
Zucker	100 g
Gummibärchen, Lakritze	77 bis 86 g
Marmelade, Honig	71 bis 75 g
Knäckebrot	70 g
Kuchen, Kekse	50 bis 65 g
Schokolade	43 bis 65 g
Brot, Brötchen	38 bis 51 g
Nudeln (gekocht)	30 g
Reis, Mais, Hirse (gekocht)	20 bis 25 g
Obst (zuckerreich) Banane, Mango, Ananas, Weintrauben, Kirschen u. a.	13 bis 20 g
Kartoffeln	14 g
Gezuckerte Milchprodukte	13 bis 18 g
Hülsenfrüchte (gegart) Linsen, Bohnen, Erbsen, Sojabohnen, Kichererbsen	3 bis 16 g
Obst (zuckerarm) Zitrusfrüchte, Apfel, Birne, Beerenobst, Melone, Papaya, Kiwi u. a.	2 bis 10 g
Gemüse, Salat und Pilze	1 bis 7 g
Milch, Joghurt, Quark und Kokosmilch (ungezuckert)	2 bis 5 g
Frischkäse, Sahne, Saure Sahne, Käse	< 1 g
Nüsse, Kerne	< 1 g
Fleisch und Wurst, Fisch und Meerestiere, Ei	0 g
Fette und Öle	0 g

Quelle: Bundeslebensmittelschlüssel

Stärkearme Lebensmittel bevorzugen

Reduzieren Sie die Aufnahme von Kohlenhydraten auf ein moderates Maß, und achten Sie auf die Kohlenhydratqualität der Lebensmittel. Sinnvoller als Zucker, Brot oder Teigwaren sind Hülsenfrüchte. Das Ziel ist bereits erreicht, wenn mengenmäßig Gemüse, Salate und Früchte den Hauptteil Ihrer Mahlzeiten bilden.

GEEIGNETE BÜCHER

Es existieren mehrere Bücher mit kohlenhydratarmen Rezepten. Sowohl die Atkins-Diät als auch die LOGI-Diät sind empfehlenswert. Sie finden im Internet auch unter Low Carb eine ganze Reihe kohlenhydratarmer Rezepte.

Die Atkins-Diät ist eine kohlenhydratarme Ernährungsweise, die zum Abnehmen entwickelt wurde. Sie ist inzwischen sehr gut beschrieben und wissenschaftlich untersucht. Sie kann auch ohne die beschriebenen Spezialprodukte durchgeführt werden.

LOGI (Buchtipps im Anhang) steht für Low Glycemic and Insulinemic Diet und bedeutet, dass Nahrungsmittel mit niedriger Blutzucker- und Insulinwirkung bevorzugt werden. ■

Proteine

Servieren Sie dazu eine gute Portion Eiweiß: Fisch, Fleisch, Eier, Hülsenfrüchte oder Nüsse sind die besten Sattmacher. In verschiedenen Studien konnte bewiesen werden, dass Testpersonen nach dem Genuss einer proteinreichen Mahlzeit weniger Hunger verspürten und auch bei der darauf folgenden Mahlzeit weniger aßen.

Die Verwertung von Proteinen ist ein Prozess, der viel Energie verbraucht. Dabei steigt die Körpertemperatur an, Schwitzen ist angesagt. Das geschieht nach dem Konsum von Fetten und Kohlenhydraten nicht. Die Anregung des Stoffwechsels führt zu einem Mehrverbrauch von 40 bis 80 Kalorien pro Tag.

Proteine sind außerdem wichtig, damit der Körper während einer Diät keine Muskeln abbaut. Die Aminosäure Leucin scheint dabei eine besondere Rolle zu spielen. Sie ist reichlich in Thunfisch, Lachs, Rinderfilet, Milch und Milchprodukten enthalten.

Sogenannte Sättigungsbeilagen wie Reis, Teigwaren oder Brot enthalten hingegen hauptsächlich Kohlenhydrate. Diese verursachen Hunger, weil sie zu einer Insulinausschüttung führen und dadurch zu einem Absinken des Blutzuckerspiegels bis unter den Ausgangswert. Gleichzeitig wirkt das Insulin als Masthormon, das den Abbau von Fett in der Muskulatur hemmt und dessen Einlagerung im Fettgewebe fördert (mehr zu diesem Thema siehe Seite 89).

GUT ZU WISSEN
In Experimenten stellte sich heraus, dass Testpersonen während proteinreicher Diäten ein besonders gutes Sättigungsgefühl empfanden. Warum das so ist, konnte wissenschaftlich noch nicht restlos geklärt werden. ■

TIPP *Essen Sie mindestens einmal pro Tag Fleisch, Fisch, Eier oder Tofu und daneben 3- bis 4-mal eine Portion Milch und Milchprodukte. Auch Hülsenfrüchte oder Nüsse sind hochwertige Proteinspender. Sojaprodukte sind in Maßen ebenfalls erlaubt (einmal pro Woche) – sogar, wenn Sie eine Antihormontherapie machen müssen. Deswegen ist eine kohlenhydratarme Ernährung auch für Vegetarier gut umzusetzen.*

Fette

Verwenden Sie bei der Zubereitung hochwertige Öle und Fette. Und zwar nicht nur tröpfchenweise, seien Sie ruhig etwas großzügiger. Fett ist ein ausgezeichneter Geschmacksträger. Und sofern Sie auf den opulenten Verzehr einfacher Kohlenhydrate verzichten, macht selbst ein vergleichsweise hoher Fettkonsum weder dick noch krank! Längst ist wissenschaftlich gut belegt, dass Öle und Fette in einer ausgewogenen Ernährung nicht fehlen dürfen. Die Qualität stimmt, wenn Sie bewusst Öle mit ungesättigten Fettsäuren wählen und die Lebensmittelauswahl zu einem günstigen Verhältnis von Omega-6- zu Omega-3-Fettsäuren beiträgt (siehe auch Seite 31).

Einfache Gerichte mit wenig Kohlenhydraten

Hier ein paar Ideen:

- Spargeln mit einer beliebigen kohlenhydratarmen Sauce
- Spinat mit Zwiebeln und Knoblauch, dazu ein pochiertes Ei
- ein großer Teller Kopfsalat mit gerösteten Samen, Kernen und Hüttenkäse oder mit pochiertem Ei; italienische Sauce

- Quark mit Birkenzucker oder Isomaltulose und frischen Himbeeren
- mit Hackfleisch gefüllte Tomaten
- Zucchini mit Quark-Käse-Füllung und Salat – ohne Reis!
- Entrecote mit Pfefferkruste, Zitronenmayonnaise und Blattspinat

Übrigens sind die meisten Rezepte in diesem Buch kohlenhydratarm.

Menüplan: Drei Tage mit LOGI

Die folgenden Rezepte stammen aus dem Buch »Das grosse LOGI-Familienkochbuch« (siehe Anhang). Sie sind alle für 4 Personen berechnet.

1. Tag

FRÜHSTÜCK

NATURJOGHURT ODER QUARK MIT FRÜCHTEN

Alternative: Pumpernickel mit Hüttenkäse
(evtl. mit Schnittlauch anreichern), dazu ungezuckerter Tee

ZWISCHENMAHLZEIT

MOZZARELLA-CHERRYTOMATEN-SPIESSCHEN

MITTAGESSEN

GEFÜLLTE ZUCCHINI MIT FRISCHKÄSE

1 Zwiebel
1 Knoblauchzehe
1 Zweig Rosmarin
5 mittelgroße Zucchini
10 grüne, entsteinte Oliven
½ Dose Maiskörner, abgetropft
1 Prise Chili bei Bedarf
1 große Dose gewürftelte Tomaten (500 g)

400 g	**Frischkäse**
	Salz und Pfeffer

Zwiebeln und Knoblauch kleinschneiden und mit dem Rosmarin in Olivenöl anbraten. Zucchini kleinschneiden und mit anbraten. Oliven in Scheibchen schneiden. Wenn alles leicht gebräunt ist, den Mais und die Olivenscheiben dazugeben und weiter anbraten. Mit Salz und Pfeffer (eventuell eine Prise Chili) würzen und die Tomaten dazugeben. Alles weiter köcheln lassen, bis nur noch sehr wenig Flüssigkeit vorhanden ist. Dann den Frischkäse dazu geben und schmelzen. Die vier übrigen Zucchini längs halbieren und aushöhlen. Die Hälften in eine Auflaufform geben und mit der Frischkäsemasse füllen. 45 Min. lang bei 200 °C im Ofen überbacken. Dazu wird Salat serviert. ■

ZWISCHENMAHLZEIT

MANDARINEN, EINE HANDVOLL NÜSSE

ABENDESSEN

GEBACKENER SPINAT MIT FISCH

800 g	**tiefgekühlter, ungewürzter Blattspinat, aufgetaut**
1	**Knoblauchzehe**
150 g	**Ricotta**
½	**Bio-Zitrone**
	Salz, Pfeffer
500 g	**Kabeljaurückenfilet (preiswertere Variante: Felchen)**
3 EL	**Olivenöl**
	Nach Belieben
50 g	**in Öl eingelegte getrocknete Tomaten**
6	**frische Tomaten, entkernt**
	oder
	in Öl eingelegte Oliven

Backofen auf 170 °C vorheizen. Spinat gut ausdrücken. Knoblauch fein hacken und zum Ricotta geben. Zitronenschale fein abreiben, dazugeben. Spinat daruntermischen und mit Salz und Pfeffer würzen. In eine Gratinform geben. Kabeljaufilets in Würfelchen schneiden und salzen. Auf dem Spinat verteilen. Nach Belieben: Getrocknete Tomaten aus Öl nehmen und abtropfen lassen. Getrocknete Tomaten, Tomaten und Oliven klein schneiden und über das Gratin streuen. Olivenöl darüber träufeln. Gratin im Ofen 20–25 Min. überbacken.

■■■

2. Tag

FRÜHSTÜCK

QUARK MIT 1 EL MANDELN UND FRÜCHTEN

(je nach Saison), nach Bedarf etwas Birkenzucker

ZWISCHENMAHLZEIT

GEMÜSESTÄBCHEN MIT KRÄUTERQUARK

MITTAGESSEN

GEMÜSEGRATIN MIT HÜHNERBRUST UND TOMATEN-MOZZARELLA-SALAT

Gemüsegratin

300 g	Blumenkohl
300 g	Brokkoli
300 g	Karotten
	Salz
	Butter für die Form
350 ml	Milch
3	Eier
1 TL	mildes Currypulver
1 EL	Reibekäse

Blumenkohl und Brokkoli in große Röschen teilen. Die Karotten klein schneiden.

Alles in Salzwasser 5–7 Minuten vorkochen. Das Gemüse sollte nicht zu weich sein. Abgießen, kalt abschrecken, gut abtropfen lassen.

Backofen auf 170 °C vorheizen. Eine Gratinform ausbuttern. Gemüseröschen und Möhren darin verteilen. Milch, Eier und Curry verquirlen und den Guss salzen. Guss und Käse über dem Gemüse verteilen. Im Ofen 15–20 Min. backen.

Hähnchen

500 g Hühnerbrust
1 EL Olivenöl

Öl in Bratpfanne erhitzen. Hühnerbrüste auf großer Stufe kurz von beiden Seiten anbraten, auf mittlerer Stufe weiterbraten. Mit dem Gemüsegratin anrichten.

Tomaten-Mozzarella-Salat

200 g Tomaten
100 g Mozzarella
3 EL Olivenöl
1 EL Balsamico-Essig
Basilikum

Tomaten und Mozzarella in feine Scheiben schneiden. Auf einer Platte anrichten. Mit Olivenöl und Balsamico übergießen. Basilikum drüberstreuen. ■

ZWISCHENMAHLZEIT

HIMBEERLASSI

200 g Himbeeren
250 g Joghurt
200 ml Wasser
1 EL Birkenzucker
etwas Zitronensaft

Die Himbeeren pürieren, nach Belieben durch ein Sieb streichen, um die Kernchen zu entfernen, und zusammen mit den anderen Zutaten im Mixer pürieren. ■

ABENDESSEN

FRANZÖSISCHES OMELETT MIT KÄSE-SCHINKEN-QUARK-FÜLLUNG

8 frische Eier
8 EL Milch
½ TL Salz

wenig Pfeffer, Muskat
wenig Butter

Die Zutaten mit Salz, Pfeffer und Muskat in eine Schüssel geben und gut verquirlen. Die Butter in einer beschichteten Bratpfanne erwärmen, die Eimasse zugeben und mit dem Pfannenwender gelegentlich hin und her schieben, bis die Eimasse leicht flockig ist. Ohne zu rühren goldgelb backen, die Oberfläche muss feucht bleiben. Omelette füllen, überschlagen und sofort servieren.

Schinken-Käse-Quark-Füllung

100 g Kochschinken
1 Bund Schnittlauch
150 g Quark
100 g Käse, gerieben
wenig Salz, Pfeffer

Kochschinken und Schnittlauch fein schneiden, alle Zutaten in eine Schüssel geben und gut mischen. In die fertigen Omeletts füllen.

3. Tag

FRÜHSTÜCK

EIWEISSBROT

mit Quark, wenig Salz und Schnittlauch
Tee, Kaffee oder Milch, ungezuckert

ZWISCHENMAHLZEIT

FRÜCHTE DER SAISON

MITTAGESSEN

CHILI CON CARNE UND GEDÄMPFTES GEMÜSE

300 g	gehacktes Rindfleisch
1 EL	Olivenöl
1	Zwiebel
1	Knoblauchzehe
1 EL	Mehl
400 g	gehackte Tomaten (Dose)
1 EL	Tomatenmark
300 ml	Wasser
150 g	rote Bohnen, eingeweicht (8 – 12 Stunden) oder aus der Dose
½–1 TL	Chilipulver
	wenig Cayennepulver
½ TL	Salz oder Gemüsebrühe-Pulver
	wenig Chilipulver

Rindfleisch im heißen Öl gut anbraten. Zwiebel und Knoblauchzehe fein hacken, zugeben. Sofort auf kleine Stufe zurückschalten und unter Rühren dämpfen. Mehl darüber streuen und mischen. Dosen-Tomaten und Tomatenmark zufügen und mit Wasser ablöschen. Bohnen zugeben und mischen. Mit Chilipulver und Cayennepulver würzen. Auf kleiner Stufe zugedeckt 15 – 20 Minuten schmoren. Falls nötig etwas Wasser nachgießen. Zum Schluss mit Salz/Gemüsebrühe-Pulver und Chilipulver würzen.

Gedämpftes Gemüse

600 g	Saisongemüse (Möhren, Lauch)
1 EL	Olivenöl
	Salz, Pfeffer
	wenig Wasser
	evtl. etwas Sahne

Saisongemüse in gleichmäßige Stücke schneiden und in wenig Öl dämpfen. Sobald es zischt, mit wenig Gemüsebrühe ablöschen und auf kleiner Stufe 5 – 10 Minuten dämpfen. Zum Schluss zum Verfeinern etwas Sahne zufügen. ■

ZWISCHENMAHLZEIT

NATURJOGHURT, BEEREN, WENIG BIRKENZUCKER

ABENDESSEN

FISCHGRATIN PROVENÇALE

- **2** **Zucchini**
- **2** **gelbe Paprika**
- **1 EL** **Olivenöl**
- **1** **Zwiebel**
- **1** **Knoblauchzehe**
- **400 g** **Fischfilets, z.B. Scholle**
- **Thymian**
- **wenig Salz und Pfeffer**
- **100 g** **Kräuterfrischkäse**
- **100 g** **schwarze Oliven**
- **100 g** **Cherrytomaten**
- **50 g** **geriebener Parmesan**

Das Gemüse in Stücke von ca. 2 cm schneiden. Öl in Pfanne geben, gehackte Zwiebel und Knoblauch hinzufügen und kurz dämpfen. Gemüse zugeben, würzen. Auf großer Stufe erwärmen, bis es zischt. Dann auf kleine Stufe zurückschalten und ca. 10–15 Min. dämpfen. Gemüse in eine Auflaufform geben.

Fischfilets längs halbieren und mit der silbernen Seite nach oben auslegen, mit Salz, Pfeffer und Thymian würzen. Kräuterfrischkäse auf die Filets streichen, aufrollen und auf das Gemüse verteilen. Schwarze Oliven und Cherrytomaten auf Fisch und Gemüse verteilen und den Parmesan darüber streuen. Im Ofen bei 220 °C 15–20 Min. überbacken. ■ ■ ■

Osteoporose

Studien zufolge kann eine gute Vitamin-D-Versorgung jeden dritten Bruch des Hüftgelenks infolge eines Sturzes verhindern. Ein wichtiges Thema für Frauen, die eine Antihormontherapie machen müssen. Denn nun befindet sich der Körper im Zustand nach den Wechseljahren. Damit steigt das Risiko, an Osteoporose zu erkranken.

Unter Osteoporose versteht man, so die medizinische Definition, den »altersbedingten Abbau der Knochensubstanz durch fortschreitenden Mineralstoffverlust (vor allem Kalzium) im Skelettsystem, der sich in erhöhter Frakturanfälligkeit äußert«. Was trocken und wissenschaftlich daherkommt, führt in der Realität zu enormem Leiden der Betroffenen. Häufig wissen sie gar nicht, dass sie unter der Krankheit leiden: Erst ein Sturz oder ein heftiger Stoß zeigt, dass etwas nicht mehr stimmt. Anstatt eines verstauchten Fußes oder ein paar Prellungen haben sie wegen der brüchigen, porösen Knochen gleich einen Oberschenkelhals- oder Handgelenksbruch.

Sicher ist, dass eine ausreichende Kalziumversorgung wichtig ist. Dieser Mineralstoff ist ein wichtiger Bestandteil der Knochen und ist zusammen mit Vitamin D nötig, um Knochenbrüchen vorzubeugen. Es ist also gut möglich, dass Ihnen Ihr Arzt ein Präparat mit Kalzium und Vitamin D_3 verschreibt.

So beugen Sie Osteoporose vor

- Für stabile Knochen benötigen Sie ausreichend Proteine, Kalzium und Vitamin D.
- Kalzium und Proteine nehmen Sie mit der Ernährung, Vitamin D als Nahrungsergänzungsmittel zu sich (siehe Seite 55).
- Vitamin D spart Kalzium: Wer gut mit Vitamin D versorgt ist, nimmt Kalzium besser auf.
- Bewegung stimuliert den Knochenaufbau, verbessert die Knochendichte und stärkt die Muskulatur. So stürzen Sie weniger rasch und haben ein geringeres Knochenbruchrisiko.

TIPP *Sprechen Sie mit Ihrem Arzt, um abzuklären, ob Sie zum Schutz vor Osteoporose mit speziellen Medikamenten, den Bisphosphonaten, behandelt werden sollen.*

Beachten Sie, dass einige Nahrungsbestandteile die Kalziumaufnahme des Körpers stören und daher nur in kleinen Mengen und eher selten konsumiert werden sollten:

- Kaffee, Cola und Alkohol
- Rhabarber und Spinat
- die Zuckeralkohole Sorbit (E420) und Mannit (E421)
- sehr salzhaltige Nahrung
- Weizenkleie

Mit Bewegung die Knochen erhalten

Genauso wichtig wie die Ernährung ist genügend Bewegung. Wer sich bewegt, belastet sein Skelett, was den Kalziumabbau daraus zu einem großen Teil verhindert. Wer Krafttraining macht oder öfter einen Rucksack mit sich herumträgt, beugt Osteoporose wirkungsvoller vor, als jemand, der schwimmt. Neben Krafttraining empfehlen sich Joggen, Walken, Wandern, Langlaufen oder Radfahren. Diese Sportarten finden draußen statt, an der frischen Luft und am Tageslicht. Das wiederum schafft beste Voraussetzungen, um auch genügend Vitamin D aufzunehmen (siehe Seite 53).

Tipps für den Speiseplan

- **Milch und Milchprodukte:** Essen Sie täglich 3 bis 4 Portionen Milch und Milchprodukte. Eine Portion entspricht 200 ml Milch oder 1 Becher Joghurt oder 30 g Hartkäse oder 60 g Weichkäse
- **Gemüse und Früchte:** Essen Sie täglich möglichst 2 bis 3 Portionen Obst, am besten roh. Und 3 bis 4 Portionen Gemüse, davon mindestens eine roh. Das Gemüse am besten nur dünsten oder dämpfen, da Kalzium ins Kochwasser übergeht.
- **Fleisch, Fisch, Eier:** Essen Sie 2- bis 4-mal wöchentlich 80 bis 120 g Fleisch. Mehr ist nicht zu empfehlen, weniger geht problemlos. Essen Sie 1- bis 2-mal pro Woche Fisch, pro Woche 1 bis 3 Eier (inkl. verarbeitete Eier) und wöchentlich 1 bis 2 Portionen Linsen, Kichererbsen, Kidneybohnen oder Tofu (1 Portion = 100 bis 120 g).
- **Flüssigkeit:** Trinken Sie pro Tag mindestens 1,5 l Wasser, insbesondere kalziumreiche Mineralwässer. Auf Kaffee, schwarzen Tee und Cola-Getränke am besten verzichten oder nur wenig davon trinken. Alkohol fördert die Kalziumausscheidung, deshalb auch hier: verzichten oder nur sehr wenig davon konsumieren.

Schön trotz Antihormontherapie

Die Antihormontherapie zielt vor allem darauf ab, die Bildung von Östrogenen bzw. deren Wirkung zu blockieren. Allerdings reagieren auch Haut und Haare auf das Wegfallen der Östrogene, der Alterungsprozess der Haut wird beschleunigt, und die Haut wird trockener. Es werden weniger Kollagene produziert, welche die Haut elastisch halten und Feuchtigkeit speichern. Das Resultat: Die Haut wird dünner, trockener, faltiger und verliert an Elastizität und Spannkraft. Auch die Haare werden dünner, manche Frauen leiden sogar unter Haarausfall. Trotzdem macht eine AHT Sie nicht um Jahre älter. Denn es hängt von vielen weiteren Faktoren ab, wie jugendlich Ihre Haut bleibt. Zum Beispiel davon, wie oft Sie zu lange an der Sonne waren. Oder davon, wie Ihre Gene sind. Hatte schon Ihre Mutter eine rosige, fast faltenfreie Haut bis ins hohe Alter, wird es bei Ihnen wahrscheinlich ähnlich sein. Die Haut von Raucherinnen altert dagegen viel schneller.

Was den Alterungsprozess jetzt trotz AHT verlangsamt: eine ausgewogene, gesunde Ernährung, genügend Bewegung an der frischen Luft, viel Flüssigkeit in Form von Getränken und auch von außen her eine ausreichende Pflege. Ein gut trainierter, sportlicher Körper wirkt auch während einer AHT straff und jugendlich, zumal Sie sich dann auch sicherer und geschmeidiger bewegen und dadurch viel jünger wirken.

TIPP *Anstatt sich über den möglichen Alterungsprozess durch eine AHT Gedanken zu machen, investieren Sie Ihre Zeit und Energie besser in mehr Sport und eine vitamin- und mineralstoffreiche Ernährung.*

Das tut Ihnen jetzt gut

- **Essen Sie dunkelrot-violett.** Früchte wie Brombeeren oder Holunderbeeren enthalten zahlreiche sogenannte Anthocyane, die für die dunkelrot-violette Farbe verantwortlich sind. Sie wirken effizient als Fänger von freien Radikalen und helfen mit, Entzündungen in der Haut, zum Beispiel in Form von Mitessern und Akne, abklingen zu lassen.
- **Essen Sie orange und rot.** Sonnenlicht ist, im Übermaß, ein Altersbeschleuniger. Mit Nahrungsmitteln wie Karotten oder Tomatenmark lässt sich ein gewisser Grundschutz gegen UV-Strahlen aufbauen. Das ersetzt

natürlich nicht die Sonnencreme. Vitamin A ist ein wichtiger Schönheitsstoff der Oberhaut. Bei einem Vitamin-A-Mangel fehlt ihr natürlicher Schutz. Vorstufe für dieses Vitamin sind rund 40 verschiedene Karotinoide, die überall dort drin sind, was orange ist, zum Beispiel in Papaya.

- **Bedienen Sie sich im Meer.** Hülsenfrüchte, Crevetten, Muscheln und andere Meeresfrüchte sind gute Kupferlieferanten. Dieses Spurenelement regt die Kollagen- und Elastinbildung an und verhindert dadurch, dass das Gewebe erschlafft.
- **Essen Sie Fisch.** Fette Fische wie Lachs liefern nicht nur viele wichtige Omega-3-Fettsäuren, sondern auch Coenzym Q10. Dieses scheint, auch wenn letzte Beweise noch fehlen, vor vorzeitiger Zellalterung zu schützen und einen günstigen Einfluss auf die Haut zu haben.
- **Essen Sie kohlenhydratarm.** Ein hoher Kohlenhydrat und Zuckerkonsum greift die Fasern des Bindegewebes an. Bevorzugen Sie Gemüse, Salat, Milchprodukte ohne Zucker, süßen Sie mit Stevia oder Birkenzucker. Schwarze Schokolade ist besser als süßes Gebäck.
- **Achten Sie auf genügend Vitamin C (Orangen, Kiwis, Hagebutten).** Vitamin C spielt eine wichtige Rolle bei der Kollagenbildung im Bindegewebe und hält es dadurch elastisch und straff. Mangelt es an Vitamin C, kann zwar noch Kollagen gebildet werden, aber die Quervernetzungen der Fasern, die für ein straffes Bindegewebe sorgen, sind instabil. Vitamin C fördert auch die Fähigkeit des Gewebes, Feuchtigkeit zu binden – es sieht dadurch jünger aus.

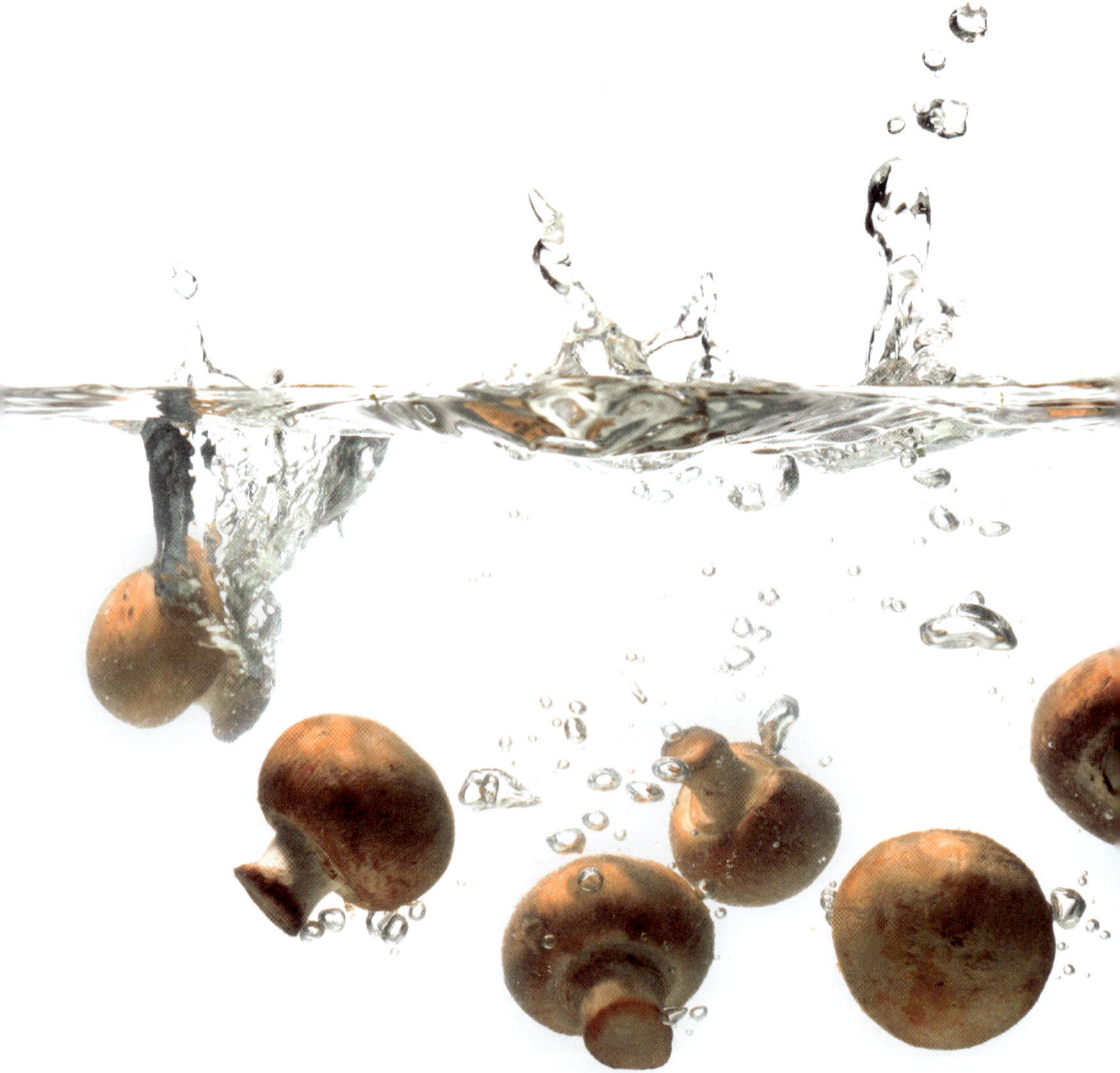

7

Wieder gesund – und jetzt?

Nach der Therapie wird die Angst vor einem erneuten Auftreten des Krebses zum ständigen Begleiter. Dieses Kapitel befasst sich mit der Frage, was Sie tun können, um sich nach den Therapien möglichst gut zu erholen. Und was die Ernährungswissenschaft im Angebot hat, um das Risiko eines Rückfalls zu verringern.

Essen nach der Therapie

Die Therapie ist abgeschlossen. Und Sie – Sie möchten wieder leistungsfähig sein, sich gut fühlen, den Boden unter den Füßen spüren und keine Angst mehr haben müssen. Doch die Behandlung hat Spuren hinterlassen. In diesem Kapitel lesen Sie, was jetzt wichtig ist.

Keine Frage, Ihr Körper hat unter der Therapie gelitten. Sie fühlen sich müde und ausgelaugt, konnten vielleicht nicht mehr richtig und ausgewogen essen, Ihr Darm spielt noch verrückt. Gerade weil die Chemotherapie den Zellstoffwechsel hemmt, leidet auch der Stoffwechsel, zum Beispiel die Herstellung von Proteinen. Dies wiederum kann Müdigkeit zur Folge haben. Jetzt ist es sehr wichtig, sich ausgewogen zu ernähren. Das hilft auch im Kampf gegen schlechte Blutwerte, bei kaputten Finger- und Zehennägeln, Haarverlust, Hautschäden von der Bestrahlung oder Gefühlsstörungen an den Finger- und Zehenspitzen. Patienten möchten schnell wieder gesund und leistungsfähig sein. Sie sind gerne bereit, aktiv etwas dafür zu tun, damit sie sich besser fühlen.

Jetzt Nahrungsergänzungsmittel

Passen Sie auf: Es gibt zahlreiche Scharlatane auf dem Markt, gerade auch rund um Nahrungsergänzungsmittel (siehe auch Seite 118). Besprechen Sie mit Ihrem Arzt, ob Sie ein Nährstoffpräparat einnehmen sollen und was er Ihnen vorschlägt. Experten halten eine Nährstoffzufuhr, die vom einfachen bis zum doppelten Referenzwert (empfohlene Tagesdosis) geht, für unbedenklich.

Probieren Sie aus, ob Sie sich dadurch besser fühlen. Es fehlt nach wie vor ein wissenschaftlicher Nachweis, dass Zusatzpräparate etwas bringen. Verschiedene Wissenschaftler raten jedenfalls, mit dem Beginn einer solchen Einnahme 2 bis 3 Wochen nach der letzten Chemotherapie oder Bestrahlung abzuwarten. Rund 6 bis 8 Wochen nach Beginn der Einnahme sollte die Einnahme dieser Präparate wieder nur im Bereich der einfachen empfohlenen Tagesdosis sein. So soll sichergestellt werden, dass keine unerwünschten Nebenwirkungen auftreten. Die Klinik für Tumorbiologie in Freiburg i.Br. empfiehlt zum Beispiel für die Zeit nach der Therapie folgende Tagesdosierungen:

- Vitamin C: 200 mg
- Vitamin E: 36 mg
- Betacarotin: 4–6 mg
- Selen (Hefebasis): 60–100 µg

GUT ZU WISSEN

Möglicherweise rät Ihr Arzt Ihnen auch zur Einnahme eines Aminosäuregemisches, gerade weil die Proteinsynthese während der Therapien gelitten hat und der Körper nun genügend Aminosäuren braucht, um überall im Körper entsprechende »Reparaturarbeiten« zu bewerkstelligen. Unter anderem benötigt auch das Immunsystem genügend Aminosäuren als Bausteine für Antikörper.

Auch in dieser Frage fehlen bisher ausreichend belegte Untersuchungen. Vertrauen Sie aber den Erfahrungswerten der Ärzte, wenn sie Ihnen etwas zur Erholung verschreiben. Vielleicht versuchen Sie es auch mit einem Enzympräparat.

Das richtige Präparat

Tatsache ist: Längst nicht jedes Präparat – und das gilt auch für teure – ist gut. Je nachdem, in welcher Verbindung zum Beispiel ein Mineralstoff eingesetzt wird, kann er vom Körper gut oder weniger gut aufgenommen werden. Es ist somit recht schwierig, als Laie feststellen zu können, ob ein Präparat das bringt, was es sollte.

Außerdem können die Inhaltsstoffe einander empfindlich stören: Gewisse Vitamine und Mineralstoffe helfen sich gegenseitig dabei, in den Körper aufgenommen zu werden, andere stören sich gegenseitig. Informieren Sie sich bei einem Ernährungsberater.

HINWEIS *Erkundigen Sie sich vor allem danach, ob es nicht ein Präparat ohne Eisen gibt. Eine zusätzliche Eisenaufnahmen ist wirklich nur dann richtig, wenn Sie nachgewiesenermaßen einen Eisenmangel haben. Denn ein hoher Eisenspiegel im Blut ist etwas, das Krebszellen gerne mögen.*

Diskutieren Sie, wenn Sie mögen, mit Ihrem Arzt auch den Einsatz folgender Produkte:

- MCT-Fette, wenn Sie Verdauungsschwierigkeiten und Gewicht verloren haben. Sie sind leicht verdaulich und gut verträglich und liefern viel Energie (siehe auch Seite 29).
- Fischölkapseln (Omega-3-Fettsäuren DHA/EPA): Omega-3-Fettsäuren haben eine vielfältige Wirkung gegen Krebs und sind antientzündlich (siehe auch Seite 31f.).
- Eiweißpulver oder Eiweißbausteine (Glutamin): Sie liefern Aminosäuren, die Sie für den Aufbau von Muskeln und für das Immunsystem benötigen. Mit MCT angereicherte Eiweißdrinks können auch hilfreich sein, wenn Sie noch nicht essen mögen und Ihr Gewicht stabilisieren sollten, anstatt weiter abzunehmen.

Oder doch eine Ergänzungsnahrung?

Es gibt kohlenhydratreiche Präparate wie Maltodextrinpulver oder auch kohlenhydratreiche Ergänzungsnahrung, die vom Arzt verschrieben werden. Wie gut die sich eignen, sollten Sie mit ihm besprechen. Heute deutet vieles darauf hin, dass hohe Insulin- und Blutzuckerspiegel für Krebspatienten alles andere als sinnvoll sind, weil sie möglicherweise das Wachstum der Krebszellen anregen könnten, die im Körper verblieben sind. Andererseits benötigen Sie vielleicht eine hochkalorische Spezialnahrung, weil Sie zu viel Gewicht verloren haben – und damit Energie und Nährstoffe. Oder weil es Ihnen infolge von Operationen oder anderen Problemen über längere Zeit nur möglich ist, flüssige, pürierte und kleine Mahlzeiten zu sich zu nehmen.

GUT ZU WISSEN

Untergewicht ist zu vermeiden, es nimmt Ihnen Kraft, Energie und Lebensfreude. ■

Orthomolekulare Medizin

Sie möchten Ihren Körper und Ihre Zellen nach der Therapie wieder fit machen? Eine Möglichkeit dazu bietet die orthomolekulare Medizin. Sie ist eine junge Wissenschaft, die noch nicht auf viele Studien zurückgreifen kann. Es geht um die Frage, ob die gezielte Gabe von Vitaminen, Mineralstoffen und Aminosäuren die Überlebenschance von Krebspatientinnen und -patienten erhöhen kann.

Wenige Studien kamen zu keinem Ergebnis, einige zu einem positiven – aber nur im ersten Jahr nach der Erkrankung, danach nicht mehr. Mit

Nahrungsergänzungsmitteln wird ein riesiges Geschäft gemacht und nicht selten Scharlatanerie betrieben. Ein gut ausgebildeter, orthomolekular geschulter Arzt wird sehr gezielt danach suchen, was Sie zusätzlich zu einer ausgewogenen Ernährung brauchen könnten. Zu diesem Zweck wird eine sogenannte Redox-Analyse Ihres Blutes veranlasst, anhand deren Ergebnis die Mittel passend für Sie zusammengestellt werden.

Die Fatigue besiegen

Viele Patienten leiden nach der Therapie unter einer enormen körperlichen und seelischen Müdigkeit, der Fatigue (siehe auch Seite 191). Schlafen und Sich-Ausruhen reichen bei weitem nicht aus, um diese quälende Energielosigkeit loszuwerden, die oft das soziale Leben lahmlegt. Für diese Müdigkeit gibt es verschiedene körperliche und psychische Ursachen. Auch hier gilt: Sprechen Sie mit Ihrem Arzt. Welche Maßnahmen hält er für sinnvoll?

Erwiesen ist, dass körperliche Aktivität gegen Fatigue wirkt – und nicht, wie vielleicht erwartet, die Betroffenen noch erschöpfter macht. Möglicherweise leiden Sie auch an einer Anämie (Blutarmut), die mit Eisen- oder Vitamin-B_{12}-Präparaten behandelt werden muss. Wenn Sie sich psychisch schlecht fühlen, können Sie es mit den Tipps ab Seite 110 versuchen. Falls

FATIGUE UND KETOGENE DIÄT

Ulrike Kämmerer, Professorin am Universitätsklinikum Würzburg, hat folgende Beobachtung gemacht: »Auch die ketogene Diät [siehe Seite 258] hilft gegen Fatigue (...). Die Patientinnen und Patienten, die sich auf die ketogene Diät eingelassen haben, fühlten sich dadurch viel besser. Es trat bei ihnen eine große Zufriedenheit ein, und die Müdigkeit fiel langsam, aber sicher weg. Es gab aber auch Menschen, welche psychische Probleme mit dem Weglassen von Brot und Obst und anderen Kohlenhydraten hatten. Für sie«, so Kämmerer, sei »eine kohlenhydratreduzierte Ernährung wie LOGI besser geeignet als eine ketogene Diät.« Wissenschaftlich erwiesen ist auf jeden Fall, dass Kohlenhydrate eher müde und träge machen, während Proteine tendenziell anregend wirken. Weil hierzu Langzeitstudien mit vielen Teilnehmern fehlen, gibt es nur eins: Probieren Sie aus, ob Sie sich nach einer protein- und fettreichen Mahlzeit (z.B. Salat und Rührei mit frischen Kräutern und Rauchlachs, ohne Brot; oder ein großer Salatteller mit gebratener Hühnerbrust und Avocado) weniger müde fühlen als nach einer kohlenhydratreichen wie Pasta oder Pizza. ■

Sie noch unter Nachwirkungen der Chemotherapie oder Bestrahlung leiden, beispielsweise unter Durchfall oder anhaltender Appetitlosigkeit, lesen Sie die entsprechenden Tipps in Kapitel 5 (ab Seite 155).

HINWEIS *Essen Sie abwechslungsreich, mit genügend Proteinen und hochwertigen Fetten. Wenn Sie Gewicht verlieren und die Muskeln zusätzlich schwinden, wird die Müdigkeit noch lähmender. Lassen Sie jemanden aus Ihrem Umfeld für Sie kochen, wenn Sie dafür zu müde sind. Bedenken Sie: Der Appetit kommt beim Essen. Essen Sie, worauf Sie Lust haben.*

Lebensnotwendige Aminosäuren

Versorgen Sie Ihren Körper mit hochwertigen Aminosäuren; sie sind die Bausteine für Proteine. Sie sind wichtig für den Aufbau von Knochen, Muskeln und Antikörpern, aber auch für Haare, Haut und Fingernägel.

GUT ZU WISSEN

Eine Unterversorgung mit Proteinen wirkt sich negativ auf die Erhaltung der Knochenmasse aus und fördert die Entstehung von Osteoporose. ■

Betrachtet man die Lebensmittel einzeln, liefert das Hühnerei das hochwertigste Protein. Schlechter schneidet Schweinefleisch ab, noch schlechter Soja, gefolgt von Geflügel, Rindfleisch, Kartoffeln, Mais, Milch und Weizen. Weder Kartoffeln noch Milch noch Käse sind, für sich betrachtet, besonders gute Proteinquellen. Kombiniert man sie jedoch innerhalb einer Mahlzeit, ergänzen sie sich zu einer Top-Proteinqualität, die weit höher ist als diejenige von Eiern oder Fleisch.

Die folgenden Kombinationen sind in Sachen Proteinqualität jedem Steak überlegen:

- Ei mit Kartoffeln (Rösti, Spiegelei)
- Ei mit Soja (Tofupiccata)
- Ei mit Milch (Rührei, Pfannkuchen, Quiches)
- Ei mit Weizen (hart gekochtes Ei, Brot)
- Milch mit Weizen (Fondue)

Die Haare wachsen! Erholung für Haare, Haut und Nägel

Unbeschreiblich – der erste Flaum. Ein wunderschönes Gefühl, zu spüren, wie die Haare wieder wachsen. Wie rasch das nach dem Ende einer Chemotherapie passiert, ist individuell verschieden.

Wahrscheinlich ist auch Ihre Haut noch trocken, und je nach Chemotherapie leiden Sie noch längere Zeit unter brüchigen Fingernägeln. Jetzt ist es wichtig, genügend Kalzium, Magnesium, B-Vitamine, schwefelhaltige Aminosäuren, Selen und Zink aufzunehmen.

INFO *Ein Eisenmangel sollte nicht sein, er führt zu schlechtem Haarwachstum und brüchigen Nägeln. Die Frage des Eisenmangels sollten Sie jedoch mit Ihrem Arzt besprechen. Einfach so auf eigene Faust ein Eisenpräparat einzunehmen, ist nach einer Krebserkrankung alles andere als sinnvoll.*

Kalzium

Kalzium ist ein wichtiger Baustein für Knochen und Zähne, aber auch bedeutend für die Haut. Der Mineralstoff ist unentbehrlich für die Wundheilung und die Blutgerinnung. In frischen Narben findet man beispielsweise rund dreimal so viel Kalzium wie in intakter Haut. Ein Kalziummangel hat deshalb sehr rasch Auswirkungen auf die Haut: Sie wird schuppig, gereizt, trocken und neigt zu Ekzemen. Die Fingernägel werden brüchig, und die Haare fallen aus, sobald die Kalziumversorgung schlechter wird. Weil Sie während der Therapie Cortison erhielten, steht es um Ihre Kalziumversorgung sowieso schlecht. Denn das Medikament stört die ausreichende Versorgung mit Kalzium.

GUT ZU WISSEN

Kalziumreiche Lebensmittel, die außerdem hochwertiges Protein liefern (siehe oben), sind ideal. Nicht empfohlen wird ein reines Kalziumpräparat ohne Vitamin D, da das laut Studien keine Verminderung des Knochenbruchrisikos erzielt und in hohen Dosen sogar das Herz-Kreislauf-Risiko erhöhen könnte. Das muss bei einer kalziumreichen Ernährung nicht befürchtet werden. ■

Wie gut sind Sie mit Kalzium versorgt? Beantworten Sie die folgenden Fragen:

- Ich esse viel grünes Gemüse und Salat.
- Ich esse viel Käse, Joghurt und trinke pro Tag mindestens 300 ml Milch.
- Ich konsumiere immer wieder eine Handvoll Nüsse.
- Ich verzichte weitgehend auf Coca-Cola.
- Ich esse höchstens 3- bis 4-mal pro Woche Fleisch oder Wurst.

Je weniger Fragen Sie mit »Ja« beantworten können, desto eher müssen Sie sich um Ihre Kalziumversorgung kümmern. Gleich unten finden Sie Tipps.

MILCHZUCKERUNVERTRÄGLICHKEIT

Wenn Sie keine Milch vertragen, lassen Sie abklären, ob eine Lactoseintoleranz dahinter steckt. Gut möglich, dass Ihr Körper nach der Therapie das milchzuckerspaltende Enzym Lactase nicht mehr in ausreichender Menge herstellt. Das kann sich in Blähungen, Völlegefühl und Durchfall äußern.

Sobald sich die Darmschleimhaut wieder etwas erholt hat, sollte der Milchzucker wieder besser verträglich sein. Konsumieren Sie deshalb trotzdem immer wieder kleine Mengen an milchzuckerhaltigen Milchprodukten. Am schlechtesten verträglich ist oft die Milch, während Hartkäse lactosefrei ist. Joghurt wird meistens auch besser vertragen als Milch. Außerdem gibt es im Handel eine ganze Reihe von milchzuckerfreien Spezialprodukten.

Wenn Sie das Gefühl haben, eine Lactoseintoleranz entwickelt zu haben, sprechen sie mit Ihrem Arzt. Es gibt Enzympräparate, die den Abbau des Milchzuckers ermöglichen. Lassen Sie die Gruppe der Milch und Milchprodukte nicht einfach weg. ■

Kalziumquelle Mineralwasser, Milchprodukte

Trinken Sie ein Mineralwasser mit einem hohen Kalziumanteil. Auch Sojaprodukte, die mit Kalzium angereichert sind, zum Beispiel Sojamilch, sind eine Alternative zur Milch – die in Soja enthaltenen Isoflavone üben einen positiven Effekt auf den Kalziumstoffwechsel aus. Sojaprodukte eignen sich aber nur, wenn Sie keinen hormonrezeptorsensitiven Brust- oder Prostatakrebs hatten (siehe Seite 245).

Die besten Kalziumquellen sind Milch und Milchprodukte. Essen Sie täglich 3 bis 4 Portionen davon (eine Portion entspricht 200 ml Milch, einem Joghurt, 60 g Weichkäse oder 30 g Hartkäse). Auch Sesamsamen enthalten viel Kalzium, sie können gut ins Müsli gegeben oder im Brot konsumiert werden. Grünes Gemüse liefert ebenfalls viel Kalzium. Im Idealfall beziehen Sie die Hälfte des täglich nötigen Kalziums (ca. 1 000 bis 1 200 mg) aus pflanzlichen Quellen, die andere Hälfte aus Milch und Milchprodukten. Auch Nüsse sowie kleine Fische, bei denen das Fischskelett mitgegessen wird (z.B. Sardinen), sind gute Kalziumquellen.

Magnesium

Magnesium ist für das gute Funktionieren von Herz, Nerven und Stoffwechsel notwendig. Der Mineralstoff greift aber auch in den Hautstoffwechsel ein und ist selbst ein Baustoff für die Haut. Typische Mangelerscheinungen sind raue Haut, eingerissene Mundwinkel, Haarausfall, brüchige, splissende Haare und brüchige Fingernägel.

INFO *Magnesium kommt vor allem in grünem Gemüse, Vollkorn, Weizenkeimen, Nüssen, Hülsenfrüchten, magnesiumreichem Mineralwasser (mehr als 100 mg Magnesium pro Liter) und verschiedenen Samen wie Sonnenblumenkernen vor.*

B-Vitamine

B-Vitamine sind für viele Körpervorgänge von Bedeutung. Alle Vitamine dieser Gruppe sollten in genügender Menge vorhanden sein, denn sie beeinflussen sich gegenseitig. Daher hat ein Mangel an einem einen Einfluss auf die Aufnahme der anderen B-Vitamine.

- **Vitamin B_1:** Ein Mangel führt zu kleinen Hautbläschen und Wassereinlagerungen (Ödeme). Verschiedene Studien haben gezeigt, dass hohe Dosierungen des Vitamins gegen Hautinfektionen helfen können. Sie sind gut damit versorgt, wenn Sie Vollkornprodukte, Hülsenfrüchte und Fleisch (Schweinefleisch) essen.
- **Vitamin B_2:** Leichte Mangelerscheinungen äußern sich als entzündliche, an Ekzeme erinnernde Hautveränderungen, trockene Lippen, eingerissene Mundwinkel und eine eher grobe, gerötete Zungenschleimhaut. Sehr charakteristisch sind auch schuppige, fettige Falten zwischen Mund und Nase (Nasolabialfalten). Die besten Quellen für Vitamin B_2 sind Milch und Milchprodukte sowie Fisch.
- **Vitamin B_6:** Da dieses Vitamin in vielen Lebensmitteln wie Fleisch, Fisch, Eiern, Milch, Milchprodukten, Vollkornprodukten und Soja vor-

kommt, sind Mangelerscheinungen selten. Das Vitamin wird unter anderem für das gesunde Haarwachstum benötigt, aber auch zur Bildung von neuer Haut.

- **Vitamin B_{12}:** Auch hier sind Versorgungsprobleme selten, eine Chemotherapie kann aber einen ungünstigen Einfluss haben. Sollten Sie unter einer Anämie (Blutarmut) leiden, sprechen Sie Ihren Arzt auf Vitamin B_{12} an. Dann sind unter Umständen Infusionen mit dem Vitamin nötig. Das geschieht vorwiegend nach Operationen im Magen-Darm-Bereich. Dieses Vitamin spielt ebenfalls eine Rolle für eine gesunde Haut.
- **Niacin:** Das Vitamin hat einen Einfluss auf die Kollagen- und Pigmentbildung, die Verhornung der äußersten Hautschichten, die Regulation des Feuchtigkeitshaushalts und die Einwirkung der UV-Strahlung auf die Haut. Typisch sind entzündliche Veränderungen der Haut und Schleimhäute, rötliche Entzündungen, eine übermäßige Sonnenempfindlichkeit, entzündete Lippen und staubartige Abschuppungen der Haut. Niacin kommt in vielen Lebensmitteln vor, sogar in Kaffee.
- **Pantothensäure:** Auch dieses B-Vitamin kommt in sehr vielen pflanzlichen und tierischen Lebensmitteln vor. Es hat einen großen Einfluss auf die Wundheilung, die Schleimhäute, die Haare und die Haut. Deshalb tut es auch gut, wenn die Haut unter der Bestrahlung oder Chemotherapie gelitten hat. Panthenol – äußerlich angewendete Pantothensäure – fördert zudem das Wachstum gesunder, glänzender Haare. Deshalb findet man es in vielen Haarspülungen und -kuren. Bedenken Sie: Es ist gut möglich, dass Ihre Haare anders nachwachsen als vor der Krankheit. Gelockt, grau, dicker… Oft gibt sich dieser Unterschied mit der Zeit wieder. Auch die beste Hautcreme oder Haarkur ersetzt aber das Vitamin in der Ernährung nicht.

HINWEIS *Menschen, die optimal mit Pantothensäure versorgt sind, neigen seltener zu unschöner Narbenbildung, und die Wunden heilen schneller. Achten Sie deshalb besonders nach einer Operation auf eine gute Versorgung. Reich an Pantothensäure sind Hefe, Leber, Eigelb, Nüsse, Kerne, Samen und Vollkornprodukte.*

- **Biotin:** Dieses Vitamin wurde früher auch Vitamin H genannt und etwa 1930 entdeckt. H steht für »Haut«, weil Mangelerscheinungen am ehesten da und an den Haaren ersichtlich waren. Biotin ist mitverantwortlich für das Wachstum von Haaren, Haut und Nägeln, aber auch von Bindegewebe. Das Vitamin fördert in erster Linie den Aufbau des Keratins, aus dem Haare und Nägel bestehen.

Besonders gute Lieferanten von Biotin sind Hefe, Leber, Eigelb, Sardellen, Nüsse, Linsen, Soja, Blumenkohl, Haferflocken und Champignons. Da das Vitamin stark wasserlöslich ist, sollte Gemüse nur gedünstet und nicht in viel Wasser gekocht werden. Durch Kochen wird Biotin zerstört.

ACHTUNG *Mögen Sie Tiramisu und andere Speisen mit rohen Eiern? Keine gute Idee, wenn Sie etwas für Ihre Haut, Haare oder Nägel tun möchten! Das im rohen Eiweiß vorkommende Avidin bindet Biotin. Dadurch kann es vom Körper nicht mehr aufgenommen werden.*

Selen

Dieser Mineralstoff ist ein wichtiger Schutzfaktor. Er schützt die Zellwände vor aggressiven chemischen Einflüssen, vor UV-Strahlung und Schwermetallen, die Hautzellen vor vorzeitiger Alterung. Der Mineralstoff hat auch eine krebshemmende Wirkung (siehe Seite 51).

Selen ist meistens an Proteine gebunden. Deshalb essen Sie ausreichend davon, wenn Sie Leber, Muskelfleisch und Fisch konsumieren. Paranüsse, Getreide und Hülsenfrüchte sind ebenfalls gute Selenlieferanten – vorausgesetzt, dass die Böden, auf denen sie angebaut werden, selenreich sind. Leider haben Sie als Verbraucher keine Chance, herauszufinden, wie selenreich die von Ihnen gekauften pflanzlichen Lebensmittel sind. Auf der sicheren Seite sind Sie nur, wenn Sie den Selenbedarf auch mit tierischen Produkten decken. Oder mit einem Selenpräparat.

Zink

Mangelt es an Zink, sind Wundheilungsstörungen, Haut-, Haar- und Nagelveränderungen die Folge. Es kommt häufiger zu Ausschlägen, Ekzemen und immer wiederkehrenden Pilzinfektionen. Typisch sind auch Haarausfall und streifige oder fleckige Nägel. Ein Zinkmangel führt zudem zu einem schlechteren Wachstum des Bindegewebes. Außerdem ist Zink wichtig für ein gut funktionierendes Immunsystem. Den wichtigen Mineralstoff finden Sie in tierischen Lebensmitteln wie Fleisch, Fisch, Käse. Wenn sie auf zinkreichen Böden wachsen, sind auch Vollkorngetreideprodukte gute

Zinklieferanten – aber nur dann! Am empfehlenswertesten sind Weizenkeime, Nüsse und Haferflocken.

Kieselsäure (Silizium)
Nützt sie oder nützt sie nicht? Während die Ernährungswissenschaft nach wie vor daran zweifelt, dass Kieselsäure oder Silizium irgendeinen positiven Effekt auf unsere Gesundheit haben könnte, sind Naturheilärzte seit langem davon überzeugt, dass ein Mangel zu Haarausfall, Akne und Ekzemen führt. Auch brüchige Nägel, trockene Haut, Haarausfall und ein schwaches Bindegewebe gehören zu den Mangelerscheinungen. Wie dem auch sei: Silizium ist jedenfalls der Grund, warum Hirse gegen Haarausfall und brüchige Nägel helfen soll. Hirse sollten Sie wegen anderer nützlicher Inhaltsstoffe sowieso regelmäßig in den Speiseplan aufnehmen. Und wenn dabei die ebenfalls enthaltene Kieselsäure die Haare, die Haut, die Nägel und das Bindegewebe verbessert – umso schöner. Übrigens besteht Kieselerde aus speziell verarbeiteten Kieselalgen. Sie wird oft auch äußerlich aufgetragen und soll einen hautreinigenden Effekt haben.

TIPP *Manche Menschen machen sehr gute Erfahrungen mit Braunhirse. Das Geheimnis darin ist die Kieselsäure. Es gibt sie mittlerweile in vielen Apotheken, Reformhäusern und Bioläden. Versuchen Sie es mit 1 bis 2 TL pro Tag, die Sie in Milch oder Joghurt einrühren. Als Nebeneffekt wirkt die Braunhirse leicht anregend auf den Darm und hilft somit gegen Verstopfung.*

Sport gegen Rezidive

Bewegen Sie sich regelmäßig, denn sportliches Ausdauertraining beeinflusst den Fettstoffwechsel, das Immun- und das Hormonsystem. Bereits leichte körperliche Betätigung, etwa ein Spaziergang an der frischen Luft, hilft Ihnen, besser zu schlafen und mehr Appetit zu entwickeln. Ihr Selbstwertgefühl wird besser, Sie fühlen sich wieder wohler in Ihrem Körper. Gleichzeitig werden durch körperliche Aktivität Stresshormone abgebaut. Ein sportliches Ausdauertraining kann den Östrogenspiegel senken, aber auch den Insulin- und den IGF-Spiegel (siehe Seite 45). Sport fördert aber auch die Funktion der natürlichen Killerzellen sowie die Ausschüttung körpereigener Glückshormone (Endorphine). Ebenfalls wird als Folge von Sport neues Blut gebildet, Sie sind damit weniger anfällig für Infekte.

Und wie steht es mit der vorbeugenden Wirkung von Sport und Bewegung gegen die Rückkehr des Krebses? Die Zahlen lassen sich sehen: So zeigten Studien, dass körperlich aktive Frauen mit Brustkrebs ein um 40 % geringeres Rückfallrisiko haben, Männer mit einem Prostatakarzinom ein um 30 % geringeres Sterberisiko und Menschen mit Darmkrebs sogar ein um 50 % verringertes Wiedererkrankungs- und Sterberisiko. Zudem haben Untersuchungen gezeigt, dass die Messwerte von Tumormarkern durch Sport sinken.

Durch gezielte Bewegungstherapie lässt sich außerdem die gefürchtete Kachexie (Unterernährung) aufhalten, unter anderem weil wieder Muskeln aufgebaut werden. Beginnen Sie jedoch langsam mit Sport und lassen Sie sich beraten, was in Ihrem Fall am geeignetsten ist. Es gibt übrigens spezielle Sportgruppen für Krebspatienten (Infos und Adressen bei den Krebsberatungsstellen).

Fazit: Tun Sie etwas, bewegen Sie sich, aber übertreiben Sie es nicht. Damit Sport gesundheitsfördernd ist, ist es wichtig, das gesunde Mittelmaß zu finden.

Besonders wirksame Nahrungsmittel

Gewisse Nahrungsmittel liefern Inhaltsstoffe, die in Tier- und Laborversuchen eine krebshemmende Wirkung gezeigt haben. In diesem Kapitel lesen Sie, wie Sie sie in Ihrem Alltag berücksichtigen können.

In der Tabelle unten finden Sie eine Übersicht über die Nahrungsmittel, die jetzt sinnvoll sind. Informationen zu den einzelnen Lebensmitteln finden Sie in Kapitel 2 (Seite 27), Rezepte in diesem Kapitel gleich anschließend an die Tabelle.

Was jetzt auf den Menüplan gehört

Krebshemmendes Lebensmittel	Inhaltsstoffe	Wirkungsweise	Ideen für den Menüplan
Kohlgewächse (Brokkoli, Brokkolisprossen, Rosenkohl, Meerrettich ...)	Glucosinolate (Indole, Isothiocyanate usw.)	leiten kanzerogene Stoffe aus dem Körper, treiben Krebszellen in die Selbstzerstörung	■ Brokkolicremesuppe ■ mit Käse überbackener Blumenkohl ■ Blumenkohl- und Brokkoliröschen im Hemd ■ Weißkohlsalat mit Speck
Koriander, Zitronen, Rosmarin, Dill, Fenchel, Kümmel	d-Limonen	hemmt Wachstum von Krebszellen, treibt Krebszellen in die Selbstzerstörung	■ Fisch mit Zitronen-Dill-Sauce ■ asiatische Gerichte mit Koriander ■ Zitronentarte ■ Fencheltee, ■ Kümmelkäse ■ Eintopf mit Kümmel ■ Marinaden für Fisch und Geflügel

Krebshemmendes Lebensmittel	Inhaltsstoffe	Wirkungsweise	Ideen für den Menüplan
Chili	Capsaicin	stimmungsaufhellend, treibt Krebszellen in die Selbstzerstörung, hemmt das Wachstum von Krebszellen	■ Chili con Carne ■ Guacamole mit viel Chili ■ Speisen würzen mit Tabasco, Harissa
Ingwer	Gingerol	entzündungshemmend, hemmt Wachstum der Krebszellen	■ Ingwertee ■ Ingwerkekse ■ asiatische Gerichte
Kurkuma mit Pfeffer und Öl	Kurkumin (hitzeempfindlich!)	zellschützend, entzündungshemmend, treibt Krebszellen in die Selbstzerstörung, hemmt Angiogenese (Wachstum neuer Blutgefäße aus bestehenden Gefäßen)	■ Salatsauce ■ Dressings ■ Curry ■ Quarksauce ■ Dipsaucen zu Gemüsesticks
Knoblauch, Zwiebeln, Lauch, Bärlauch	Allicin	verhindert Bildung krebserregender Nitrosamine im Körper, treibt Krebszellen in die Selbstzerstörung	■ Pesto ■ geröstete Zwiebeln ■ an Salatsauce ■ zum Gemüse ■ französische Zwiebelsuppe ■ ungarisches Gulasch
Basilikum, Majoran, Thymian, Rosmarin, Salbei	Ursolsäure	zellschützend, wachstumshemmend für Krebszellen, treibt Krebszellen in die Selbstzerstörung	■ Kräutervinaigrette für Salat ■ Pesto ■ Tomaten-Mozzarella-Basilikum-Salat ■ Marinade für Fleisch und Fisch ■ Fisch mit Kräuterkruste ■ Saltimbocca (mit Rohschinken und Salbei) ■ in Butter gerösteter Salbei über Risotto oder Teigwaren
Estragon	Luteolin	treibt Krebszellen in die Selbstzerstörung	■ Sauce Béarnaise ■ Estragonessig für Salate

Krebshemmendes Lebensmittel	Inhaltsstoffe	Wirkungsweise	Ideen für den Menüplan
Joghurt, Kefir, Sauermilchprodukte	Lactobazillen, Bifidusbakterien	wirken stimulierend auf das Immunsystem, verringern Wachstum von Darmbakterien, die krebsauslösende Substanzen produzieren könnten	■ Naturjoghurt und mit Beeren ■ Tzatziki mit Gurken und Dill ■ Lassis mit Joghurt ■ Joghurt-Dipp zu Gemüse ■ Frozen Joghurt ■ Trinkjoghurts
Zitrusfrüchte, -schalen	Polyphenole (Flavone)	entzündungshemmend, verhindern Bildung krebserregender Substanzen im Körper	■ Zitronencreme ■ abgeriebene Zitronenschale in Dippsaucen und Vinaigrette ■ Zitronenkuchen ■ Quark mit Birkenzucker ■ Zitronenschale und -saft ■ frische Früchte
Zartbittere Schokolade, Kakao	Polyphenole	zellschützend, hemmen Angiogenese, hemmen Wachstum von Krebszellen	■ dunkle Schokolade mit einem Kakaoanteil über 70 % ■ Schokoladenmousse ■ dunkle Trüffel-Pralinen ■ Trinkschokolade
Rotwein, blaue Trauben, Erdnüsse	Resveratrol	Achtung: nur bei nicht-hormonsensitiven Tumoren! Treibt Krebszellen in die Selbstzerstörung, hemmt Angiogenese, verhindert die Bildung von Blutgefäßen im Tumor	■ möglichst eichenfass-gereifter Wein (1–2 Gläser pro Tag) ■ Erdnüsse, ab und zu auch geröstet und gesalzen Achtung: Zu viel Alkohol fördert Krebs!
Heidelbeeren, Blaubeeren, Cranberrys, Haselnüsse	Proanthocyanidine	zellschützend, hemmen Angiogenese und das Wachstum von Krebszellen	■ Quark oder Joghurt mit geriebenen Haselnüssen und Beeren ■ Cranberrysaft ■ Heidelbeerkonfitüre (Achtung: Zucker!)

Krebshemmendes Lebensmittel	Inhaltsstoffe	Wirkungsweise	Ideen für den Menüplan
Himbeeren, Erdbeeren, Pekannüsse, Avocado, Baumnüsse, Granatapfel	Ellagsäure	zellschützend, fördert Ausscheidung krebserregender Substanzen	■ Quark oder Joghurt mit Beeren ■ Joghurt-Himbeer-Lassi ■ naturbelassene oder geröstete, gesalzene Pekannüsse und Walnüsse ■ Granatapfelsaft ■ Guacamole ■ Avocadowürfel über Salat ■ Walnusspesto
Gekochte Tomaten mit etwas Öl	Lykopen	zellschützend, hemmt das Wachstum von Krebszellen	■ Tomatensauce ■ Tomatensuppe
Soja	Isoflavone, Isoflavonoide	hemmen Wachstum von Krebszellen; bei hormonsensitiven Brust- und Prostatatumoren nur sehr sparsam genießen!	■ Tofu-Piccata ■ Misosuppe ■ Sojateigwaren
Leinsamen	Omega-3-Fettsäuren, Lignane	entzündungshemmend, hemmen Angiogenese, treiben Krebszellen in die Selbstzerstörung, hemmen Metastasenbildung	■ geschroteter Leinsamen in Joghurt und Quark, im Brot ■ Leinsamenmehl in Backwaren ■ Leinöl in Kräuterquark
Pilze (Champignons, Shiitake)	Lentinan	stimuliert das Immunsystem	■ Pilze an Rahmsauce ■ gefüllte Riesen-Champignons ■ Schnitzel an Pilzsauce ■ gebratene Pilze auf Salat
Algen	Fucoxanthin, Fucoidan	stabilisieren das Immunsystem, treiben Krebszellen in die Selbstzerstörung	■ Wakame-Salat ■ Sushi ■ in asiatischen Suppen

Krebshemmendes Lebensmittel	Inhaltsstoffe	Wirkungsweise	Ideen für den Menüplan
Fette Meeresfische (Lachs, Hering, Makrele, Thunfisch, Sardine), Forellen, Walnüsse, Leinöl, Rapsöl	Omega-3-Fettsäuren	treiben Krebszellen in die Selbstzerstörung, entzündungshemmend, hemmen Angiogenese	■ Salat mit Leinöl-Rapsöl-Dressing ■ Forelle blau oder anders zubereitet ■ verschiedene Fischgerichte ■ Thunfisch- oder Lachsmousse mit Meerrettich

Gerichte mit schützenden Zutaten

BROKKOLI-GRATIN

Verschiedene krebshemmende Zutaten wie Brokkoli, Knoblauch, Zwiebel und Champignons machen dieses Gericht zu einem kohlenhydratarmen Genuss.

Für 4 Personen

500 g Brokkoli
1 Zwiebel
50 g magerer Speck in Würfeln
1 Knoblauchzehe
200 g frische Champignons
Salz, Pfeffer, wenig Muskatnuss
4 Scheiben gekochter Schinken
4 Scheiben Greyerzer-Käse

Den Backofen auf 220 °C vorheizen. Den Brokkoli von Blättern und Stielen befreien und in kochendem Salzwasser 4 – 6 Minuten blanchieren. In ein Sieb geben und gut abtropfen lassen. Die Zwiebel in kleine Würfel schneiden und gemeinsam mit dem Speck anbraten. Die feingehackte Knoblauchzehe und die geputzten und geschnittenen Champignons dazugeben. Eine Auflaufform fetten, den Brokkoli hineingeben und leicht mit Pfeffer und Muskatnuss würzen. Den Pfanneninhalt über den Brokkoli verteilen, mit gekochtem Schinken und Greyerzer zudecken. Anschließend im Backofen ca. 20 Minuten überbacken, bis der Käse zerlaufen und goldbraun ist. ■

BROKKOLI-SCHAUMGRATIN

Ein raffiniertes Ofenrezept, das ganz bestimmt allen schmeckt.

Für 4 Personen

250 ml Milch
2 EL Vollkornmehl
½ TL Salz
schwarzer Pfeffer aus der Mühle
Muskatnuss, frisch gerieben
1 EL Mandelmehl oder geriebene Mandeln
30 g Butter
1,2 kg tiefgekühlter Brokkoli
120 g Kochschinken
1 Bund Petersilie
1 Bund Schnittlauch
4 Eier

100 ml der Milch mit dem Mehl glatt rühren. Restliche Milch mit Salz, Pfeffer und Muskat in eine kleine Pfanne geben und aufkochen. Dann die Mehlmilch zufügen und alles unter Rühren nochmal gut aufkochen, bis eine dicke Sauce entstanden ist. Mandelmehl oder Mandeln darunter mischen. Abkühlen lassen. Den Ofen auf 200 °C vorheizen.

Boden und Ränder von zwei mittleren Gratinformen sehr großzügig mit der Butter ausstreichen. Reichlich Wasser aufkochen und Brokkoliröschen (gefroren) 3 bis 4 Minuten kochen lassen. Abschütten, kalt abschrecken und gut abtropfen lassen. Den Fettrand des Kochschinkens entfernen und die Scheiben in Streifen schneiden. Petersilie und Schnittlauch fein schneiden. Die Eier trennen. Die Eigelbe unter die Milchsauce rühren, ebenso die Hälfte des Brokkolis sowie Petersilie und Schnittlauch. Die Eiweiße mit 1 Prise Salz steif schlagen und mit dem Schneebesen sorgfältig unterziehen. Die Masse wenn nötig mit Salz und Pfeffer nachwürzen. In die beiden vorbereiteten Formen füllen.

Je die Hälfte des restlichen Brokkolis sowie den Schinken darüber verteilen. Die Schaumgratins im Ofen auf der zweituntersten Schiene etwa 15 Minuten backen. Heiß in der Form servieren. Dazu passt Salat. ■

TOMATENSUPPE MIT BASILIKUMHAUBE

Lykopen in seiner Bestform.

Für 4 Personen

1	**Zwiebel**
1	**Knoblauchzehe**
2 EL	**Olivenöl**
2	**große Dosen gehackte Tomaten (1600 g)**
300–400 ml	**Wasser**
1	**Gemüsebrühwürfel**
½ TL	**Zucker**
1 TL	**Salz**
	Pfeffer aus der Mühle
300 ml	**Sahne**
½	**Bund Basilikum**

Die Zwiebel und den Knoblauch schälen und fein hacken, Olivenöl in einer großen Pfanne erhitzen, Zwiebel und Knoblauch darin andünsten. Tomaten, Zucker, Wasser und Brühwürfel zugeben, rühren, etwa 10 Minuten köcheln lassen. Mit dem Stabmixer ganz fein pürieren, das dauert mehrere Minuten. Eventuell mit Salz und Pfeffer nachwürzen.

Die Sahne steif schlagen, Basilikum fein hacken und daruntermischen, mit Salz und Pfeffer würzen. Die Suppe kann heiß oder kalt aus dem Kühlschrank serviert werden (Abkühlungszeit ca. 2 Stunden). Vor dem Servieren einen Löffel Basilikumrahm darübergeben. ■

SALAT MIRACOLIX

Mit Kräutern, Omega-3-Fettsäuren und anderen wertvollen Inhaltsstoffen.

Für 4 Personen

je 1	**rote und gelbe Paprika, halbiert und entkernt**
1	**große frische grüne Chilischote, entkernt**
2	**große reife Tomaten, halbiert**
½	**mittelgroße Zwiebel, in dünne Scheiben geschnitten**
20	**aromatische grüne Oliven**
3	**hart gekochte Eier, geschält und geviertelt**
100 g	**Feta, zerkrümelt**

Dressing

2	**frische Knoblauchzehen (bei älterem Knoblauch Keim entfernen)**
	grobes Meersalz
1	**TL Koriandersamen**
3 EL	**frisch gepresster Zitronensaft**
½ TL	**getrocknete Minze**
½	**Bund Petersilie, gehackt**
1 EL	**Leinöl**
2 EL	**Rapsöl**

Den Ofen auf höchster Stufe vorheizen. Paprika, Chili und Tomaten mit der Hautseite nach oben auf ein Blech legen und es auf die oberste Schiene setzen. Die Haut der Tomaten löst sich zuerst. Tomaten auf einem Teller abkühlen lassen, dann die Haut abziehen, in dicke Scheiben schneiden. Als Nächstes die Chili herausnehmen, sobald die Haut rundum schwarz und schrumpelig geworden ist. Chili in einen sauberen Folienbeutel geben und den Beutel verschließen. Paprika grillen, bis die Haut schwarz wird und Blasen wirft. Dann in den Beutel mit der Chilischote legen und abkühlen lassen. Die Haut der Paprika und der Chili (mit Handschuhen) abziehen, das Fruchtfleisch in dünne Streifen schneiden. Für das Dressing den Knoblauch mit einer großen Prise Meersalz und den Koriandersamen im Mörser zu einer glatten Paste zerreiben. Zitronensaft, Minze und Öl unterschlagen. Das Dressing abschmecken. Paprika, Chili und Tomaten auf einer Servierplatte anrichten. Zwiebeln, Oliven, Eier und Käse darauf verteilen. Das Dressing darüberträufeln und den Salat servieren. ■

ZITRONEN-KURKUMA-SALATSAUCE

Zitronen, Kurkuma, schwarzer Pfeffer und Joghurt: All das hilft, dem Krebs vorzubeugen. Passt zu Frühlingsblattsalaten, Hähnchensalat.

Für 4 Personen

¼ TL Senf
1 TL Kurkuma
1 Zitrone, abgeriebene Schale
2 EL Zitronensaft Saft
2 EL Naturjoghurt
3 EL Oliven- oder Rapsöl
Salz, schwarzer Pfeffer aus der Mühle

Alle Zutaten verrühren, würzen. ■

THAI-VINAIGRETTE

Verleiht den Salaten einen exotischen Touch – und versorgt Ihren Körper mit schützenden Inhaltsstoffen. Ausprobieren, bitte!

Für 4 Portionen

1 Schalotte
¼ Zitronengrasstängel
½ TL frischer Ingwer
½ TL dunkles Sesamöl
1 TL Sojasauce
2 Zitronen
½ TL schwarze Sesamkörner
8 EL Rapsöl
Salz
2 EL Erdnüsse, geröstet und gesalzen

Schalotte, Zitronengras und Ingwer fein hacken. Alle Zutaten bis auf die Erdnüsse mit Sojasauce in einer Schüssel mischen. Zitronen auspressen, Saft zugeben, Sesam und Rapsöl untermischen, mit wenig Salz würzen. Zuletzt die Erdnüsse hacken und hinzugeben. ■

FRANZÖSISCHE ZITRONENTARTE

Diese zarte, erfrischende Tarte ist eine wahre Kohlenhydratbombe. Genießen Sie sie nach einem langen Spaziergang oder einer anderen sportlichen Aktivität, damit sich der hohe Insulin- und Blutzuckerspiegel nicht negativ auswirkt.

Für einen Tortenboden von 28 cm Durchmesser

Mürbeteig

125 g	**weiche Butter**
125 g	**Zucker**
1	**Prise Salz**
1	**Ei**
250 g	**Mehl**
	Butter für die Form

Zitronencreme

2	**unbehandelte Bio-Zitronen**
200 g	**Zucker**
4	**Eier**
100 g	**weiche Butter**

Eiweißhaube

4	**Eiweiß**
50 g	**Zucker**

Butter, Zucker, Salz und Ei in einer Schüssel hellgelb schlagen. Das gesamte Mehl dazugeben und alles mit den Händen zu einem Teig verkneten. Zu einer Kugel formen, in Frischhaltefolie einschlagen und 1 Stunde im Kühlschrank ruhen lassen.

Den Backofen auf 200 °C vorheizen. Den Tortenboden mit Butter einfetten und mit dem Teig auskleiden. Die Zitronen waschen, die Schale fein abreiben und die Früchte auspressen. Den Zucker in einer Schüssel mit den Eiern verrühren. Dann die Butter, die Zitronenschale und den -saft untermischen. Die Zitronencreme auf den Teig streichen und die Tarte 20 Minuten backen. In der Zwischenzeit das Eiweiß steif schlagen. Danach den Zucker hinzufügen und dabei ständig weiterschlagen. Die Baisermasse mit einem Löffel auf der Tarte verteilen und die Oberfläche glattstreichen. Die Tarte nochmals etwa 25 Minuten bei 160 °C überbacken. ■

Krebshemmende Kräuter

Tests ergaben, dass diese Lebensmittel die Bildung von Metastasen besonders gut verhindern: Weizenkeime, Estragon, Koriander, Petersilie, Oregano, Leinsamen, Omega-3-Fettsäuren. Auch Minze, Zitronengras, Oregano und Kreuzkümmel wirken krebshemmend. Legen Sie sich einen eigenen Kräutergarten mit den verschiedensten Sorten an und kochen Sie regelmäßig und abwechslungsreich mit ihnen (siehe Rezept Seite 242).

Das besser nicht …

So gut manche Lebensmittel tun, einige andere sind nicht zu empfehlen – und wenn, dann nur in kleinen Mengen. Vor allem Omega-6-Fettsäuren und industriell gehärtete Fette, aber auch Zucker und kohlenhydratreiche Lebensmittel können im Körper die Entstehung von entzündlichen Prozessen fördern. Das gilt auch für große Mengen an Früchten und Fruchtsäften, weil sie ebenfalls viel Zucker enthalten können. Bei hormonrezeptorsensitiven Krebsarten wie Brustkrebs und Prostatakrebs sind auch phytoöstrogenhaltige Lebensmittel nicht empfehlenswert (mehr dazu unten).

Vom richtigen Umgang mit den Phytoöstrogenen

Phytoöstrogene sind seit Jahren Gegenstand wissenschaftlicher Debatten: Einerseits sprechen die Ergebnisse mehrerer Studien an Zellen sowie zahlreiche Befunde für eine krebshemmende Wirkung (siehe auch Seite 77). Andererseits scheint es eine Rolle zu spielen, ob der Tumor hormonrezeptorpositiv oder -negativ ist. Und ob man die Phytoöstrogene in Soja (Isoflavone) oder die in Leinsamen (Lignane) betrachtet.

Zum Glück laufen diesbezüglich viele Studien, um definitiv Licht ins Dunkel zu bringen. Momentan weisen deutlich mehr Forschungsarbeiten darauf hin, dass die Einnahme von Phytoöstrogenen in normalen Mengen das Krebs- und das Rezidivrisiko tendenziell senken – allerdings eher die Lignane, die in Leinsamen vorkommen, nicht aber die Isoflavone in Soja.

GUT ZU WISSEN
Hände weg von Isoflavon-Ergänzungsmitteln. Eine zu hohe Isoflavon-Dosis kann das Wachstum von Brustkrebszellen stimulieren. ■

Lieber Soja…

Manche Wissenschaftler befürchten, dass Isoflavone die wachstumsfördernden Eigenschaften der echten Hormone imitieren und dadurch das Wachstum hormonabhängiger Tumore wie Brust- oder Prostatakrebs beschleunigen könnten. Eine Bevölkerungsstudie (Xiao OS, JAMA von 2009) gibt jedoch Anlass zur Hoffnung, dass der Konsum von Soja das Rückfallrisiko nach Brustkrebs und die Sterblichkeit reduziert.

INFO *Wie soll man nun diese widersprüchlichen Informationen umsetzen? Klar ist zurzeit: Einmal pro Woche ein Sojagericht ist auch für Menschen mit hormonrezeptorpositiven Tumoren drin. Zu viel könnte es werden, wenn Betroffene literweise Sojamilch trinken oder täglich größere Mengen an sojareichen Lebensmitteln essen.*

TOFUBURGER

Ein aromatisches vegetarisches Rezept, das viel hochwertiges Eiweiß liefert.

Für 4 – 6 Personen

- **3 Frühlingszwiebeln**
- **600 g Tofu nature**
- **3 Eier**
- **1 EL mildes Curry**
- **1 EL Kurkuma**
- **schwarzer Pfeffer aus der Mühle**
- **ca. ¾ TL Salz**
- **6 EL Vollkornmehl**
- **4 EL Kokosöl oder Bratfett**

Zwiebeln mitsamt Grün fein hacken. Tofu in Stücke schneiden und mit den Fingern zerbröseln oder mit der Gabel zerdrücken. Eier verquirlen und mit dem Tofu, den Frühlingswiebeln, dem Curry, dem Kurkuma, dem Pfeffer und dem Salz in eine Schüssel geben. 3 EL Mehl dazugeben und zu einer homogenen Masse verarbeiten. Daraus 10 Burger (etwa 1 cm dick) formen und mit etwas Mehl bestäuben. Kokosöl oder Bratbutter erhitzen und die Burger bei kleiner bis mittlerer Hitze auf beiden Seiten insgesamt etwa 10 Minuten braten. Mit Sojasauce und einem großen gemischten Salat servieren. ■

… oder Leinsamen?

Die wichtigste Klasse von Phytoöstrogenen in unserer westlichen Ernährung bilden die Lignane. Sie kommen in Saaten, vor allem in Leinsamen, aber auch in Getreide und Gemüse vor. Im Darm werden sie zu Enterolakton umgewandelt. Das ist ein Pflanzeninhaltsstoff, der östrogenähnlich wirkt und von der Schleimhaut absorbiert wird. In einer Studie aus Heidelberg (Zaineddin AK, 2012) nahmen die Forscher zwischen 2002 und 2005 regelmäßig Blutproben von 1140 Frauen, die nach den Wechseljahren an Brustkrebs erkrankt waren. Das Ergebnis: Im Vergleich zwischen den Teilnehmerinnen mit dem niedrigsten und jenen mit dem höchsten Enterolakton-Spiegel hatten letztere ein etwa 40 Prozent geringeres Sterblichkeitsrisiko. Berücksichtigten die Wissenschaftler zusätzlich Metastasen und Zweittumore, kamen sie zu einem ähnlichen Ergebnis: Frauen mit den höchsten Enterolakton-Werten hatten ein geringeres Risiko für einen solchen ungünstigen Krankheitsverlauf.

Die Wissenschaftler werten das als Zeichen dafür, dass Lignane nicht nur das Erkrankungsrisiko für Brustkrebs nach den Wechseljahren senken, sondern auch das Rückfall- bzw. Sterblichkeitsrisiko. Bedeutend war das Ergebnis allerdings nur für die Gruppe der Tumoren, die nicht hormonsensitiv sind. Das legt die Vermutung nahe, dass Enterolakton den Schutz vor Krebs nicht nur über seine hormonartige Wirkung vermittelt. Tatsächlich hatten Untersuchungen an Zellen und Tieren bereits Hinweise darauf gegeben, dass Enterolakton das Krebswachstum auch unabhängig vom Östrogen beeinflusst: Es fördert zum Beispiel den Zelltod und hemmt das Aussprießen neuer Blutgefäße.

GUT ZU WISSEN

Mit einer Kost, die reich ist an Vollkornprodukten, Saaten und Gemüsen – die also ohnehin als gesundheitsfördernd gilt – kann sich jeder ausreichend mit Lignanen versorgen. Von Nahrungsergänzungsmitteln mit isolierten Lignanen wird jedoch abgeraten. ■

Starkes Immunsystem

Es lohnt sich, alles zu tun, um ein gut funktionierendes Immunsystem aufzubauen. Dazu gehören neben der Ernährung auch genügend Bewegung, ausreichend Schlaf, Erholungsphasen und der Aufenthalt am Tageslicht. Und alles, was Ihnen sonst noch guttut!

GUT ZU WISSEN

Wer sich ausgewogen ernährt und keinen Nährstoffmangel hat, stellt sicher, dass das Immunsystem auf 100 % laufen kann. Mehr als das geht allerdings nicht. Denn wer das Immunsystem stärker als stark machen möchte, läuft Gefahr, dass Autoimmunreaktionen, also neue Krankheiten, entstehen. ■

Sind Ihre Blutwerte immer noch nicht optimal? Haben Sie zu wenig Leukozyten, weiße Blutkörperchen, die für die Abwehr von Krankheitserregern zuständig sind?
Ein gut funktionierendes Immunsystem schützt nicht nur vor Infekten, sondern ist auch in der Lage, neu auftretende Krebszellen zu erkennen und zu zerstören. Alles, was dem Immunsystem gut tut, schützt somit zumindest ein Stück weit vor einem erneuten Auftreten des Krebses. Und hilft auch mit, sich nicht gleich eine Grippe oder Erkältung einzufangen. Denn die ist mühsam und erschwert den Weg zurück in ein Leben, in dem man sich fit und wohl fühlt.
Einmal mehr gilt allerdings: Das Säftchen, Pülverchen oder auch einzelne Lebensmittel, das sicher vor Infekten schützt, gibt es nicht. Trotzdem kann die richtige Ernährung ihren Beitrag leisten: Fehlen bestimmte Nährstoffe wie sekundäre Pflanzeninhaltsstoffe, Vitamine und Spurenelemente dauerhaft in der Nahrung, kann das Immunsystem nicht mehr genug leisten – das Risiko für einen Infekt oder die Entstehung neuer Krebszellen steigt.

Vitamine und Mineralstoffe im richtigen Mix

In Zeiten, in denen der Körper außergewöhnlich starken Belastungen ausgesetzt ist, benötigt er mehr Nährstoffe. Das kann nach überstandenen Therapien wie einer Chemotherapie oder Bestrahlung der Fall sein. Dabei muss die gesamte Versorgung mit Nährstoffen stimmen. Einen einzelnen Nährstoff kann man für Probleme mit dem Immunsystem nicht verantwortlich machen.

Entscheidende Vitamine ...

Wichtig sind zum Beispiel die Vitamine A, C, E und das Provitamin Betacarotin.

- **Vitamin A** spielt eine Schlüsselrolle beim Aufbau der Schleimhäute. Fehlt es, werden sie schlechter durchblutet und trocknen aus. Bakterien können dann leichter eindringen. Außerdem unterstützt Vitamin A die Bildung von Immunabwehrzellen sowie die Produktion von Antikörpern.
- **Vitamin C** ist das klassische Vitamin des Immunsystems, weil es die Anzahl der Fresszellen, die zum Beispiel Krankheitserreger direkt zerstören, deutlich erhöht und zugleich die Aktivität bestimmter Zellen des Immunsystems steigert.
- **Vitamin E** wiederum fördert die Bildung von B- und T-Lymphozyten. Daneben steigert es ebenso wie Vitamin C und **Betacarotin** die Aktivität bestimmter Zellen des Immunsystems.

... und essenzielle Mineralstoffe

Bei den Mineralstoffen spielen Eisen, Zink und Selen eine wichtige Rolle für ein gut funktionierendes Immunsystem. Eisen füttert die Fresszellen und beschleunigt Immunreaktionen. Bei Zinkmangel produziert der Körper weniger Abwehrzellen, die Infektanfälligkeit steigt, und Infekte dauern länger als gewöhnlich. Allerdings sollten nach einer Krebserkrankung keine Eisenpräparate eingenommen werden, außer der Arzt empfiehlt sie ganz gezielt. Ein hoher Eisenspiegel im Blut stellt einen guten Nährboden für Krebszellen dar, was jetzt natürlich alles andere als erwünscht ist.

Zentrale Funktion des Darms

Heute gilt als erwiesen, dass die Darmflora sehr viel mit dem Immunsystem und der Krankheitsabwehr zu tun hat. Im Darm wird der Körper täglich nach der Nahrungsaufnahme mit zahlreichen Krankheitserregern und Fremdsubstanzen konfrontiert und muss für eine schnelle Abwehr sorgen. Aus diesem Grund ist ein Teil des Immunsystems eng mit dem Darm verflochten. Eine gesunde Darmflora verhindert, dass sich krankmachende Keime im Übermaß vermehren und ausbreiten können. Allerdings ist bis heute nicht klar, wie genau die Ernährung die Darmflora verändern kann – und wie genau sich eine gesunde Darmflora überhaupt zusammensetzt.

Bis man dazu sichere Erkenntnisse gewonnen hat, raten Immunologen, sich möglichst ausgewogen zu ernähren – auch im Winter, wenn die Auswahl an verschiedenen saisonalen, regionalen Gemüsen, Salaten und Früchten stark eingeschränkt ist. Dann kann es Sinn machen, sich ab und zu den Luxus zu leisten, Importgemüse oder -früchte zu kaufen. Oder den Menüplan mit tiefgefrorenen Gemüsen und Früchten zu bereichern.

HINWEIS *Treiben Sie Sport. Dadurch wird Ihr Immunsystem gestärkt, Sie sind weniger infektanfällig und verfügen über bessere Blutwerte – auch was die Antikörper betrifft.*

GUT ZU WISSEN

Weil tiefgefrorene Gemüse und Früchte kurz nach der Ernte schnell eingefroren werden, enthalten sie sehr viel mehr Vitamine, als man vielleicht vermuten würde. Sie sind somit eine gute, gesunde Alternative zu frischen Gemüsen und Früchten. ■

Die Top Ten der besten Lebensmittel fürs Immunsystem

Sofern Ihr Magen mitspielt, können Sie mit den folgenden Lebensmitteln verschiedenen Infekten vorbeugen:

- **Meerrettich.** Er enthält neben krebshemmenden Glucosinolaten unter anderem verschiedene B-Vitamine, Eisen sowie ätherische Öle, aus denen sich Senföle bilden. Die wirken antibiotisch. Deshalb essen manche Menschen Meerrettich, um sich vor Erkältungskrankheiten zu schützen. Übrigens: Der Vitamin-C-Gehalt der frischen Pflanze ist mit über 170 mg pro 100 g beachtlich!
- **Knoblauch.** Durch seine krebshemmenden, viren- und bakterientötenden Inhaltsstoffe (Allicin) bietet der Knoblauch einen guten Schutz vor Krebs und Infektionen.
- **Ingwer.** Die meisten ätherischen Öle können, wenn sie in der richtigen Konzentration angewendet werden, Mikroorganismen schädigen. Das erklärt die antibakterielle und viruzide (virenabtötende) Wirkung des Ingwers. Ingwertee ruft im Mund und Magen ein angenehmes Brennen

und ein Wärmegefühl hervor, das im Rahmen einer Schwitzkur gegen Erkältungen erwünscht ist. Wer oft kalte Füße und Hände hat, sollte am Morgen heißen Ingwertee trinken: ein paar Scheiben frischen Ingwer heiß übergießen, fünf Minuten ziehen lassen, nach Bedarf mit Honig süßen. Das wärmt, regt die Verdauung an und fördert die Durchblutung.

- **Chili.** Gewisse ätherische Öle in Chili fördern das seelische Wohlbefinden. Würzen Sie an schwierigen Tagen, oder wenn Sie traurig sind, schärfer und essen Sie auch mal asiatisch. Außerdem kommen in den scharfen Schoten Polyphenole und ätherische Öle vor. Beide scheinen bei der Abwehr von Krankheitserregern zu helfen. Wie das funktioniert? Wer scharf isst, schüttet mehr Magensäure aus. Diese wiederum tötet Bakterien ab und verringert damit das Risiko für Lebensmittelinfektionen.
- **Nori-Algen.** Nori ist in der japanischen Küche die wichtigste Algenart, weil sie für Sushi verwendet wird. Es handelt sich um Rotalgen, die sich aufgrund ihres etwas geringeren Gehaltes an Jod auch für Menschen eignen, die empfindlich auf diesen Stoff reagieren. Fast die Hälfte der Nori-Algen bestehen aus Eiweiß. Daneben enthalten sie wertvolle Omega-3-Fettsäuren, die sonst fast nur in fettem Meeresfisch vorkommen. Nori-Algen liefern Eisen, Zink und sehr viel Betacarotin, das im Körper zu Vitamin A umgewandelt wird. Letzteres hilft dem Körper, Infektionen abzuwehren.
- **Wasser.** Wenn Sie genügend trinken, werden die Schleimhäute befeuchtet und können Grippe- und Erkältungsviren besser abwehren. Eine gute Flüssigkeitsversorgung hilft außerdem gegen trockene Haut.
- **Paranüsse.** Eine einzige Paranuss deckt den täglichen Selenbedarf. Daneben helfen Nüsse, den Kalzium-, Zink- und Eisenbedarf zu decken, liefern sehr viel Vitamin E und sind dazu noch leicht verdaulich. Eine Handvoll Nüsse pro Tag senkt laut Studien das Herzinfarktrisiko. Am besten essen Sie allerdings nicht nur Paranüsse, sondern möglichst verschiedene Nüsse, Samen und Kerne.
- **Rindfleisch.** Eisen unterstützt die Fresszellen des Immunsystems dabei, Fremdstoffe und Krankheitserreger zu bekämpfen. Ein Eisenmangel erhöht das Risiko für Infekte. Eisen aus tierischen Quellen kann besonders gut vom Körper aufgenommen werden. Dabei gilt: Je röter das Fleisch, umso eisenreicher ist es. Wer dazu etwas Vitamin-C-halti-

ges wie Orangensaft oder Paprikagemüse kombiniert, unterstützt die Eisenaufnahme im Darm zusätzlich.

- **Sauerkraut.** Eine Portion Sauerkraut liefert die Hälfte des täglichen Vitamin-C-Bedarfs – und nur etwa 30 Kalorien. Außerdem enthält der saure Fitmacher viele Milchsäurebakterien, die die Darmfunktion unterstützen.
- **Schokolade.** Schokolade macht glücklich. Dafür verantwortlich ist Phenylethylamin (PEA). Ähnlich wie Amphetamine kann PEA im Gehirn die Ausschüttung von Dopamin veranlassen. Das ist ein Stoff, der für Glücksgefühle sorgt. Leider hält die Wirkung nur kurz an. Kein Wunder, das ein Stückchen schon bald nach dem nächsten ruft und dem nächsten und dem nächsten… Dunkle Schokolade ist übrigens wesentlich effizienter. Sie enthält mehr PEA, aber auch mehr zellschützende Antioxidantien als helle Schokolade.

Gut gelaunt mit Serotonin, Vitamin D und Tageslicht

Kürzere Tage, längere Nächte, Nässe und Nebel: Das ist der Mix, der viele Menschen antriebslos und müde macht. Wenn die Tage kürzer und die Nächte länger werden, schüttet die Zirbeldrüse des Gehirns mehr Melatonin aus. Das Schlafhormon verlangsamt den Stoffwechsel, macht müde und unterdrückt die Produktion des körpereigenen Glückshormons Serotonin.

Die Bildung von Serotonin, das für Antrieb, Motivation und gute Laune verantwortlich ist, kann aber auch über die Ernährung beeinflusst werden.

GUT ZU WISSEN

Verschiedene Beobachtungsstudien ergaben, dass Menschen mit Brust-, Darm- oder Lymphdrüsenkrebs länger leben, wenn sie optimal mit Vitamin D versorgt sind. Es ist zudem erwiesen, dass 75 % der Brustkrebspatientinnen nicht ausreichend mit Vitamin D versorgt sind und ihr Risiko, an Osteoporose zu erkranken, durch die Chemotherapie und Antihormontherapie sowieso erhöht ist. Ein Mangel an Vitamin D erhöht Studien zufolge das Rezidivrisiko, vor allem bei Brustkrebs. Halten Sie sich draußen am Tageslicht auf, wenn Sie können. Und nehmen Sie im Winterhalbjahr ein Vitamin D-Präparat. Mehr Informationen zum Sonnenvitamin finden Sie auf der Seite 53. ■

So kurbeln Kohlenhydrate, Folsäure, Aminosäuren, B-Vitamine, Vitamin C und andere Inhaltsstoffe von Gerichten die Serotoninbildung an.

Und wenn Sie sich nun kohlenhydratarm oder sogar ketogen ernähren? Die meisten Menschen fühlen sich während einer solchen Diät fitter und munterer, weil die Kohlenhydrate praktisch nicht da sind, die auch träge machen. Ausprobieren lohnt sich.

Neben einer ausgewogenen Ernährung braucht der Körper täglich etwa 3 000 bis 4 000 Lux Licht, um sich gut zu fühlen. Wer den ganzen Tag im Büro arbeitet, kommt höchstens auf 400 bis 500 Lux. Im Freien erreicht das Licht sogar an trüben Herbsttagen immerhin 5 000 bis 10 000 Lux. Also nichts wie raus!

Was sonst noch wichtig ist

Hand aufs Herz: Die Ernährung ist jetzt wichtig. Aber nicht das einzige, was Sie selbst dazu beitragen können, gesund zu bleiben. Neben Vitamin D und genügend Bewegung schützt alles, was Ihrer Psyche gut tut, vor Krebs.

Freunde und Bekannte

Verschiedene Studien zeigen: Wer sozial gut eingebettet ist und einen stabilen Bekanntenkreis hat, darf nach einer Krebserkrankung mit einer um 50 % höheren Überlebenswahrscheinlichkeit rechnen. Die beiden Forscher Julianne Holt-Lunstad und Timothy Smith von der Brigham Young University in Utah (USA) stellten sich die Frage, inwiefern die zunehmende Vereinsamung in der westlichen Welt ein Risikofaktor für die Gesundheit sein könnte. Im Jahr 2010 werteten sie 140 Studien mit Daten von über 300 000 Menschen aus und kamen zu dem Schluss, dass Einsamkeit und soziale Isolation genauso schädlich sind wie das Rauchen von 15 Zigaretten pro Tag oder Alkoholmissbrauch, noch schädlicher als ein Bewegungsmangel und doppelt so schädlich wie Übergewicht.

TIPP *Alles, was Ihr soziales Umfeld verbessert, hilft Ihnen im Kampf gegen den Krebs. Gute soziale Kontakte stärken außerdem das Immunsystem. Pflegen Sie Freundschaften – und essen Sie am besten in Gesellschaft.*

Entspannung und Schlaf

Sorgen Sie für ausreichend Entspannung. Vielleicht kann Ihnen ein Psychoonkologe helfen, besser mit der Krankheit und der Angst vor einem Rückfall umzugehen.

Schlafen Sie genug. Neuste Studien konnten belegen, dass ausreichend guter Schlaf die Krebsabwehr verbessert, das Immunsystem stärkt und das hormonelle Gleichgewicht im Körper sicherstellt.

Bei Schlafmangel wird außerdem der natürliche Fluss des Cortisolspiegels gestört. Das führt dazu, dass sich der Körper schlechter gegen Krebszellen wehren kann. So starben Brustkrebspatientinnen, die nachts arbeiten oder häufig aufstehen mussten, eher, als solche, die gut schlafen konnten. Übrigens erkranken Nachtschwestern und Stewardessen überdurchschnittlich häufig an Brustkrebs, weil ihre biologische Uhr aus dem Gleichgewicht gerät. Dadurch, dass die Frauen künstlichem Licht ausgesetzt sind, wird die Herstellung des Schlafhormons Melatonin unterbrochen. Das wiederum schwächt das Immunsystem und fördert die Entstehung von Krebs.

GUT ZU WISSEN

Eine Studie des *National Cancer Institute* der USA aus dem Jahr 2008 untersuchte den Zusammenhang zwischen Bewegung, genügend Schlaf und Krebs. Das Fazit: Sportliche Frauen, die viel schliefen, erkrankten halb so oft an Krebs. Schlaf scheint somit die schützende Wirkung von Bewegung zu verstärken. Zudem bremst das Schlafhormon Melatonin die Produktion von Östrogen in den Eierstöcken, was bezüglich Brust- und Eierstockkrebs schützend wirken könnte. ■

Tipps für einen besseren Schlaf

Sie schlafen besser, wenn Sie abends auf Kohlenhydrate verzichten, weil Ihr Stoffwechsel dann nachts keine Blutzucker- und Insulinspitzen abfangen muss. Besonders Zucker und Weißmehlprodukte, aber auch Brot, Reis und Kartoffeln verhindern die Bildung von Melatonin und stören so den Schlaf. Eine proteinreiche Nahrung mit Milchprodukten, Eiern, etwas Fisch und Fleisch, ohne blähende Gemüse, vielleicht auch ohne Rohkost, lässt Sie besser schlafen. Verzichten Sie ab dem Mittagessen auf anregende Getränke wie Kaffee, schwarzen oder grünen Tee, Cola und größere Mengen Schokolade. Essen Sie 2 bis 3 Stunden vor dem Schlafengehen nichts mehr.

Schlaffördernd wirken Orangenblüten- oder Zitronenmelissentee oder eine spezielle Schlafteemischung, vielleicht auch ein kleines Glas Rotwein oder eine Tasse warme Milch.

TIPP *Führen Sie ein Ess-Schlaf-Tagebuch. So finden Sie heraus, nach welchen Gerichten Sie gut und nach welchen Sie weniger gut schlafen können.*

Mehr Fett und Proteine, weniger Kohlenhydrate

In aller Regel machen Kohlenhydrate in Form von Brot, Gebäck, Reis oder Teigwaren einen großen Teil unserer Nahrung aus. Möglicherweise profitieren davon aber auch die Krebszellen. In diesem Kapitel geht es darum, wie Sie sich ernähren können, ohne den Krebs zu füttern.

In diesem Buch war bisher schon viel von kohlenhydratarmer oder sogar ketogener Ernährung die Rede. Vielleicht kann es sich nach der Krebserkrankung lohnen, Ihre Essgewohnheiten zu überdenken. Was Ihnen nämlich jetzt gut tun kann, ist eine fett- und eiweißreiche Ernährung, die aber arm an Kohlenhydraten ist.

Das sagt die Wissenschaft

Es gilt heute als gesichert, dass gewisse Fette das Wachstum von Tumorzellen hemmen können. Die sogenannte ketogene Diät oder LOGI, eine Form der kohlenhydratarmen Ernährung (siehe auch Seite 258), hält den Blutzucker- und den Insulinspiegel niedrig und reduziert im Körper vorhandene Entzündungen. Das verringert Experten zufolge das Rückfallrisiko.

Exakte Zahlen dazu gibt es allerdings noch nicht. Deshalb empfiehlt etwa Professor Ulrike Kämmerer vom Universitätsklinikum Würzburg, sich nach einer Krebserkrankung entweder dauerhaft nach LOGI, mit weniger Kohlenhydraten, zu ernähren. Oder sich im Anschluss an die Therapien kurmäßig für 6 bis12 Wochen ketogen zu ernähren, um danach mit LOGI weiterzumachen.

Kohlenhydrate »verdienen«

Die Kohlenhydrate zumindest etwas zu reduzieren und auf solche mit niedrigem glykämischem Index umzustellen, sollte für die meisten Erkrankten möglich sein. Ein Beispiel? Kaufen Sie Eiweißbrot statt Weißbrot, streichen

Sie Fruchtaufstrich ohne Zucker statt Konfitüre darauf, und schon können Sie enorme Kohlenhydratmengen einsparen.

Haben Sie hin und wieder Lust auf ein Stück Schwarzwälderkirsch-Torte, einen Teller Pasta? Fangen Sie die Blutzuckerspitzen mit Sport ab. Essen Sie diese oder andere kohlenhydratreiche Lebensmittel im Anschluss an einen flotten Spaziergang, eine Joggingrunde oder eine Radtour. Wichtig: Bewegen Sie sich dabei mindestens 30 bis 60 Minuten.

TIPP *Stellen Sie sich vor, Sie müssten sich die Kohlenhydrate erst verdienen, indem Sie sich bewegen. Ein Stück Torte im Anschluss an den Sport ist wesentlich weniger kritisch, als wenn Sie es »einfach so« genießen. Denn die Kohlenhydrate werden nach dem Sport anders verwertet und wandern in die Muskeln, anstatt den Blutzuckerspiegel lange zu erhöhen.*

Warum Krebszellen Zucker brauchen

Bereits 1924 entdeckte der Biochemiker und Nobelpreisträger Otto Warburg, dass Krebszellen im Vergleich zu gesunden Körperzellen extrem viel Zucker verbrauchen, ohne dabei Sauerstoff zu benötigen. Sie vergären also den Zucker, um so Energie zu gewinnen. Neue Untersuchungsmethoden konnten diese Entdeckung längst beweisen. Hingegen können Tumorzellen mit Fetten und Proteinen, sprich Aminosäuren, wenig bis nichts anfangen. Dafür können die Muskelzellen krebskranker Menschen Fettsäuren viel besser speichern und daraus Energie gewinnen als die gesunder Personen.

Was liegt näher, als Krebskranken eine fett- und eiweißreiche, aber zucker- und kohlenhydratarme Ernährung zu empfehlen? Diese Ernährungsform mit extrem wenig Kohlenhydraten wird »ketogene Diät« genannt. Sie soll das Tumorwachstum hemmen. Wissenschaftliche Studien darüber finden zur Zeit am Universitätsklinikum Würzburg sowie an der Universität in Mannheim statt. Endgültige Beweise für die Wirksamkeit einer ketogenen Diät konnten bisher nicht gefunden werden. Aber die ersten Ergebnisse sind sehr vielversprechend.

Ketogene Diät – was ist das?

Fettsäuren sind wichtige Energielieferanten. Außerdem wirken sie entzündungshemmend und haben eine direkte wachstumshemmende Wirkung auf die Krebszellen. Werden reichlich Fett und viel Proteine gegessen, dafür extrem wenig Kohlenhydrate, schaltet der Organismus auf ein Notprogramm um und produziert in der Leber sogenannte Ketonkörper. Anstelle der Kohlenhydrate versorgen sie das Gehirn mit Energie. Experten vermuten, dass die Ketonkörper selbst ebenfalls wirksam sind, indem sie die Zuckerverwertung in den Krebszellen blockieren und somit die rasche Zellteilung hemmen.

Gesunde Zellen sind, im Gegensatz zu den Krebszellen, nicht auf Zucker angewiesen und können die Ketonkörper wunderbar zur Energieverwendung nützen. Und weil die Krebszellen keinen Zucker mehr vergären und zu Milchsäure umwandeln können, die sie vor dem Angriff chemotherapeutisch wirksamer Medikamente schützen würden, können diese Medikamente, aber auch die Strahlentherapie, besser greifen. Außerdem »fressen« die Krebszellen dem Körper nicht die Energie weg, die er benötigen würde. Sondern sie lassen ihm die Fettsäuren zur Energiegewinnung, weil sie damit nichts anfangen können. Das heißt, eine ketogene Ernährung wirkt auch vorbeugend gegen den gefürchteten Gewichtsverlust (Kachexie).

Einige aktuelle Studienresultate

Eine neue Längsschnittstudie aus dem *Dana Farber Cancer Institute* in Boston kommt zu dem Ergebnis, dass die Prognose für Darmkrebspatienten schlechter ist, wenn sie viele Kohlenhydrate essen. Nicht nur das Rückfall-Risiko war in dieser Analyse erhöht, sondern auch die Gesamtsterblichkeit. Weiterhin zeigte sich, dass gerade bei Patienten mit Übergewicht (BMI > 25, siehe auch Seite 92) die damit verbundene hohe glykämische Last die Erkrankungsrate und die Sterblichkeit merklich erhöht.

Auch der Krebsexperte Jann Arends von der Klinik für Tumorbiologie der Universiät Freiburg ist überzeugt, dass niedrige Insulin-, Blutzucker- und IGF-Spiegel das Risiko einer Rückkehr von Krebs senken. Eine Studie zeigte: Diejenigen an Brustkrebs erkrankten Frauen, die die niedrigsten Insulinspiegel im Blut hatten, erlitten nicht mal halb so oft einen Rückfall wie diejenigen mit den höchsten Werten.

KETOSE, KETONKÖRPER

Der Begriff Ketose umschreibt die Bildung von Ketonkörpern aus leicht sauren Umbauprodukten von Fetten, die bei Hunger oder Kohlenhydratmangel gebildet werden und die Glukose, vor allem im Gehirn, als Energiequelle ersetzen. Damit dieser Zustand erreicht wird, dürfen maximal 25 g Kohlenhydrate pro Tag gegessen werden. Die sogenannte Ketoseschwelle ist allerdings individuell unterschiedlich: Manche Menschen können etwas mehr Kohlenhydrate essen, ohne dass die Bildung von Ketonkörpern verhindert wird.

Die täglich gegessenen Kohlenhydrate sollten möglichst auf fünf Mahlzeiten verteilt sein. Satte 70 bis 75 % der Energie sollten aus Fetten stammen (siehe Seite 28, Kapitel 2), der Proteinanteil sollte bei 21 % liegen. Damit sich keine Nierensteine bilden, ist reichlich Flüssigkeit notwendig, etwa 2 bis 3 l pro Tag. ■

Deshalb gilt es als erwiesen, dass die Stoffwechsellage eine entscheidende Rolle bei einer Krebserkrankung spielt – und dass es sich lohnt, den Kohlenhydratkonsum zumindest etwas zu reduzieren.

INFO *Zucker wirkt auf die wuchernden Krebszellen wie ein Brandbeschleuniger. Deshalb sollten Menschen mit und nach einer Krebserkrankung hohe Blutzuckerspitzen umgehen.Die werden vor allem von Süßigkeiten, Brot oder Teigwaren ausgelöst.*

Nur mit Begleitung

Viele Experten raten Krebspatienten heute zu einer ketogenen Diät. Sie ist nicht einfach durchzuführen und bedeutet eine große Umstellung, die nicht allen gelingt und zu der auch nicht alle bereit sind. Es fällt nicht leicht, Brot, Reis, Teigwaren, Süßigkeiten und Kartoffeln komplett zu meiden. Schon beim Frühstück kommen statt Cornflakes oder Butterbrot ungezuckerter Quark, Joghurt oder einige Früchte auf den Tisch. Oder ein Rührei aus drei bis vier Eiern, verquirlt mit Sahne. Dazu in Kokosöl gebratener Speck, Kräuter, Avocadostreifen, Mozzarella oder Bergkäse. Feta oder andere Käsesorten mit Salat, ein Fitnessteller mit einem in Kokosöl gebratenen Entrecote vom Rind, serviert mit Gemüse und Kräuterbutter sind weitere geeignete Gerichte. Sie enthalten so viele Kalorien, dass Menschen mit Krebs auch dann ihr Gewicht halten können, wenn sie wenig Appetit haben.

GUT ZU WISSEN
Bisher ist die ketogene Diät nicht sehr bekannt, weil noch sichere Studienresultate ausstehen. Wenn Sie einen Versuch starten wollen, lassen Sie sich von einem Ernährungswissenschaftler mit Erfahrung in den Themen Krebs und ketogene Ernährung engmaschig begleiten. ■

Auch wenn es bisher keine gesicherten Erkenntnisse gibt: Der Aufwand lohnt sich, sagen die Experten, die sich mit dieser Ernährungsform beschäftigen. Denn wer sich entsprechend ernährt und sich dazu noch viel bewegt, hat mehr Chancen im Kampf gegen den Krebs und die gefürchtete Kachexie (Auszehrung). Generell gilt, dass möglichst fette Lebensmittel am besten vor der Auszehrung schützen und dass hochwertige Proteine den Muskelabbau hemmen.

TIPP *Keine Lust auf die ketogene Diät? Reduzieren Sie trotzdem den Konsum von Kohlenhydraten, indem Sie süße Getränke sowie Lebensmittel aus Mehl und Zucker, Teigwaren, Reis, Kartoffeln, gezuckerte Säfte, Hülsenfrüchte, süße Früchte, Alkohol, Süßigkeiten und Chips nur in Maßen konsumieren.*

Ketogene Diät bei Menschen mit fortgeschrittener Krebserkrankung
Schreitet eine Krebserkrankung fort, entsteht im gesunden Gewebe sehr schnell eine Insulinresistenz. Die kann dazu führen, dass Muskeln und Organe von Patienten Zucker schlechter verwerten können als die von gesunden Menschen. In fortgeschrittenen Krankheitsstadien »zwingt« das Krebsgewebe den Körper, seine Eiweißvorräte (und damit vor allem die Muskeln) abzubauen, um daraus in der Leber Zucker herzustellen. Auf diesem Weg verlieren die Patienten Muskelmasse und damit Kraft und Körpergewicht. Die gefürchtete Schwäche (Fatigue) und Abmagerung (Kachexie) entstehen. Auch bei diesen Patienten ist eine Ernährung mit sehr viel Energie aus Fetten und Proteinen angesagt, die den krebsbedingten Abbau der Körpersubstanz verhindert.

TIPP *Eine erste Studie, die am Universitätsklinikum in Würzburg mit Menschen in einem sehr weit fortgeschrittenen Stadium* *der Krebserkrankung durchgeführt wurde, zeigte: Die ketogene Ernährung wird gut vertragen. Aber inwiefern die Ernährung den weiteren Krankheitsverlauf beeinflusste, kann momentan nicht abschließend beurteilt werden, weil die Zahl der Patienten zu klein war und sie an zu unterschiedlichen Tumoren litten. Es bleibt abzuwarten, was weitere Studien ergeben werden, die momentan laufen.*

Sport und ketogene Ernährung – geht das?
Ja, das geht. Normaler Freizeitsport auch im gehobenen Bereich ist komplett ohne Kohlenhydrate (also in Ketose) perfekt möglich. Spitzenleistungen und starke Belastungen wie z.B. Mountainbiken oder Wettkämpfe mit einer Laufgeschwindigkeit von über 18 km/h benötigen jedoch etwas Kohlenhydrate. Aber auch hier gilt: Eine Ernährung wie LOGI, mit etwa 60 g Kohlenhydraten, reicht – auch bei intensivem Training – aus. Im Übrigen essen auch immer mehr Sportler ketogen.

Ist die ketogene Ernährung für mich geeignet?

Beantworten Sie folgende Fragen, um herauszufinden, ob für Sie ein Versuch mit der ketogenen Diät in Frage kommt:

- Ich kann gut auf Zucker und Kohlenhydrate verzichten. Hauptsache, ich muss mich bei Salat, Gemüse, Fleisch, Fisch, Eiern, milchzuckerarmen Milchprodukten wie Käse und Fett nicht einschränken.
- Ich lebe in einem Umfeld, das meine Ernährungsumstellung begrüßt und mich dabei unterstützt. Ich muss für meine Familie/Angehörigen nicht jeden Tag Pasta kochen.
- Brot, Reis, Teigwaren und Kartoffeln gehören nicht zu meinen Lieblingsspeisen. Ich kann mir vorstellen, auf Zucker zu verzichten. Mit künstlichen Süßstoffen habe ich kein Problem.
- Ich habe sowieso am liebsten dunkle Schokolade und kann Kekse locker stehen lassen.
- Ich experimentiere gerne in der Küche. Ich bin bereit, mich an ganz neue Rezepte der ketogenen Ernährung heranzuwagen und sie auszuprobieren.
- Ich leide nicht an einer Fettstoffwechselstörung, Hyperinsulinismus, schwereren Funktionsstörungen der Leber, der Bauchspeicheldrüse oder

der Niere. Ich musste mich auch keiner Operation unterziehen, die meinen Verdauungstrakt sehr stark beeinflusst hat.

- Ich bin bereit, mir die notwendigen Kenntnisse über die ketogene Diät anzueignen und die nötige Zeit dafür zu investieren.
- Ich bin bereit, mir eine Nährwerttabelle zu kaufen und alles genau anzuschauen, was ich essen möchte.
- Ich ergreife diese Möglichkeit, auch wenn bisher Langzeitstudien zur Wirksamkeit fehlen und noch viele Fragen offen sind.
- Ich versuche es mit der ketogenen Diät, obwohl man noch nicht weiß, ob die Glukoseversorgung der Tumorzellen dadurch wirklich genug gestört wird – und obwohl man nicht sicher ist, ob eine solche Diät langfristig auch unerwünschte Nebenwirkungen haben könnte.

Sicher ist: Eine Umstellung auf die ketogene Diät ist aufwendig und kompliziert. Sie sollten mit Ihrem Onkologen sprechen und sich am besten einen ausgebildeten Ernährungsberater suchen.

TIPP *Die aktuelle Empfehlung der Forscher der Universität Würzburg: Machen Sie einen dreimonatigen Versuch mit der ketogenen Diät – unter ärztlicher Aufsicht. Danach sollten möglicherweise vorhandene Tumore neu untersucht werden (Größe, Wachstum). Falls es zu einem Wachstumsstopp gekommen ist, kann die Diät beliebig weitergeführt werden. Allerdings sind weiterhin regelmäßige Untersuchungen nötig.*

Beachten Sie: Es ist sehr wichtig, dass Sie Ihr Gewicht halten können und nicht unter das Normalgewicht absinken. Wenn Sie beginnen, unter Appetitlosigkeit, Darmproblemen oder anderen Einschränkungen zu leiden, sollten Sie mit der ketogenen Diät aufhören. Essen soll Spaß machen und eine Freude sein, denn dann ist es auch gesund. Es wäre komplett falsch, auf den Genuss zu verzichten!

Zuerst mit dem Arzt reden

Bevor Sie Ihre Ernährung auf ketogen umstellen, sprechen Sie mit den betreuenden Ärzten. Als Voraussetzung für die Ernährungsumstellung gilt: Sie müssen in der Lage sein, sich noch ausreichend (ohne Mangelerscheinungen!) über die normale Nahrungsaufnahme zu ernähren. Im Übrigen ist es möglich, die Ernährungsumstellung auch mit normalen Lebensmitteln, die im Supermarkt, in Bioläden und Reformhäusern oder im Internet zu bekommen sind, zu realisieren.

Gesund und gut: Kohlenhydratarme Rezepte zum Ausprobieren

GEWÜRZNÜSSE

Nüsse sind ideal als Zwischenmahlzeit – kohlenhydratarm, dabei fett- und proteinreich.

Für zwei Säckchen à 250 g

250 g geschälte ganze Mandeln, Walnüsse, Macadamia, Paranüsse, Haselnüsse
1 TL Salz
1 EL Paprikapulver
1 kleines Stück getrocknete Chili
oder, für die mildere Variante, 4 Kardamomsamen
1 TL Pfefferkörner
2 Pimentkörner
2 EL Erdnussöl

Salz, Paprika, Chili, Pfeffer und Piment in einen Mörser geben und fein zerstoßen. In einer Pfanne das Öl erhitzen, die Nüsse darin rundherum anrösten, mit dem Würzpulver bestreuen und unter ständigem Wenden von allen Seiten goldbraun werden lassen. Gut abkühlen lassen, dann erst luftdicht verpacken. Haltbarkeit: 2 bis 3 Wochen. ■

ZITRONEN-OLIVEN

So frisch, so fein, so speziell gewürzt: ein idealer Zwischensnack.

Für 3 Gläser

500 g grüne Oliven
1 Bio-Zitrone
½ TL gemahlener Kreuzkümmel
½ Bund Koriander
½ Bund glatte Petersilie
2 Knoblauchzehen
½ TL fein gehackte rote Chilischote
2 EL Zitronensaft
150 ml Olivenöl

Die Oliven abspülen und auf einem Küchenpapier abtropfen lassen. Die Zitrone waschen, trockentupfen und mit einem Zestenreißer (Zitronenschaber) kleine Fäden abschneiden. Koriander und Petersilie fein hacken, Knoblauch pressen. Zitronenfäden und alle übrigen Zutaten gut mischen. In saubere Gläser füllen und im Kühlschrank lagern. Die Oliven halten sich etwa 1 Woche. ■

HARISSA-OLIVEN

Ziemlich scharf: So schmecken die Oliven in Nordafrika. Zum Naschen zwischendurch.

Für 3 Gläser

1 rote Paprika
2 TL Harissa
2 Knoblauchzehen, fein gehackt
150 ml Olivenöl
500 g schwarze Oliven

Die Paprika wie auf Seite 242 beschrieben rösten und schälen, in kleine Würfelchen schneiden. In einer Schüssel mit Harissa und Knoblauch vermischen, dann das Öl unterschlagen. Die schwarzen Oliven unter fließendem, kaltem Wasser abspülen und gründlich abtropfen lassen. Zur Marinade geben, vermischen und in saubere Gläser füllen. Hält sich etwa 1 Woche. ■

BLUE-CHEESE-DRESSING

Dieses Dressing, das es in den USA fast an jedem Salatbuffet gibt, wertet jeden Salat auf.

Für 4 Portionen

250 g Naturjoghurt (Bifidus)
2 EL Crème fraîche
2 EL Mayonnaise
150 g Roquefort oder Gorgonzola
Salz, Pfeffer

Alle Zutaten in ein hohes Gefäß geben und mit dem Stabmixer fein pürieren. ■

KRÄUTER-VINAIGRETTE

Klassisch, einfach und gut. Mit vielen krebshemmenden Kräutern.

Für 4 Portionen

½ Bund Schnittlauch
½ Bund glatte Petersilie
½ Bund Estragon
1 Schalotte
5 EL Balsamico-Essig
12 EL Oliven- oder Rapsöl
Salz, Pfeffer

Kräuter und Schalotte fein hacken. Alle Zutaten verrühren und mit Salz und Pfeffer würzen. ■

BASILIKUM-PANNA COTTA MIT TOMATENSAUCE UND PARMESAN-CHIPS

Köstliche Vorspeise, ideal für ein Gästemenü. Absolut kohlenhydratarm. Die Panna cotta und die Tomatensauce können am Vortag zubereitet werden. Ebenso die Chips. Sie müssen aber in einer Blechdose aufbewahrt werden, damit sie nicht weich werden.

Für 4 Personen

4 Blätter Gelatine
400 ml Sahne
200 ml kräftige Gemüsebrühe, kalt
½ Bund Basilikum
1 TL weißer Balsamico-Essig
½ TL Salz
1 Prise Zucker
Pfeffer aus der Mühle

Die Gelatine in kaltem Wasser einweichen. 100 ml Sahne mit dem Basilikum, der Brühe und dem Balsamico mit dem Stabmixer fein pürieren. Mit Salz, Zucker und Pfeffer würzen.

Die restliche Sahne in einem kleinen Topf aufkochen. Vom Herd ziehen, die ausgedrückte Gelatine untermischen und zur pürierten Basilikummasse geben. Alles gut mischen und in kleine Förmchen abfüllen. Mindestens 6 Stunden im Kühlschrank auskühlen und fest werden lassen.

Tomatensauce

300 g gehackte Tomaten (Dose)
3 EL Olivenöl extra vergine
4 EL kräftige Gemüsebrühe, kalt
1 TL weißer Balsamico-Essig
½ Bund Basilikum
1 Prise Zucker
Salz, Pfeffer

Alle Zutaten zusammen pürieren.

Parmesan-Chips

100 g Parmesan am Stück
schwarzer Pfeffer aus der Mühle

Den Backofen auf 200 °C vorheizen. Parmesan fein reiben und mit reichlich Pfeffer mischen. Je einen Löffel der Mischung auf ein mit Backpapier belegtes Blech verteilen, mindestens 5 cm Abstand zum nächsten Häufchen lassen, flach drücken. Das Blech in die Mitte des Ofens schieben, die Chips 4 bis 6 Minuten backen. Auf dem Blech auskühlen lassen.

Die Panna cotta sorgfältig aus den Förmchen lösen und mit der Sauce umgießen, mit Parmesan-Chips servieren. ■

RÜHREI MIT SPECK

Ein feines Frühstück, das den Körper stärkt, aber nicht den Krebs.

Für 2 – 3 Personen

5 frische Eier
200 ml Sahne
30 g flüssige Butter
Salz, Pfeffer
½ Bund gehackter Schnittlauch
50 g Butter oder Kokosöl
8 dünne Scheiben Frühstücksspeck

Die Eier verquirlen, die Sahne und die abgekühlte flüssige Butter zugeben und mit Salz, Pfeffer und Schnittlauch würzen. Butter oder Kokosöl in einer großen Teflonbratpfanne schmelzen, die Eimasse hineingeben und unter stetem Rühren das Rührei zubereiten. Die Speckscheiben in einer heißen Pfanne knusprig braten. Das Rührei auf die Teller verteilen und die Speckscheiben darüberlegen. ■

SPARGEL UNTER DER FOLIE MIT KRÄUTERSAUCE

Das einfachste Spargelrezept überhaupt: gesund, kaliumreich und sehr kohlenhydratarm.
Für 4 Personen

500 g weißer Spargel
½ TL Salz
½ TL Zucker
Pfeffer aus der Mühle
50 g Butter
500 ml Gemüsebrühe

Den Backofen auf 200 °C vorheizen. Die Spargelstangen waschen, schälen und in eine Auflaufform geben. Mit Salz, Zucker und Pfeffer bestreuen. Die Butter in Flocken darüber geben, die Gemüsebrühe darüber gießen. Die Form mit einem großen Stück Alufolie verschließen und in die Mitte des vorgeheizten Ofens schieben. Etwa 30 Minuten garen. Direkt in der Form auf den Tisch bringen und Alufolie dort entfernen, denn in dem Augenblick riecht es einfach nur himmlisch! Servieren Sie dazu die Kräutersauce und 150 g dünn geschnittenen Parmaschinken.

Kräutersauce

2 Becher Crème fraîche
1 TL Senf
1 Handvoll gemischte Kräuter
Salz, Pfeffer

Crème fraîche in eine Schüssel geben, Senf dazugeben. Kräuter hacken und darunter-mischen, mit Salz und Pfeffer abschmecken. ■

SCHWEINEBRATEN MIT CHAMPIGNONSAUCE

Champignons sind wirksam gegen Krebszellen. Schweinefleisch liefert reichlich B-Vitamine für die Nerven.

Für 6 Personen

1,2 kg	**Schweinebraten (vom Rücken)**
	Salz, Pfeffer, Paprika
3 EL	**Kokosöl**
	Champignonsauce
300 g	**frische Champignons**
1	**Zwiebel**
100 ml	**Weißwein**
300 ml	**Gemüsebrühe**
½ – 1 TL	**Pfeilwurzelmehl**
300 ml	**Sahne**
	Salz, Pfeffer

Den Backofen auf 80 °C vorheizen. Einen Bräter oder ein tiefes Backblech warmstellen. Den Schweinebraten mit Salz, Pfeffer und Paprika würzen, im heißen Kokosöl kräftig anbraten. In den Bräter legen. Im vorgeheizten Ofen 2 bis 2 ½ Stunden schonend garen.

Für die Sauce die Champignons putzen und in Scheiben schneiden. Die Zwiebeln fein hacken, in der Fleischpfanne andünsten. Die Champignons mitdünsten, mit Weißwein und Brühe ablöschen, bei schwacher Hitze auf die Hälfte einköcheln lassen. Das Mehl mit der Sahne verrühren, unter die Sauce rühren, kurz aufkochen lassen, mit Salz und Pfeffer abschmecken.

Mit der Pilzsauce auf vorgewärmten Tellern einen »Spiegel« gießen. Den Schweinebraten in Scheiben schneiden und auf die Sauce legen. Sofort servieren.

■

SOMMERSALAT MIT GEMÜSE UND BLÄTTERN

Dieser Salat passt perfekt zum Sommer und liefert viele bioaktive Substanzen.

Für 2 – 3 Personen

1 Zucchini
1 kleine Aubergine
1 rote Paprika
1 gelbe Paprika
4 EL Olivenöl
Salz, schwarzer Pfeffer aus der Mühle
16 kleine Perlzwiebeln, geschält
1 EL Olivenöl
4 EL Balsamico
50 ml Gemüsebrühe
½ Kopf Frisée-Salat
40 g Schnittsalat
½ Bund Basilikum
8 getrocknete, eingelegte Tomaten
1 Zitrone
5 EL Olivenöl
Salz, schwarzer Pfeffer aus der Mühle
300 g Mozzarella
60 g Mandelstifte

Die Auberginen schräg, die Zucchini längs in Scheiben schneiden. Die Paprika halbieren, entkernen und vierteln. Die Gemüse mit Öl einstreichen und auf dem Grill oder, mit etwas mehr Olivenöl, in der Pfanne braten. Mit Salz und schwarzem Pfeffer würzen.

Die Perlzwiebeln im Olivenöl andünsten, mit dem Balsamico und der Brühe ablöschen. Bei kleiner Hitze weich kochen lassen. Den Salat waschen, schleudern und in kleine Zweige zupfen. Basilikum fein hacken. Beides in eine Schüssel geben. Die getrockneten, eingelegten Tomaten in Streifen schneiden und zum Salat geben.

Zitrone auspressen, Saft mit Öl, Salz und Pfeffer zu einer Salatsauce verrühren. Salat auf eine Platte legen, gegrilltes Gemüse und Zwiebelchen darübergeben. Mozzarella in Würfel schneiden, Mandelstifte in einer trockenen Pfanne goldgelb rösten und alles über den Salat streuen. ■

ARTISCHOCKENSALAT MIT FETA

Ein etwas gehaltvollerer Salat, der sich sehr gut für die vegetarische Ernährung eignet.

Für 4 Personen

4 Tomaten
1 Frisée-Salat
40 Artischockenherzen (aus der Dose)
20 schwarze Oliven, entsteint
300 g Feta
2 Zitronen
100 ml Olivenöl
1 Bund Majoran, grob gehackt
Salz, schwarzer Pfeffer aus der Mühle

Die Tomaten oben kreuzweise einschneiden, den Strunk entfernen und die Tomaten rund 20 Sekunden lang in kochendes Wasser tauchen. Aus dem Wasser heben, kalt abschrecken, schälen und halbieren. Die Tomaten entkernen und in Streifen schneiden.

Den Salat putzen und waschen. In mundgerechte Stücke zupfen und in eine Schüssel geben. Die Artischockenherzen abspülen, abtropfen und je nach Größe halbieren oder vierteln. Die Oliven halbieren, den Feta in kleine Würfelchen schneiden und beides mit den Artischocken und den Tomatenstreifen zum Salat geben. Den Saft der Zitronen, das Olivenöl und den Majoran zugeben und mit Salz und Pfeffer würzen. ■

FENCHELSALAT MIT OLIVEN

Ein ungewöhnlicher Salat aus rohem Fenchel und Oliven.

Für 4 Personen

3 Fenchelknollen
130 g schwarze Oliven
3 EL Zitronensaft
100 ml kalt gepresstes Olivenöl
Salz, Pfeffer
½ Bund glatte Petersilie
1 kleines Stück rote Chilischote (ohne Kerne)

Die Fenchelknollen waschen und vorbereiten: Stiele abschneiden und Fenchel in dünne Scheiben schneiden. In eine flache Schüssel geben und schwarze Oliven darüber verteilen.

Zitronensaft und Olivenöl mischen. Salz und Pfeffer zugeben. Petersilie und Chili fein hacken, hinzufügen. Gut mischen und die Sauce vor dem Servieren über den Fenchel und die Oliven gießen. Vorsichtig mischen. ■

THUNFISCHSALAT

Ein einfacher Thunfischsalat für alle Fischliebhaber.

Für 4 Personen

500 g Thunfisch aus der Dose
5 Gewürzgurken
2 Tomaten
1 Zwiebel
1 Bund glatte Petersilie
2 EL Essig
4 EL Olivenöl
Salz, Pfeffer

Den Thunfisch zerzupfen und in eine Schüssel geben. Die Gewürzgurken in Würfelchen schneiden, die Tomaten entkernen und fein würfeln. Zwiebel und Petersilie fein hacken. Alle Zutaten vorsichtig in einer Schüssel mischen, mit Salz und Pfeffer abschmecken. ■

CALIFORNIA COBB SALAD

Ein kalifornischer Spezialsalat mit Hühnchen, Avocado und Ei.

Für 4 Personen

4	**Hühnerbrüste**
½ l	**Hühnerbrühe**
2	**Eier**
250 g	**Speckwürfel**
2	**Tomaten**
2	**Avocados**
1	**Kopfsalat**

Zitronenvinaigrette

2 EL	**Zitronensaft**
2 TL	**Senf**
½ TL	**Honig**
½	**Bio-Zitrone, abgeriebene Schale**
5–6 EL	**Rapsöl**
	Salz, Pfeffer

Die Hühnerbrüstchen knapp mit Hühnerbrühe bedecken, unter dem Siedepunkt ca. 20 Minuten lang garen. Die Eier hart kochen und auskühlen lassen, die Speckwürfel anbraten. Alles auskühlen lassen und in Stücke schneiden. Tomaten in Scheiben schneiden. Die Avocados schälen, in Spalten schneiden und mit Zitrone beträufeln. Den Kopfsalat waschen und schneiden.

Für die Zitronenvinaigrette alle Zutaten verrühren und mit Salz und Pfeffer abschmecken. Kopfsalat mit der Vinaigrette beträufeln und auf einer große Platte anrichten. Mit den Hühnerbruststreifen, den Eiern, den Tomaten, dem Speck und den Avocadospalten dekorieren. ■

THAILÄNDISCHER RINDFLEISCHSALAT

Ein aparter Salat mit »Suchtgefahr«.

Für 4 Personen

500 g zartes Rindfleisch
½ Zwiebel
1 Tomate
¼ Salatgurke
1 rote Chilischote
1 Stängel Stangensellerie

Salatsauce

½ Bund Koriander
1 Frühlingszwiebel
3 Knoblauchzehen
60 ml Fischsauce
60 ml Limettensaft
1 TL Birkenzucker, Isomaltulose oder Kokosblütenzucker

Das Rindfleisch gut anbraten, es sollte innen noch leicht rosa sein. Dann in dünne Scheiben schneiden. Zwiebel hacken, Tomate und Gurke in Würfelchen schneiden, Chili und Stangensellerie fein schneiden. Mit dem Rindfleisch mischen.

Für die Salatsauce Koriander und Frühlingszwiebel fein hacken, Knoblauch pressen. Aus Fischsauce, Limettensaft, Koriander, Zwiebel, Knoblauch und Zucker eine Sauce rühren, über den Salat geben, servieren. ■

OBAZDA

Diese in Bayerns Biergärten beliebte Käsespezialität isst man zu Protein- oder Low-Carb-Brot. Die Haltbarkeit beträgt 1 bis 2 Tage. Das folgende Rezept stammt aus dem Brauereigasthof Bürgerbräu in Bad Reichenhall.

Für 6 Portionen

125 g Camembert, in groben Würfeln
200 g Doppelrahmfrischkäse
100 g Butter, weich
1 Zwiebel, gewürfelt
2 EL Paprikapulver, edelsüß
1 EL Kümmel, ganz
50 ml »Alpenstoff« oder ein anderes Bier, mit oder ohne Alkohol
Salz, Pfeffer, Schnittlauch zum Bestreuen

Alle Zutaten auf Raumtemperatur erwärmen lassen. Alles mit einer Gabel nicht zu fein zerdrücken und gut miteinander vermischen oder in den Mixer geben und fein pürieren. Dabei aber nur die Hälfte des Kümmels mitpürieren, den Rest später zugeben. Kühl stellen. Nocken abstechen, mit Schnittlauch bestreuen, mit Gewürzgurken, Zwiebelringen und Salat servieren. ■

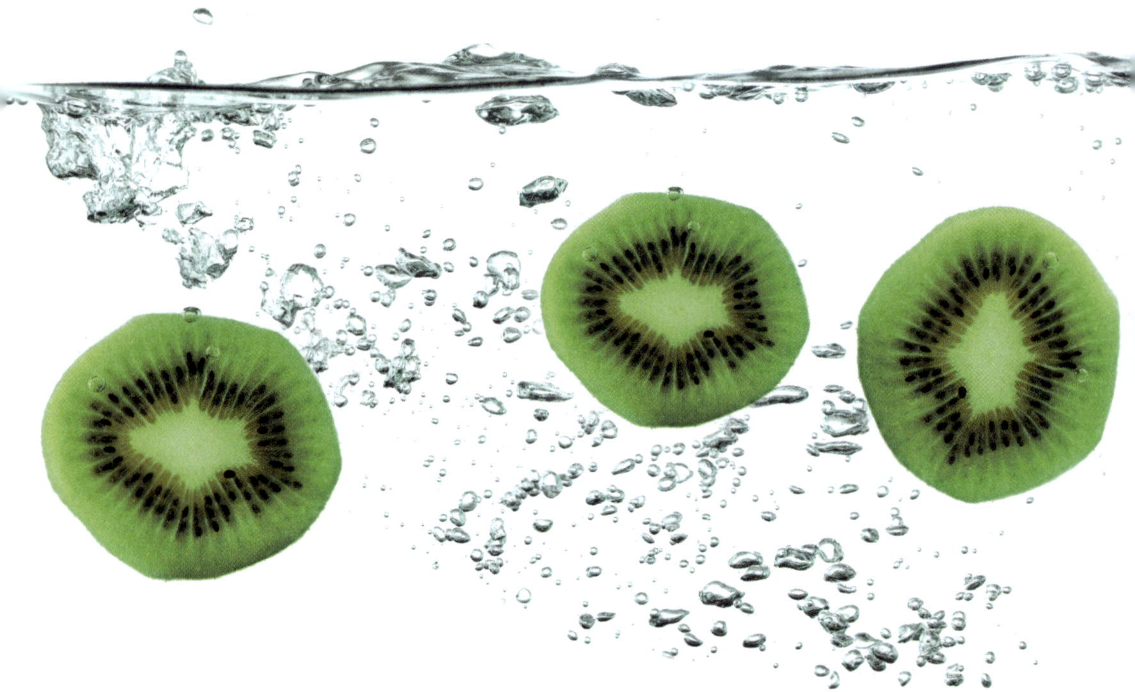

Anhang

Glossar

Angiogenese Bildung neuer Blutgefäße zur Versorgung der Tumorzellen

Antikörper (Immunglobuline) Eiweiße (Proteine), die von den → B-Lymphozyten im Dienste der Immunabwehr als Reaktion auf fremdartige Makromoleküle (sogenannte Antigene) produziert und vorwiegend ins Blut ausgeschieden werden.

Antioxidantien Substanzen, die den Verderb von Lebensmittelbestandteilen durch Oxidation verhindern oder verzögern. Es gibt natürliche Antioxidantien wie Vitamin C und Vitamin E und künstlich hergestellte wie Zitrate und Gallate. Antioxidantien können die Trägerin der Erbanlagen, die DNA, und Zellmembranen vor oxidativen Schäden durch → freie Radikale bewahren. So sind die Zellen vor Mutationen geschützt. Und da die Antioxidantien das Wachstum und die Entwicklung vieler Zellen regulieren, können sie womöglich auch die Krebsentstehung hemmen.

Apoptose Selbstzerstörung von Krebszellen

B-Lymphozyten Weiße Blutzellen des Immunsystems, die durch körperfremde, molekulare Merkmale (Antigene) angeregt werden, Antikörper zu bilden oder ein molekulares Gedächtnis gegen dieses Antigen zu entwickeln (Gedächtniszellen). Bei erneutem Kontakt mit dem gleichen Antigen kann dieser Typ von B-Zelle rasch, das heißt innerhalb von wenigen Stunden, eine Immunreaktion in Gang setzen.

Epidemiologie Wissenschaftliche Disziplin, die sich mit den Ursachen und Folgen sowie der Verbreitung von Krankheiten wie Krebs in der Bevölkerung beschäftigt. Die Epidemiologie untersucht Faktoren, die zum Ausbruch bestimmter Krankheiten führen können. Es geht darum, Zusammenhänge zwischen möglichen Ursachen wie Ernährung, sozialem Status, Stress und Umweltgiften und den Folgen wie Krankheit und Wohlbefinden feststellen zu können.

Hormon Biochemischer Botenstoff, der von spezialisierten Zellen produziert und abgegeben wird und eine spezifische Wirkung hat. Ein Beispiel: Bei einem Anstieg des Blutzuckerspiegels produziert die Bauchspeicheldrüse Insulin, das die Leber zu Reaktionen anregt, die Glukose verbrauchen.

I.E. Internationale Einheit (med.)

Leukozyten Weiße Blutzellen des Immunsystems zur Abwehr von Krankheitserregern (Bakterien, Viren oder Pilze) und von stofflichen Bestandteilen, die in den Körper eingedrungen sind und vom Immunsystem als fremdartig erkannt wurden. Leukozyten werden im Knochenmark gebildet und können mithilfe des Blutstroms und des lymphatischen Systems alle wichtigen Körperorgane erreichen. Zu den weißen Blutzellen gehören die → B-Lymphozyten, → T-Lymphozyten und Fresszellen.

Maßeinheiten
ng = Nanogramm
(1 Milliarde Nanomgramm = 1 Gramm)
µg = Mikrogramm
(1 Million Mikrogramm = 1 Gramm)
mg = Milligramm
(1000 Milligramm = 1 Gramm)
ml = Milliliter
(1000 Milliliter = 1 Liter)
nmol/l = nanomol pro Liter
(Der Wert der Einheit nanomol/Liter bezeichnet die Stoffmengenkonzentration bzw. die Stoffmenge eines gelösten Stoffes geteilt durch das Volumen.)

Physiologie, physiologisch Die Physiologie ist die Wissenschaft, die sich mit dem Funktionieren des Körpers und seiner Organe beschäftigt. Physiologisch im Sinne der Medizin ist »das Normale, beim gesunden Menschen Auftretende, das nicht Krankhafte«.

Port (auch Portkatheter) Subkutaner, dauerhafter Zugang zum venösen oder arteriellen Blutkreislauf.

Radikale, freie Freie Radikale sind aggressive, hochreaktive chemische Produkte. Bevorzugt reagieren die freien Radikale mit Fetten, sie machen aber auch vor Proteinen und der DNS, dem Erbgut im Inneren der Zelle, nicht halt. Die Zellwände des Menschen bestehen zum grossen Teil aus ungesättigten Fettsäuren, das Hirn zu 60 % aus Fetten, somit spielen freie Radikale bei vielen Erkrankungen eine wesentliche Rolle. Sie entstehen bei vielen Stoffwechselvorgängen, aber auch durch äußere Einflüsse wie Luftschadstoffe, Schwermetalle, Insektizide und Herbizide. Körpereigene oder von außen zugeführte → Antioxidantien wirken als Verteidigungssystem.

Rezidiv Das Wiederauftreten einer Krankheit (»Rückfall«) oder von Symptomen der Krankheit nach einer Behandlung, die zeitweilig erfolgreich war.

Sterblichkeit Bezeichnet die Anzahl Todesfälle, bezogen auf die Gesamtzahl der Einzelnen, meist in einem bestimmten Zeitraum.

Sterblichkeitsrisiko Statistischer Wert. Verhältniszahl (meist in Prozent), die angibt, wie viele Individuen einer bestimmten Gruppe (z.B. sortiert nach Alter, Geschlecht, Gewicht, etc.) bei einer bestimmten Verhaltensweise sterben. Beispielsweise macht eine Studie Aussagen dazu, wie viel höher oder tiefer das Risiko zu sterben ist bei einem bestimmten BMI im Vergleich zu einem anderen BMI.

T-Lymphozyten Weiße Blutzellen des Immunsystems, die körperfremde Stoffe (Antigene) erkennen und binden. T-Killerzellen zerstören die kranke, antigenpräsentierende Zelle sofort, T-Helferzellen alarmieren und locken mit Botenstoffen andere Zellen der Immunabwehr an, regulatorische T-Zellen verhindern ein Übergreifen auf intakte Körperzellen.

Überlebenswahrscheinlichkeit Statistischer Wert. Verhältniszahl (meist in Prozent), die angibt, wie viele einzelne Personen einer bestimmten Gruppe z.B. eine Krebserkrankung überleben. Häufig mit Zeitangaben versehen, z.B. Fünf-Jahres-Überlebenswahrscheinlichkeit.

Links und Adressen

Websites der Autorin

www.essen-gegen-krebs.ch
Hier finden Sie neue Erkenntnisse, aktuelle Studiendaten sowie Kochrezepte, welche das Buch laufend aktualisieren. Sie können hier auch Ihre Fragen an die Autorin stellen und mit anderen Betroffenen rund um das Thema Ernährung und Krebs diskutieren.

www.ketogene-ernährung.ch
Website der Autorin zum Thema Kohlenhydratreduktion und ketogene Ernährung. Mit Rezepten, Menüplänen und der Möglichkeit, sich mit anderen Betroffenen und Interessierten auszutauschen.

Weitere Links

www.onmeda.de
Internetportal für Medizin und Gesundheit. Hier gibt es zahlreiche Informationen über Krankheiten, Diagnoseverfahren, Therapien und vieles mehr.

www.dgem.de
Deutsche Gesellschaft für Ernährungsmedizin e.V. Für Fachleute, aber auch für sachverständige Laien

www.ilco.de
Selbsthilfeorganisation für Stomaträger und Menschen mit Darmkrebs

www.kehlkopfoperiert-bv.de
Hilfe und Information für kehlkopflose Menschen sowie für an Rachen- und Kehlkopfkrebs Erkrankte

www.kinderkrebsstiftung.de
Begleitet und unterstützt Familien mit einem krebskranken Kind

www.dkms.de
Deutsche Knochenmarkspenderdatei, klärt über Stammzellentransplantation auf

www.krebsgesellschaft.de
Diverse Informationen für Patienten

www.krebsinformationsdienst.de
Informieren Sie sich auf dieser Website des Deutschen Krebsforschungszentrums über alle Fragen, die Sie im Zusammenhang mit Krebs interessieren.

www.krebs-kompass.de
Forum für den Austausch über Krebsarten und Behandlungen

www.krebshilfe.de
Auf den Seiten der Deutschen Krebshilfe e.V. finden Sie nicht nur eine Fülle von Informationen, sondern auch Selbsthilfegruppen in Ihrer Nähe. Sie können diverse Infomaterialien bestellen oder als PDF herunterladen.
Die Krebshilfe betreibt einen Informations- und Beratungsdienst unter der Nummer 0228-7299095 (per Mail: beratungsdienst@krebshilfe.de), bei dem Sie sich in allen Fragen beraten lassen, aber auch über Ihre Ängste und Unsicherheiten sprechen können. Das weitere Service-Angebot umfasst unter anderem eine Linkliste und wichtige Adressen.

www.frauenselbsthilfe.de
Eine der ältesten und größten Selbsthilfeorganisationen für Krebskranke in Deutschland – und nicht nur für Frauen

www.lchf.de
Low Carb High Fat ist das Thema dieser Seite mit Hintergrundinfos und vielen Rezepten.

www.lecker-low-carb.de
Informationen über Low Carb und viele, viele Rezepte

www.leukaemie-hilfe.de
Bundesverband der Selbsthilfeorganisationen zur Unterstützung von Erwachsenen mit Leukämien und Lymphomen e.V.

www.myelom.de
Arbeitsgemeinschaft Multiples Myelom (Plasmozytom/Morbus Kahler) mit vielen Informationen, Patientenforum u.a.

www.bauchspeicheldruese-pankreasselbsthilfe.de
Verein für Menschen mit Erkrankung der Bauchspeicheldrüse

www.dge.de
Deutsche Gesellschaft für Ernährung

www.inkanet.de
Ein Informationsnetz für Krebspatienten und Angehörige

www.bdem.de
Bundesverband deutscher Ernährungsmediziner

Literatur

Bücher zur ketogenen Diät

Kämmerer, Ulrike; Schlatterer, Christina; Knoll, Gerd: Krebszellen lieben Zucker – Patienten brauchen Fett. Gezielt essen für mehr Kraft und Lebensqualität bei Krebserkrankungen. Systemed, Lünen 2012
Grundlagen zur Theorie und Praxis der ketogenen Ernährung. Ein sehr empfehlenswertes, in die Tiefe gehendes Buch rund um die ketogene Diät.

McCullough, Fran: Leben ohne Kohlenhydrate. Living Low Carb. Die Langzeitanwendung kohlenhydratarmer Diäten. Novagenics, Arnsberg 2004
Interessanter Vergleich der verschiedensten ketogenen Diäten. Schwerpunkt des Buches sind Tipps und Tricks rund um die Realisierung und den Alltag mit einer ketogenen Diät, sehr praxisorientiert und hilfreich.

Rückert, Edeltraud: Die Erfolgsdiät. Das Kochbuch nach Low Carb. Kaufmann, Lahr 2005
Sehr feine, recht einfache Low-Carb-Rezepte. Beachten Sie: Manche Rezepte liefern mehr Kohlenhydrate als für eine ketogene Diät geeignet. Lesen Sie bitte die Angaben genau.

Sager, Petra; Weimer, Sarah; Wiemer-Kruel Adelheid: Die Modifizierte Atkins-Diät: Ein Mut-mach-Kochbuch für eine moderne alternative Epilepsie-Therapie. Werkstatt Edition Kehl-Kork, Kehl 2011. Direkt zu bestellen über das Epilepsiezentrum Kork (info@epilepsiezentrum.de).
Attraktive, gut nachkochbare Rezepte. Ursprünglich für epilepsiekranke Kinder gedacht, aber auch für Krebspatienten gut umzusetzen.

Wernig, Claudia: Rezepte für die Metabole Diät. Matrixx, Seekirchen (Österreich) 2012
Das Buch ist für Bodybuilder gedacht, die mit einer Low-Carb-Ernährung Muskeln aufbauen wollen. Aber die Rezepte schmecken fein und sind einfach nachkochbar. Lassen Sie sich von den Muskelmännern nicht abschrecken: Gerade Krebsbetroffene sollen ja zur Vorbeugung der Auszehrung Muskeln aufbauen.

Bücher zu LOGI

Hier eine Auswahl der LOGI-Bücher von Systemed, Lünen:

Botta Diener, Marianne; Worm, Nicolai: LOGI-Methode. Das große LOGI-Familienkochbuch. 2012
Die LOGI-Ernährungsmethode für die ganze Familie in Theorie und Praxis

Worm, Nicolai: LOGI-Methode. Glücklich und schlank. Mit viel Eiweiß und dem richtigen Fett. 2012
Das komplette LOGI-Basiswissen, mit umfangreichem Rezeptteil

Mangiameli, Franca: LOGI-Methode. Das große LOGI-Kochbuch. 2005
120 raffinierte Rezepte zur Ernährungsrevolution von Dr. Nicolai Worm

Mangiameli, Franca: LOGI-Methode. Das LOGI-Menü. 2010
Logisch kombiniert: 50 Vorspeisen, 50 Hauptgerichte, 50 Desserts

Lemberger, Heike; Gonder, Ulrike; Worm, Nicolai: LOGI-Methode. Fett-Guide. 2012
Wie viel Fett ist gesund? Welches Fett wofür? Tabellen mit über 500 Lebensmitteln, bewertet nach ihrem Fettgehalt und ihrer Fettqualität

Weitere Ratgeber von BILD am SONNTAG

Ruth Jahn: Natürlich gesund mit Hausmitteln. So behandeln Sie Beschwerden rezeptfrei und ohne Nebenwirkungen. Ratgeber Edition der BILD am SONNTAG (2013)

Ruth Jahn: So werden Kinder natürlich gesund. Kinderkrankheiten sanft und wirksam behandeln. Ratgeber Edition der BILD am SONNTAG (2013)

Guy Bodenmann, Christine Klingler: Ohne Stress leben. Die besten Strategien zur Stressbewältigung. Ratgeber Edition der BILD am SONNTAG (2013)

Rezeptverzeichnis

Stichwortverzeichnis

Z